常见病自我治疗秘验方

CHANGJIANBING ZIWO ZHILIAO MIYANFANG

史书达 编著

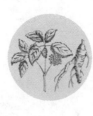

内 蒙 古 出 版 集 团
内蒙古科学技术出版社

图书在版编目（CIP）数据

常见病自我治疗秘验方 / 史书达编著. —赤峰：
内蒙古科学技术出版社，2016.6（2020.2重印）
ISBN 978-7-5380-2671-9

Ⅰ.①常… Ⅱ.①史… Ⅲ.①验方—汇编 Ⅳ.
①R289.5

中国版本图书馆CIP数据核字（2016）第148959号

常见病自我治疗秘验方

作　　者: 史书达
责任编辑: 张文娟
封面设计: 李树奎
出版发行: 内蒙古出版集团　内蒙古科学技术出版社
地　　址: 赤峰市红山区哈达街南一段4号
网　　址: www.nm-kj.cn
邮购电话: （0476）5888903
排版制作: 赤峰市阿金奈图文制作有限责任公司
印　　刷: 天津兴湘印务有限公司
字　　数: 370千
开　　本: 700mm×1010mm　1/16
印　　张: 23.25
版　　次: 2016年6月第1版
印　　次: 2020年2月第2次印刷
书　　号: ISBN 978-7-5380-2671-9
定　　价: 78.00元

目　录

传染性疾病

呼吸系统疾病

消化系统疾病

循环系统疾病

泌尿系统疾病

常见病自我治疗秘验方

血液系统疾病

内分泌及营养代谢系统疾病

神经系统疾病

精神系统疾病

皮肤外科疾病

目
录

肛肠外科疾病

外科其他疾病

五官科疾病

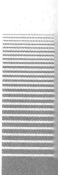

骨伤科及风湿性疾病

儿科疾病

妇科疾病

男科疾病

常见病自我治疗秘验方

各种癌瘤疾病

目 录

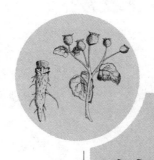

传染性疾病

感冒发烧

感冒有狭义和广义之分，狭义上指普通感冒，是一种轻微的上呼吸道（鼻及喉部）病毒性感染。广义上指流行性感冒，一般比普通感冒更严重，额外的症状包括发热、冷颤及肌肉酸痛，全身性症状较明显。

我服冬青汁治感冒很有效果

去年2月，我得了重感冒，服感冒药疗效甚微。无意间，我喝了一勺冬青汁，感冒变轻。于是我连服3天，感冒基本痊愈。又加服1天，彻底治愈。

配方及用法： 取冬青叶少许榨汁，每次饮用3毫升，日服3次。

百姓验证： 河北黄骅市师范学校刘玉玺，男，48岁，干部。他来信说："我按本条方只服药3次就治好了自己的感冒。"

荐方人： 安徽淮北发电厂 李令峰

我的治感冒特效良方

1989年冬，我患感冒咳嗽半月余，就医吃药花钱不少而病情无减。后来，我根据药物性能自配一方试治，服用2剂病就好了。1990年冬，我将自配的方剂介绍给6位患感冒咳嗽的患者试用，皆收到了良好效果。

配方及用法： 核桃10个，银花10克，生姜20克，冰糖30克。将核桃去壳取仁，与银花、生姜、冰糖一起加水煎熬，熬至冰糖全部溶化为止，然后取核桃仁、银花、药汁服用。每日1剂，分2次服，连服1~2剂。

百姓验证： 重庆市忠县石宝镇邓明材，男，81岁，退休教师。他来信说："邓经于（51岁）患重感冒，用本条方只1剂就治好了，此方真是一试就灵。"

荐方人： 四川南江县红四乡 袁太江

引自： 广西科技情报研究所《老病号治病绝招》

我自从用了"鼻内水疗法"，5年未患感冒

德国《快报》曾刊登了一个预防感冒的"鼻内水疗法"。

具体方法：用手心捧起一些水放在鼻孔前，用两个鼻孔同时吸水（不要将水吸入喉咙），然后让水自然流出。如此重复3~5次。接着用手指按住一侧鼻孔，用另一鼻孔使劲呼气3次，将余水喷出。再换另侧鼻孔同样呼气3次。最后用擤鼻涕的方法将鼻孔内的余水用力擤出。此时嘴巴应微张，以免水进入耳中。

德国慕尼黑一位叫巴约格的医生已坚持使用此法30年，从未患过感冒、咳嗽、流鼻涕。

我从1988年底即开始用此方法，每天早晨坚持洗鼻子，到现在早已养成了习惯。在这期间从未患过感冒、咳嗽、发烧和头痛，积数十年的过敏性鼻炎也明显好转。实践证明，用此法预防感冒确有奇效。此法简便易行，也容易养成习惯。我的体会是：

（1）可以在早晚洗漱前，先用香皂洗净手，然后低头弯腰双手捧水，使水漫过鼻孔，稍用力将水吸入鼻孔，再使水自然流出或稍用力喷出。

（2）开始用此法时，鼻内有点"呛"，不舒服，时间长了自然就不呛了。

（3）吸水时不要过于用力，同时要弯腰低头，吸入鼻孔内的水就不会进到喉咙里去了。有时可能吸到嘴里，不要过于担心。

（4）在自来水龙头下洗脸最为理想。如用脸盆，则应先撩水在盆外洗净手，然后再捧水洗鼻子，而擤鼻孔余水时可擤在盆外边，以免鼻涕污染净水。

"鼻内水疗法"之所以有预防感冒的作用，我个人认为有以下两种原因：

（1）日常生活中，空气中的灰尘、细菌、病毒不断吸入鼻腔内，滞留在鼻黏膜上，洗鼻时借流出的水，把鼻腔内的灰尘及附在灰尘上的细菌、病菌随水和鼻涕喷出，就减少了病菌和病毒在鼻腔内繁殖的机会，间接预防了细菌和病毒的传染。

（2）使用"鼻内水疗法"时，冷水经常刺激鼻黏膜，就使鼻黏膜产生耐冷的抵抗力，若天气发生变化或受冷空气刺激，也不至于引起反应，从

而达到预防感冒的目的。

百姓验证: 吉林通化矿务局铁厂都培新,男,43岁,工人。他来信说:"我家人都爱感冒,每年总要有几次。自从按本条方治疗后,家人未再患感冒。有时稍有症状,用'鼻内水疗法'仅1次就治愈了。此方使我全家受益,不花钱即可治病。"

荐方人: 山东淄博市　王方舟

我用贯众治流感 100 例均见效

配方及方法: 贯众30克,加水600~800毫升(水位平药)煎至300毫升左右过滤,加入糖精0.15克,或加入适量糖,装入瓶中(备用汤剂须加防腐剂,同时加热)。每天3次,每次100毫升左右,连服2天。

疗效: 治疗100例,均收良效。

百姓验证: 山西长治市角沿村李荣生,男,46岁。他来信说:"我小儿子患感冒一个星期没有好转,吃了感冒胶囊、康必得也没有效果,以致引发了气管炎。他前几次也是这样,必须打针、输液才能好,每次都要花费几百元。这次我按本条方为他治疗,买了5剂药,仅服3剂病就好了,既节约钱又省事,同时痛苦小,真是太令人高兴了。"

引自:《新中医》(1976年增刊第2期)、《单味中药治病大全》

我用手脚穴位按摩法治感冒真灵验

脚部选穴: 39,40,41,45,70,34,6。(见图1)

按摩方法: 39,40两穴要用拇指和食指、中指从踝骨两侧凹处捏住,向上推按,双脚取穴,每次每脚每双穴推按5~10分钟。41穴用拇指点按,力度要强些,双脚取穴,每次每脚每穴点按5分钟。45穴用拇指、中指捏揉,双脚取穴,每次每脚每穴捏揉5分钟。34穴用按摩棒大头自下而上推按,左脚取穴,每次推按5分钟。6,70穴均分别用按摩棒小头点按,双脚取穴,每次每脚每穴点按3~5分钟。每日按摩2次。

手部选穴: 1,3,20,22,43。(见图2)

按摩方法: ①一般伤风感冒取主穴20,双手互相摩擦至双手大鱼际部发热、发火为止;配穴取22穴,用香烟灸,每手每穴3分钟。②如有鼻塞、流涕加1，3，43三穴，每手每穴指压3分钟；如症状较重，改用香烟灸，每手每穴3分钟。

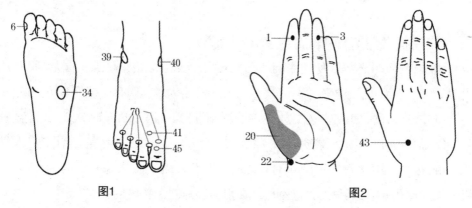

图1　　　　　　　　　　　　　　图2

百姓验证：广西临桂关彩文，男，69岁，退休。他来信说："我用本条方多次治好了自己的感冒。"

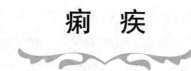

痢　疾

> 痢疾，古称肠辟、滞下。为急性肠道传染病之一。临床以发热、腹痛、里急后重、大便脓血为主要症状。

我用此方50年治痢数百例均霍然痊愈

配方及用法：取市售糖水山楂罐头或生山楂30～50克，水煎加糖适量。每次少则服150毫升，多则可服500毫升。一般1次即可止痛、止泻。孕妇慎用，泻止则停。

疗效：经反复验证，本方确有温脏止痛、止泻之功，对多种原因所致的腹泻及菌痢均有奇效。

百姓验证：贵州纳雍县饲料厂李元发，男，52岁，工人。他来信说："我叔叔李龙义患痢疾，日泻8次，吃泻立停不顶事，随后又到医院打针输液观察，花去医疗费400多元仍无好转。后来用本条方治疗，服药2剂立见奇效，一共才花了10多元钱。"

引自：《四川中医》（1990年第12期）、《单味中药治病大全》

我用盐灸法治愈痢病患者不计其数

人患痢疾时，若转为慢性痢疾，请试用盐灸疗法，既省钱又省力。我利用此法，数年来治愈此病患者不计其数，这里献给大家，遇有此病，不妨一试。

方法：取食盐1克左右，放入神阙（肚脐）凹陷处，再滴入2~3滴温开水，使盐湿润后，用火罐灸（拔）之。若无火罐，可用二号茶缸代替，为加大杯的拔力，用水涂杯口一圈拔之，不亚于火罐。拔火罐时，为避免火烧肚皮之苦，可把火具做成灯座形放在肚脐边点燃聚热后拔之。

百姓验证：广东吴川市黄坡镇水潭村林顺余，男，62岁。他来信说："湛江市许玉清在近10年来，隔两三天就腹泻、腹痛，便有黏液并消瘦，服土霉素等药，也只是暂时缓解。食鱼肉类则病情加重，每日大便数次，经湛江市人民医院、龙头镇卫生院确诊为慢性溃疡性过敏性结肠炎，10多年花药费无数。后来我用本条方为其治疗，15天病就好了，又用药15天巩固疗效，至今未复发。龙头镇陈惠珍也患此病，用此条方治疗30天痊愈，未复发。"

荐方人：河南许昌县五女店镇　刘全掌

我用烧大蒜治痢疾有效率100%

此方经本人多次验证，有效率100%。

方法：将紫皮大蒜埋在柴炭火中，烧熟扒皮吃饱，1次即愈。用其他蒜蒸食也可。

百姓验证：河南郑州市政七街李树彬，男，74岁。离休。他来信说："我和儿子均患了痢疾，用本条方治疗，1次均愈，未花分文。"

荐方人：黑龙江省林口县　苑光利

车楂散治菌痢100例，有效率100%

配方及用法：炒车前子2份，焦山楂1份。上药共研细末，每天服3次，每次10克，用温开水送服。服药期间忌油腻及生冷食物。

疗效：此方治疗急性细菌性痢疾100例，痊愈81例，显效13例，好转6

例。无一例失败，有效率100%。

百姓验证：周某，男，34岁。突然发热、阵发性下腹痛，腹泻3天，为红色稀便，稍带脓液，伴里急后重，继而腹痛、腹泻加重，十余分钟腹泻一次，检查体温38.2℃，大便镜检白细胞"+++"，红细胞"++"，黏液"++"，巨噬细胞"+"，大便培养发现贺氏痢疾杆菌，诊为急性细菌性痢疾。用上方治疗4次，热退，大便减为每天4次，带少许红色，里急后重大减，大便培养转为阴性，再治疗6天痊愈。

荐方人：辽宁省台安县中医院主治医师　张化南

引自：《当代中医师灵验奇方真传》、《陕西中医》（1989年第4期）、《单方偏方精选》

我用醋蛋治痢1剂见效

这是一个经过实践检验的有效验方，主治热性或湿热性的痢疾、腹泻。一般1剂见效，2剂痊愈。

方法：将250毫升左右食用醋（米醋用低度的，9度米醋应用水稀释）倒入铝锅内，取新鲜鸡蛋1~2个打入醋里，加水煮熟，吃蛋饮汤，1次服完。

百姓验证：江西泰和县城南路67号万凤麟，男，46岁，工人。他来信说："有一次我回乡探亲，晚餐时，妹妹吃了田螺后，突然感到腹痛剧烈，随即泻水样便，一次比一次厉害。这时我想起本条方，马上按方配制醋蛋给妹妹服用，仅1次即便欲消失。此方治毒痢疾确实灵验，既经济又方便。"

荐方人：广西蒙山县　覃熟才

我应用旱莲草治痢效果佳

民间流传着以单味旱莲草泡水口服治菌痢的方法，其效果之佳绝不逊色于氟哌酸、磺胺类药及芍药汤等方药，常常只需服用2~3次即可治愈。

例一：患者陈某，男，25岁，农民。患者2日前因进食不洁而腹痛，里急后重，解黏液便带少量脓血，日十余次，肛门灼热，伴口干口苦，小便黄，舌红，苔黄腻，脉滑。大便常规检查提示为细菌性痢疾。立即将干旱莲草30克加热开水300毫升，泡15分钟，分2次服，每日1剂。服药当天患者大便次数明显减少，为黄色黏液便，无脓血，腹痛减轻，里急后重不显，肛门尚略有灼痛。第二天泻稀便2次，便后有少量黏液，其他诸症均消失。共服药3天而告病愈。

例二：周某，男，2岁。其母代诉患儿于就诊前一日起无明显诱因而解黏液便8次，无脓血、呕吐、寒热等症，口唇稍干，小便量正常稍黄，大便常规检查提示为细菌性痢疾。立即将干旱莲草按前述方法泡服。当日患儿大便减少至4次，为少量黏液便，次日仅解稀便1次，第三天大便恢复正常。

旱莲草全国各省均产，药房常备，田间水沟旁也随处可见，因断其茎溢汁如墨，故俗称"墨汁草"。一般中药书载其性味甘、酸、寒，功能养肝益肾，故现多用于治肝肾阴虚之证。其实《新修本草》首载其药时就记载"主血痢"。后世医家治痢时不知何故而弃之不用，唯流传于民间，我偶尔获得，用之即验。故结合临床，究其原旨，为不使其治痢之功效被埋没，发掘以献于同道。

百姓验证：福建三明市尤溪县溪尾乡埔宁村纪儒，男，27岁。他来信说："有位10岁男孩，因放学回家后进食生冷食物，晚上突然腹泻，口干，肚子痛。清晨起床到村卫生所口服西药治疗而不见效之后，其母又将孩子带到乡医院治疗3天仍无效，转而又到我处治疗。我一查小儿身虚，受风寒感冒发烧，即用本条方给药，当日泻止，3日后恢复正常。"

荐方人：广东新会市大泽镇　杨冬梅　赖登红

疟 疾

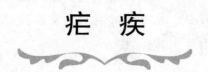

　　疟疾是疟原虫寄生于人体所引起的传染病，经疟蚊叮咬或输入带疟原虫者的血液而感染。恶性疟死亡率极高。其临床特点为间歇性发作的寒战、高热，继以大汗而缓解。

用红枣斑蝥塞鼻可治愈疟疾

　　我儿时曾患间日疟疾（间日一发），在疟疾发作前2小时，将红枣去核，裹一小斑蝥于内，塞在左鼻中就痊愈了。后用此法，治愈多人。

引自:《四川中医》(1985年第7期)、《中医单药奇效真传》

二甘散贴脐治疟疾 500 例, 有效率 100%

配方及用法: 甘草、甘遂各等份, 共研细末, 贮瓶备用。每次取本散 0.5~1克, 用药棉裹之如球状, 于疟疾发作前2小时放置肚脐内, 外盖纱布, 以胶布固定, 贴紧, 勿泄气。每次贴1~2天。当时即可抑制症状, 个别重症亦显著减轻症状。

引自:《新中医》(1982年第7期)、《中药鼻脐疗法》

巴豆雄黄贴耳郭治疟疾 5000 例很有效

配方及用法: 巴豆、雄黄各等份。将巴豆去壳、去油制成巴豆霜, 研末, 雄黄亦研末, 均匀拌和, 贮瓶中备用。同时取绿豆大小的药粉放在1.5平方厘米的胶布中心, 于疟疾发作前5~6小时贴于耳郭上方乳突部位, 7~8小时后撕下, 可见小水疱, 是正常反应, 不用处理。

疗效: 治疗5000例疟疾发作病人, 随访250例, 一次控制症状发作者210例, 近控率为84%。

引自:《新医学》(1972年第12期)、《单味中药治病大全》

淋 病

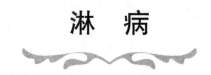

淋病是由淋病奈瑟菌(简称淋球菌)引起的泌尿生殖系统的化脓性感染, 也可侵犯眼睛、咽部、直肠和盆腔等处, 血行播散性感染。是常见的性传播疾病之一。

本祖传秘方治淋病百余例无一不愈

配方及用法: 川军31克, 海金沙24克, 共为细末, 用鸡蛋清和为丸, 如绿豆大。上药分4日服完, 开水送下, 服完即愈。(川军为泻药, 体弱者禁用)

本方治疗急性淋病治愈率很高

主治：不洁性交引起的急性淋病。

配方及用法：①内服方（淋病消毒饮），生地30克，黄连10克，黄柏12克，茵陈25克，茅根30克，木通15克，淡竹叶10克，土茯苓45克，川萆薢15克，石菖蒲10克，甘草6克。②外洗方，土茯苓50克，苦参30克，百部30克，蛇床子30克，地肤子30克，黄柏30克。淋病消毒饮每日1剂，水煎，分早、晚2次服。中药外洗方每日1剂，水煎成750毫升左右，待凉后泡洗阴茎及龟头，每日3次，每次20～30分钟。以上治疗连续7天为1疗程。

疗效：治疗男性患者210例，均为门诊治疗。其症状为尿频、尿急、尿痛、尿滴沥，尿道口红肿并有黏液脓性分泌物。尿道分泌物涂片检查，均见有革兰氏染色阴性的淋病双球菌。经治疗，临床症状消失，尿道分泌物淋球菌检查1～3次阴性为治愈。210例中经1个疗程治愈186例，2个疗程治愈16例，总治愈率为96%。其余8例经治疗3～5天无显著效果，改用中西医结合疗法治愈。

荐方人：福建省漳平市医院副主任医师　陈德才

引自：《当代中医师灵验奇方真传》

梅　毒

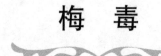

　　梅毒是由梅毒螺旋体感染引起的一种慢性全身性性传播疾病。主要通过性交传染。本病表现极为复杂，几乎可侵犯全身各器官，造成多器官的损害。

我用本方治梅毒 200 例，有效率 100%

主治：男女各期梅毒。

配方及用法： 土茯苓20克，了哥王9克，九里明10克，苦李根6克，甘草5克。上药均为干品量，合共碾研为粉末，蜜制为丸，每丸重9克，早晚各服1丸。

疗效： 30多年来单用本丸治疗Ⅰ～Ⅲ期梅毒患者200例，治愈率90%，有效率100%。其中Ⅰ～Ⅱ期梅毒150例全部治愈；Ⅲ期梅毒50例治愈30例，好转20例。

按语： 梅毒，我国旧时称花柳病，分为先天性和后天性两大类。先天性梅毒主要是胎传所致，后天性梅毒主要因混乱不清洁两性相交，梅毒螺旋体菌虫进入体内而得病。梅毒如得不到及时治疗，菌虫一天天繁殖可由Ⅰ期、Ⅱ期发展到最严重的Ⅲ期梅毒，这时梅毒螺旋体菌虫已扩展到全身各部位，如再不治疗可导致终身残废直至死亡。

根据中医的发病机理，治疗本病宜清热解毒、杀虫消炎。方中土茯苓祛湿热、利筋骨，了哥王、九里明、苦李根解毒杀虫、消炎、去腐生新，甘草和中解百毒。全方配伍恰当、严谨，故对治疗本病有特效。

百姓验证： 贵州纳雍县饲料厂李元发，男，52岁，工人。他来信说："邻村一周姓女青年外出务工，由于生活不洁，染上梅毒。因难以启齿，就四处暗访医治，花钱近万元，但是病却没有治好。后来我用本条方为她施治，果然灵验。"

荐方人： 广西柳州市海东中医药浴研究所　唐汉章

引自：《当代中医师灵验奇方真传》

囊虫病

> 是由猪带绦虫的幼虫（囊尾蚴）寄生人体所致的疾病，为人畜共患的寄生虫病。人因吞食猪带绦虫卵而感染。囊尾蚴可侵入人体各种组织和器官，如皮下组织、肌肉及中枢神经系统引起病变，其中以脑囊尾蚴病为最严重，甚至危及生命，危害性极大。

囊虫消治囊虫病100例，有效率98%

主治： 囊虫病。

配方及用法： 西洋参30克，黄芪60克，鹿角胶30克，三七参30克，陈皮25克，半夏20克，茯苓30克，竹茹20克，雷丸70克，槟榔90克，全虫60克，三棱15克，蓬莪术15克，昆布30克，海藻30克，仙鹤草芽60克。上药精工各研细末，过120目筛。黄酒打为丸如绿豆大，晒干装瓶备用。每次10克，每日2次，饭前开水送下。3个月为1个疗程，服1～2个疗程后观察其效果。

疗效： 本组100例中，痊愈（皮下囊虫结节消失，头脑清晰，观察2年无复发者）79例，显效（皮下囊虫结节消失，症状基本消失，偶尔出现短暂的头晕）8例，有效（皮下囊虫结节减少，或时有头晕、头疼、呕吐，但服药见轻者）11例，无效（皮下囊虫结节、头疼、呕吐等均无明显好转）2例，总有效率为98%。

按语： 寄生虫病，在祖国医学中属"癫痫"的范畴。由于食用附有绦虫卵的未经烧熟的蔬菜、肉类及瓜果，幼虫卵寄生于人体发育为成虫，侵及脑则阻滞脉络，厥气生风，发为抽风，精神失常，继而发生阵发性头痛、呕吐等；藏于肌肤则发生结节增生；居于眼则致失明。

荐方人： 河南省舞阳县吴城西街中医诊所 吴振兴

引自：《当代中医师灵验奇方真传》

全蝎朱砂散治脑囊虫病9例全部见效

配方及用法： 全蝎50克，蝉蜕75克，甘草25克，朱砂15克，琥珀20克，冰片5克。将上药共研细末，过120目筛（朱砂、冰片待其他药物研细后，再合成）。每次3.5～5克，每日服2～3次，温开水送下。

疗效： 治疗9例，痊愈6例，好转3例。

百姓验证： 程某，男，41岁。开始见抽风，并发现皮下有囊虫结节。经多处医院诊断为脑囊虫病。经常头痛，癫痫反复发作，病情逐年加重，后发展至嘴歪眼斜，语言障碍，声音嘶哑，多处出现囊虫结节。服本方数十剂，诸症相继消失而愈，未见复发。

引自：《辽宁中医》（1978年第2期）、广西中医学院《广西中医药》（1981年增刊）

破伤风

> 破伤风是由破伤风杆菌侵入人体伤口，生长繁殖，产生毒素，所引起的一种急性特异性感染。以全身骨骼肌强直及阵发性痉挛，特别是牙关紧闭为主要临床特征。

已治愈近百名破伤风患者的秘方

配方及用法： 麻根（麻荏）6个，虫蛀的桃树末40克，水煎，趁热冲红糖100克，放凉后去渣，一次饮完，喝后5分钟就满头大汗。

献方人之弟因修房时不慎房瓦将脚刺破，得了破伤风，到医院治疗，医生说已晚，让其回去准备后事。在返回家的途中，走访了当地一位老中医，用此方1剂治愈。这位老中医用此方已经治愈近百名破伤风患者。

荐方人： 河南沈丘县计划生育办公室　马朝

防风合剂预防破伤风万人次无一例发病

主治： 破伤风。

配方： 防风6千克，荆芥6千克，炮甲珠3千克，槐角6千克。

制作流程： 配料—粉碎—煎煮—浓缩—混合—灌装。

应用对象、方法： 适用于破伤风抗毒素过敏试验呈阳性之创伤病人。除按常规处理创口，服用消炎药预防感染外，均服"防风合剂"一日，成人100毫升，分2次服完；儿童100毫升，分3次服完。

疗效： 20多年来，按此法预防用药约上万人次，无一例发病。

荐方人： 湖北省武汉市第二医院药剂科　王俊

引自：《当代中医师灵验奇方真传》

乙 肝

乙型肝炎又称为血清性肝炎、乙型病毒性肝炎，是由乙型肝炎病毒（HBV）引起的传染病。通过血液、体液与性生活传播，具有慢性携带状态。乙肝临床表现多样化，易发展为慢性肝炎和肝硬化，少数病人可转变为原发性肝癌。

我吃蒲公英治好了乙肝

我于1985年12月离休。离休前，身体状况欠佳，曾4次住院治病。离休后，我十分重视健身。为了摸索健身新途径，从1993年起，吃起了蒲公英。

蒲公英是多年生草本植物，含白色乳汁，叶片倒披针形，羽状分裂，花冠黄色，花丝分离，白色，外表绿褐色或暗灰绿色，根茎入药，有解毒、消炎、解热的作用。一般春、夏开花前或开花时连根挖出。

近两三年来，每年春暖花开的时候，我都要去郊外挖蒲公英。既是春游，又是采药。回家后将蒲公英洗净控干，切碎装罐，少加点盐，多添点醋。一罐菜能吃三五天。吃完了，又接着出去采。如此不断地采，不间断地吃，一直吃到霜降。

我之所以连续3年不断吃蒲公英，仅仅是为了清热泻火，但服用的实际结果表明，它不仅能清热泻火，更重要的是能够解毒。1982年，我左眼上眼皮上出了个玉米粒大的黑瘤，经常疼痛。为此，我多次去大医院求诊，但都收效甚微。无奈，我只好顺其自然，任其发展。1993年吃蒲公英半年后，眼上的黑瘤竟奇迹般不见了。我让老伴看，老伴左摸右按，笑着说："奇怪，真奇怪，黑瘤就是不见了。"更令人高兴的是，我的乙肝病基本痊愈了。1992年11月22日进行五项指标化验时，抗HBc呈阳性，说明病毒正在发展。经过一年多吃蒲公英，到1994年3月9日五项指标化验时，抗HBc变为阴性。由此可见，蒲公英对乙肝也有治疗作用。

常见病自我治疗秘验方

自从尝到吃蒲公英的甜头后，我对蒲公英更重视了，不但吃叶，而且也吃根；不但当菜吃，而且还熬水喝。

百姓验证：陕西西安市临潼区徐杨乡王军虎，男，42岁。他来信说："教师王小刚在体检时发现患有乙肝，3年来在几家医院治疗，共花医疗费1万多元，但是疗效却不令人满意。经我推荐，用本条方并结合下条方治疗3个月，病情得到了控制并已明显好转，而且花费仅是以前医疗费的1/10，现仍在治疗中。"

荐方人：河南新安县　楚雪

偏方猪肉煎治乙肝高酶不降有卓效

血清谷丙转氨酶的增高，指示肝脏有炎症，肝细胞变性坏死或肝细胞通透性增强。大量的细胞内转氨酶被释放到血液中，转氨酶明显增高，达400～500单位以上。其表现：口干、咽干、发热、口渴喜冷饮、大便干燥或秘结、周身疲乏，时而身痒，易搔抓出血或成斑片，遇热更甚，舌红少苔，脉弦，此为热毒亢盛，可用偏方猪肉煎治之。

配方及用法：丹参10克，白芍12克，龙胆草6克，滑石12克，茵陈10克，栀子6克，木通6克。上述7味中药，同瘦猪肉一起蒸，每剂用瘦猪肉150～200克，切成大块，先将猪肉放入大碗内，在肉上铺一层纱布，把药放在纱布上，泡上水，水面要淹没全部药渣，然后放入笼内蒸3小时。揭笼后，将纱布提起稍拧，药渣倒掉，吃肉喝汤，日服1剂，连服5剂。

按语：偏方猪肉煎，系广西桂林名老中医魏道生在民间采集的偏方，经用两代数十年，对治疗肝炎尤其是降低转氨酶有卓效，对恢复肝功能有较好的效果。

百姓验证：罗某，男，34岁，工人。1980年在一次体检中发现肝功能轻度异常，无明显症状，并未治疗。3个月后出现口干、舌燥、心烦、纳少、肝区痛。谷丙转氨酶大于400单位，乙型肝炎表面抗原阳性，住传染病院两次，肝功能可暂时正常，而出院后则持续高酶不降，迁延2年之久。曾服益肝灵、五味子和进口利肝隆，均未奏效。观其热证明显，身痒，搔抓出血，遂投以偏方猪肉煎30剂，用后纳食好转，身痒消失，体增酶降，病情稳定，坚持工作，反复检查肝功正常。

引自:《偏方治大病》

我用本方治乙型肝炎有神奇效果

配方及用法: 连翘(连召)15克,栀子15克,柴胡10克,丹参15克,茵陈50克,元胡15克,白术15克,黄芪20克,龙胆草25克。上述中草药可以制成汤剂、丸剂、冲剂或胶囊等剂型。

按语: 本方可清热解毒、舒肝理气、健脾利湿、活血化瘀,消灭乙肝病毒,增强人体免疫力,减少肝脏纤维化,达到治疗目的。经临床500人使用,转阴率为62%,治愈率92%。2个月为1个疗程,2个疗程奏效。

百姓验证: 黑龙江哈尔滨市道里区宋森,男,70岁,离休。1984年6月体检发现表面抗原阳性,诊断为无症状乙型肝炎病毒携带者,医生建议定期复查。7月25日,初诊来哈尔滨市第一医院复查,表面抗原阳性,无自觉症状,肝脾不大。8月22日在哈尔滨市第一医科就诊,开始服中药60剂。11月25日化验结果表面抗原阳性。11月26日开始服用本汤剂60剂。1985年3月14日表面抗原阴性,为方便起见改服冲剂。4月18日又进行化验,表面抗原阴性,以后仍服冲剂。9月5日做了全面抗原体系统化验,各项指标均正常。为了巩固疗效,又连续服用,半年内3次抗原体系统化验均为阴性。

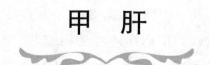

甲 肝

甲型肝炎是由通过感染甲型肝炎病毒(HAV)引起的急性肝脏炎症,主要经粪—口途径传播,发病以儿童和青少年多见,是我国常见的肠道传染病之一,在病毒性肝炎中发病率及感染率最高。

疏利清肝汤治急性甲型肝炎60例全部有效

配方及用法: 藿香(后下)、薄荷(后下)、五味子各6克,车前子(包煎)、龙葵、马鞭草各30克,生大黄(后下)3克,飞滑石(包煎)、生苡仁各

常见病自我治疗秘验方

15克，茯苓、白芍、枸杞各12克。每日1剂，分2次服。

疗效：治疗60例，其中痊愈40例，显效14例，有效6例，疗程最短20天，最长90天，无一例失败，有效率100%。

注意：黄疸显著者加用静滴，在5%~10%葡萄糖液中加入10~20毫升茵栀黄注射液，每日1次。肝大明显者加用肌注田基黄注射液，每次2~4毫升，每日2次。

引自：《上海中医药杂志》（1989年第12期）

黄疸型肝炎

> 　　黄疸型肝炎就是由于肝炎病毒使肝细胞破坏、肝组织破坏重构、胆小管阻塞，导致血中结合胆红素与非结合胆红素均增高，所引起的皮肤、黏膜和眼球巩膜等部分发黄的症状。

我应用茵陈蒿汤加减治黄疸468例，有效率100%

主治：一切肝病引起的黄疸。

配方及用法：茵陈30克，栀子、黄柏各12克，党参、苍术、香附各15克，郁金12克，干姜6克，五味子10克，灵仙15克，甘草6克，大枣6枚（31克）。上药入水（约500毫升）煎服，每日1剂，分2次服下。小儿可加白糖适量调匀，当茶饮。呕吐者加半夏9克；有热、两胁不舒者加柴胡9克，黄芩12克，白芍12克。

疗效：治疗患者468例，轻者2剂而愈，重者4~5剂痊愈，有效率100%，治愈率99.8%。经实验证明，本方服用1剂后，黄疸指数和谷丙转氨酶可迅即降至正常数值。

百姓验证：江苏扬州市柴油厂工会吕健华，男，55岁，干部。他来信说："我爱人有一段时间感觉浑身乏力，食欲不振，常有恶心、呕吐之感，且小便发黄，手上也有明显的黄色素，并且日趋严重。我发现此症状与急性黄疸型肝炎相似，就选用了本条方，1剂吃下后就感觉有效，人也舒服多了，吃完3剂到了厂卫生所化验，结果一切正常。后又连服2剂，以巩固疗效。治疗总共花去60多元，半个月病人完全康复。"

荐方人：山东省临沂生建耐火材料厂　王荣亮

引自：《当代中医师灵验奇方真传》

我用大黄麦芽汤治急慢性黄疸型肝炎效果好

配方及用法：酒蒸大黄40克，生麦芽30克。上药水煎服，儿童剂量酌减。

疗效：此方治疗急性黄疸型肝炎11例，一般服药当天尿量即增加，黄疸在6～8天内消退，肝功能在3周内恢复正常。

百姓验证：王某，男，13岁。巩膜、皮肤明显黄染，体温38.8℃，脉弦数，肝大1.5厘米，触痛，舌干口苦，尿黄便燥，尿三胆均呈阳性，黄疸指数达260单位，麝浊60单位，锌浊18单位。用上方后便溏4次，身热即退，第7天黄疸消退，第18天肝脏仅能扪及，无触痛，复查肝功能恢复正常。

引自：《浙江中医杂志》（1985年第5期）、《单方偏方精选》

病毒性肝炎

> 　　病毒性肝炎是由多种肝炎病毒引起的常见传染病，具有传染性强、传播途径复杂、流行面广泛、发病率较高等特点。临床上主要表现为乏力、食欲减退、恶心、呕吐、肝肿大及肝功能损害，部分病人可有黄疸和发热。有些患者出现荨麻疹、关节痛或上呼吸道症状。病毒性肝炎分甲型、乙型、丙型、丁型和戊型肝炎五种。

我以鸭跖草汤治急性病毒性肝炎100例均痊愈

配方及用法：鸭跖草30～60克。每天1剂，水煎分2次服，15～20天为1疗程，不加用其他药品。食欲差者，可静滴葡萄糖液。

疗效：此方治疗急性病毒性肝炎100例，均达到临床治愈标准，治愈率100%。

百姓验证：浙江萧山市临浦镇付兆兴，男，49岁。他来信说："本地张吾成患肝炎，我用本条方为其治疗20多天后，他感觉好多了，现在已回到工厂上班。"

引自：《浙江中医杂志》（1995年第2期）、《单方偏方精选》

我利用陈皮红枣已治愈肝炎患者多人

配方及用法：陈皮30克，红枣10粒，水煎代茶喝，可加少量白糖。

百姓验证：福建三明市尤溪县溪尾乡埔宁村纪儒，男，27岁。他来信说："村民黄帮国患肝炎，在医院治疗1个月花3000多元不见好转，后来我用本条方为他治愈。"

荐方人：福建尤溪县　纪长球

肺结核

结核病是结核杆菌感染所引起的一种慢性传染病。肺是结核杆菌最易侵犯的器官。排菌患者为其重要的传染源，人类主要通过吸入带菌飞沫（结核病人咳嗽、打喷嚏时散发）而感染。

此方能治愈空洞型出血肺结核

我曾患浸润型肺结核多年，肺部已形成空洞，时常引起肺部出血，有时达100多毫升。后得一中药方，服后效果很好。又经多名患者服用，效果极佳。重者3剂，轻者1~2剂即愈。

配方及用法：炙枇杷叶12克，炙百合12克，炙桑叶15克，炙甘草15克，寸冬12克，冬花12克，桔梗12克，半夏12克，知母12克，豆根3克，外加莲菜250克。以上11味药共煎成汤药，待稍凉后再加蜂蜜120克，搅匀后再服用此汤药。

荐方人：河南方城县第三职业高中　　娄然

我吃白及糯米粥治好肺结核

1955年我在湖北商业干校学习，经医院体检，确诊为浸润性肺结核，当时我才26岁。从那时起，我先后在荆州干部疗养院（结核病院）及其他十几家医院治疗，打针服药从未间断过，但总是时好（吸收好转）时坏。1968年春，再次拍片检查，发现病情又有发展，体重已从65千克降到41千克。这时一位亲戚告诉我"白及糯米粥"（以下简称药粥）治肺结核的配方与疗效。于是我半信半疑地到药店买了1千克白及，焙干磨粉，每天早晨煨一碗糯米粥，粥熟后放一羹匙白及粉，放半汤匙白糖（因白及味苦），当早饭吃下。吃了1个多月（没有服其他抗痨药物）之后，自觉症状消失，精神很好。连续吃了3个月的药粥后，不仅精力充沛，而且体重增加到56千克。我再次到医院检查时，医生说我的肺病好了。当时我真不敢相信，于是又到另一家医院拍片检查，还是那个结论。从此以后，再也没有发现肺部有什么问题。

前年，我的表侄患肺结核病，公开治疗怕未婚妻知道后和他吹，偷偷地跑到边远地区求医，除买回几瓶雷米封和维生素AD胶丸长期服用以外，还特地买了注射器让家人给打链霉素。这样经过1年多时间的治疗也没治好，后来按我的经验每天吃白及糯米药粥，只吃了3个月就痊愈了。后来我又向周围其他肺结核患者传授这个方法，他们的病也都治好了。我觉得用白及糯米粥治疗肺结核确实好，不仅方法简便，而且疗效快。

（徐守正）

百姓验证：湖北武穴市花桥镇水电站陈志明来信说："我患肺结核3年多，常吐血不止，曾在本镇医院、市第一人民医院治疗多次，先后花钱5000多元未得根治。后来是用本条方治好了我的病。另外，又用本条方治好3位乡亲的肺结核病。"

我用蛤蚧尾巴配药治肺结核治愈率高

10多年来，我用此方治愈很多肺结核患者。一般内服7天见效，1剂药分3天服完，连服3~4剂治愈，病情较重者需服7~8剂。

配方及用法：蛤蚧一对（干品，药店有售），白石英（河南农村叫白马牙石，无毒）9克，甜杏仁、玉竹、瓜蒌仁、白芥子各6克，白及9克。把一对蛤蚧尾巴剪下，用100克食油炸焦，再把白石英放火上烧红，取出放凉后，与蛤蚧尾巴一同研细。然后杀1只纯白毛鸭，去掉毛和内脏，加水与以上7味药放入砂锅内煮至肉烂为止。吃药渣、鸭肉，喝肉汤（剩余的药汤当晚煮沸加盖，以防变馊），每天1次，分3天吃完。以上为1剂量。

注意：从开始吃药到停药后100天内，不吃辣椒和醋，禁房事。

百姓验证：四川合江县甘雨镇张正平，男，69岁，退休。他来信说："本村黄恒玉在广东打工时患上了肺结核病，曾治疗3年多时间，花费1000多元未见好转。我用本条方为她治疗30天，花费300元，病情显著好转。以后又按此方继续服用，现已痊愈。"

荐方人：河南省新郑市辛店镇　靳志远

引自：广西科技情报研究所《老病号治病绝招》

白果菜油治肺结核既简单又有效

配方及用法：白果、菜油。在7—8月份白果将黄的时候，最好是在白露前后两三天内采摘白果，摘时连柄子一起用剪刀剪下，选用没有外伤和柄子没掉的白果入药。将选好的白果轻放于罐子内，再放入菜油浸泡（以淹没白果为度）。浸泡的时间至少80天，泡至两三年的更好。每天吃2枚，即在早饭前和晚上睡觉前各吃1枚。吃时取出1枚放在碗里，用筷子将白果（主要是核外软内层，核仁煮熟了也可以吃）捣成小块，像黄豆粒大小，然后一块块地用温开水送下（勿用牙嚼，勿用手撕），菜油不必服用，但白果上的油可以一同吃下去。1个月为1疗程。

百姓验证：廖某，男，35岁。患肺结核数年，症见咳嗽咯血、潮热、盗汗，经X线透视诊断为三期肺结核。遂给油浸白果120枚，嘱每日早、晚各服1枚，1个月为1疗程，1疗程后停服1周，续服第二疗程。同时注意营养和休息。服完2个疗程后，结核病状全部消失，食欲大增，体重增加，经X线检查，结核病灶已钙化。

引自：《新中医》、广西中医学院《广西中医药》（1981年增刊）

传染性疾病

骨结核

> 骨结核大多是由肺结核继发的，但也有患者没有肺结核病史，属于结核菌的隐匿性感染。结核菌核大多首先发生在肺部，在肺部感染后通过血液的传播可以到全身很多系统去，可以导致骨骼系统结核、泌尿系统结核、消化系统结核等。所以骨结核不是单纯的病变，是全身疾病在局部的表现。

壁虎治骨结核 12 例全部有效

配方及用法：壁虎，焙干，研为细末，储瓶备用。每次口服1克，每日3次，长期服用。

疗效：治疗12例，痊愈8例，好转4例。

百姓验证：刘某，女，44岁。经某医院两次X线拍片确诊为第10～11胸椎结核。用异烟肼、链霉素治疗无效，下肢瘫痪8个多月，胸椎10～11处有一碗口大的冷性脓肿，溃破流脓。内服上药6个月余，伤口愈合，下肢瘫痪逐渐消失。

引自：广西中医学院《广西中医药》（1981年增刊）

骨结核外敷药方

骨结核又称骨痨，为临床上顽固性疑难病症。目前，虽有一些治疗骨结核的中西药和方法，但临床疗效不佳。该病是一种慢性疾病，部分患者伴有其他部位的结核病，一旦发病，难以很快治愈。国内外西医常规疗法有两种：一是常规抗结核疗法。早期有效，但多数病人确诊时已进入中、晚期，骨关节病灶破坏严重。由于局部气血凝滞不通，微循环严重受阻，有效的抗结核药物难以通过循环到达病灶处，所以多数病人疗效很差；同时，抗结核西药均对肝、肾、胃、肠及神经系统的毒副作用大，以致部分患者难以坚持按期用药。二是手术治疗。这种治疗不仅病人耗资多，且难以根治。现在很多专家学者认为此手术属破坏性手术，一般不主张采用。

本方是针对以上不足而提供的一种骨结核外敷药膏，它采用内病外治、内外同治的方法，治疗骨结核病。如再配合中草药内服，可以滋阴、补肾、抗痨、壮骨，培补先天之本，解毒祛瘀以除痨邪。

配方及制法：麻黄、蟾酥、斑蝥各10克，白芥子、蜈蚣、黄芩各15克，全虫、黄柏、三七参各20克，乳香30克，血竭40克，五倍子、没药各50克，黄连18克。

第一步：将蟾酥10克，血竭40克，三七参20克，分别研至80目细粉，为A料。

第二步：将乳香30克，没药50克，混合后共研至60目细粉，为B料。

第三步：将麻黄10克，白芥子15克，五倍子50克，黄芩15克，黄连18克，黄柏20克，混合后粉碎，筛取60目粗粉30克，余料再粉碎至80目细粉，为C料。

第四步：将斑蝥10克，蜈蚣15克，全虫20克，与C料中的60目粗粉30克混合后再粉碎为80目细粉，为D料。

第五步：将A料中的血竭80目细粉40克置于乳钵内，依次与A料中的蟾酥80目细粉10克，三七参20克和D料、B料陆续配研，搅匀，过80目筛即得320克橙红色粉末。

第六步：将320克橙红色粉末，120克医用凡士林和120克蜂蜜充分搅拌均匀，即为制备的骨结核外敷药膏。

用法：将骨结核外敷药膏敷于骨关节上，厚度为1厘米，用黄蜡绸覆盖，再用角巾（白平布）包扎固定即可。要保持一定温度，6～7日换药1次，30天为1疗程。

本外敷疗法简便、痛苦小，纯中药制剂无毒副作用，它避免了病人长期吃药、打针或手术的痛苦，使药物通过局部渗透吸收直达病灶部位，可在24小时内渗入骨组织，发挥作用。

疗效：500例患者中，临床痊愈433例，占86.6%；好转48例，占9.6%；无效19例，占3.8%，总有效率为96.2%。

说明：本外敷药膏对骨结核杆菌有抑菌作用，经试验证明有较好的

传染性疾病

镇痛、抗炎效果。

本外敷药膏经临床使用无毒副作用，对皮肤和肌体无明显毒性，对正常皮肤无刺激和过敏现象。

本外敷药膏能温化寒湿、破血通络、抗痨杀菌、化瘀生新，促新骨生长，改善关节功能。它适用于各种骨关节结核、混合感染症、淋巴结核、骨结核、皮肤结核、胸膜炎。

百姓验证：杨锦芳，女，54岁。患胸椎、腰椎结核，经省、市多家医院治疗无效，导致完全性截瘫，大小便失禁。后采用外敷骨结核药膏治疗12次，下肢痛觉功能恢复，大小便正常，获临床治愈。愈后9年来体格健康，工作正常，无任何不适。

淋巴结核

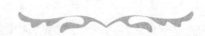

> 即民间俗称的鼠疮、瘰疬。本病特点初起如豆，不觉疼痛，逐渐增多，累累如串珠状，成脓时皮色转为暗红，溃后脓水清稀，往往此愈彼破，形成窦道，状如老鼠洞。

祖传三代秘方治淋巴结核溃疡瘘管百例，治愈率100%

主治：淋巴结核溃疡瘘管。

配方及用法：火硝21克，白矾24克，水银15克，轻粉6克，为1剂量。制前准备铁勺1个，平口碗1个，棉花1块，木炭1.5千克，石膏和黄泥适量。先将铁勺擦净烤干，于勺底中央按顺序铺上药物（一下火硝，二下轻粉，三下白矾，四下水银）。然后扣上平口碗，用石膏泥封闭碗与勺间空隙，再用黄土泥糊上，但必须露出碗底，并在碗底中央放块小棉花，用铜钱压上，观察火力。先用文火，后用武火。当棉药发黄时，证明药物已升好，时间1小时左右。升好后去火炭，冷却后取掉黄泥、石膏和平口碗。勺底药物上层白色是白降丹，下层红色为红升丹，是治疗本病的药物。

用药前将溃疡周围用碘酒好好消毒，再用生理盐水洗净溃疡面脓汁，然后把少许红升丹撒于溃疡表面，盖无菌纱布。3～5天更换一次，至溃疡瘘管愈合为止。

禁忌：酒、房事、刺激和生冷食物。

疗效：曾治愈百例病程长达6个月至3年不等的淋巴结核溃疡瘘管，治愈时间平均为15～60天，治愈率100%。

荐方人：黑龙江省哈尔滨市　冯继武

引自：广西医学情报研究所《医学文选》

全蝎鸡蛋饼治颈淋巴结核18例均有效

配方及用法：全蝎6个，黑蜘蛛6个，蛇蜕1克。上药焙干捣末后，倒入2个去壳的生鸡蛋内，用芝麻油煎成鸡蛋饼。每日晨空腹食用1剂，7天为1疗程。

百姓验证：杨某，女，28岁，山西省临汾市屯里村人。5年前患肺门结核，经用抗痨药，肺部病已基本钙化。自生二胎后，消瘦，疲乏，右颈与颌下淋巴结瘰如串，疼痛，左颈前下方有破口溃烂，流出干酪样分泌物，用链霉素和乙胺丁醇治疗久不收口，往某医院检查，确诊为淋巴结核。予服全蝎饼后，7天溃烂处收口不再溢出分泌物，又服两个疗程，右颌下淋巴结也消散，治愈后已2年未见复发。

按语：曾用此方治疗18例，有10例在1周后见效（个别病人曾用抗痨药），8例因病程长，于服药15天左右见效。

引自：《偏方治大病》

蛋黄碎头发治淋巴结核7例全部治愈

配方及用法：蛋黄10个，碎头发30克。上药搅匀后放在铁锅内加热，待浓烟过后，锅内之物由黄变黑，逐渐出油（均匀翻炒），用纱布过滤后装瓶备用。使用时用棉球或纱条蘸油充填瘘管内。每日换药1次。

疗效：治疗7例，其中颈部2例，锁骨下1例，腹股沟2例，腋下1例，耳后1例，全部治愈。

百姓验证：于某，女，16岁。患颈部淋巴结核9个月，溃破2个月，瘘管深达3厘米，有稀薄脓汁外溢。经用本方治疗，1周痊愈。

传染性疾病

引自:《陕西中医》（1980年第5期）、广西中医学院《广西中医药》（1981年增刊）

消核散治疗淋巴结核300余例屡见奇效

主治: 淋巴结核（瘰疬）。

配方及用法: 百部60克，大贝60克，元参60克，浮石60克，牡蛎60克，蜈蚣10条，玫瑰花10克。上药共捣为面过罗，分成60包，每日2次，每次1包，温开水送服，黄酒引。儿童酌减。

疗效: 共治疗300余例，治愈率达95%以上，疗效显著。

按语: 百部杀虫，大贝消痰，元参清热，浮石软坚，牡蛎散结，蜈蚣解毒，玫瑰花调味。诸药合用，虫灭、痰消、热清、坚软、结散、毒解，结核自愈，屡见奇效，符合简便、易行、价廉、效奇的原则。

荐方人: 内蒙古磴口县中蒙医院副主任医师　石俊岳

引自:《当代中医师灵验奇方真传》

结核性胸膜炎

当肺部结核炎症累及胸膜时引起的胸膜炎症称为结核性胸膜炎。常有少量至中等量积液，由于结核性胸膜炎渗液中的蛋白质较高，易引起胸膜粘连及肥厚。

我用本方为女儿治疗结核性胸膜炎不到2个月即愈

主治: 结核性胸膜炎。

配方及用法: 连翘、百部、鱼腥草各等份。上药共研细粉，过罗，炼蜜为丸，每丸含药粉约4.6克，每次2丸，每天3次，温开水送服。临床治愈（症状消失，X线检查无胸水，血沉正常等）后再巩固治疗2个月。

疗效: 用此方治疗结构性渗出性胸膜炎9例，其中有4例是经西药治愈后没能坚持巩固治疗的复发病例，胸水少至中等量，抽胸水1~2次用于诊断和治疗，均单用此药，在4周左右治愈。有5例是经西医内科治疗时间较久（最少1个月以上），病情仍然较重（原症状仍存在，胸水仍多，血沉仍快），加用此药治疗，病情很快改善，在4~8周治愈。

百姓验证：新疆乌鲁木齐朱奉慧，男，60岁，退休。他来信说："我的二女儿朱文艳患了结核性胸膜炎，在新疆第二人民医院诊断并住院治疗4个月，花钱1500多元，但效果不大，仍存有积水，胸膜肥厚未能消除。该院的医生说此病已治不好，不要再浪费钱了。我当时很生气，回家后用本条方为我女儿自治，不到2个月，经B超拍片检查，胸膜已基本正常，且无积水。现在一切正常，花费不到30元钱。"

荐方人：河北唐山市第二医院中医科　冯国庆

引自：《当代中医师灵验奇方真传》

蛔虫病

蛔虫病是由似蚓蛔线虫寄生于人体小肠或其他器官所引起的最常见寄生虫病，国内流行广泛，儿童发病为多。临床表现依寄生或侵入部位、感染程度不同而有很大差异，仅限于肠道时称肠蛔虫病。

安蛔下虫汤是治蛔虫腹痛的神效药

主治：蛔虫症，腹痛剧烈，辗转不宁，恶心呕吐，甚则吐蛔，大便不通，腹中虫瘕，扪之呈条索状。

配方及用法：茵陈（先煎）60克，槟榔、乌梅各30克，木香、枳壳、使君子、苦楝皮、生大黄（后下）各10克，花椒3克。以水3碗，先煎茵陈至2碗去渣，纳诸药，煎至1碗下大黄，再煎十数沸，放温服用。

疗效：用药1剂痛止，再服蛔下。

按语：本方专治蛔虫所致的腹痛诸症（蛔虫性肠梗阻、胆道蛔虫症等），临床应用安全可靠，无毒副作用，患者易于接受。

荐方人：四川省潼南县柏梓中心医院中医师　黄学华　杨忠贵

引自：《当代中医师灵验奇方真传》

醋药椒治胆道蛔虫立竿见影

1979年夏末的一天傍晚，西王孝村一老妪携其女（14岁）来诊，在家治病已花去60多元，并无效果，恳请我为其女治疗。我听其诉说并观察状况，确诊是蛔虫病，便进厨房取来食醋250克，花椒10余粒，用火煮开，待温让其女饮下，1小时后，其女胃脘痛止，面露笑容。1984年秋末，陈湾村张峰之子也患此症，3日来腹痛经治未愈。我用此方为其治疗，当夜即愈，未再复发。

引自：《偏方奇效闻见录》、《中医单药奇效真传》

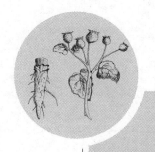

呼吸系统疾病

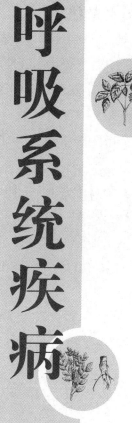

肺气肿

是指终末细支气管远端的气道弹性减退，过度膨胀、充气和肺容积增大或同时伴有气道壁破坏的病理状态。发病缓慢，多有慢性咳嗽、咳痰史。

本方治肺气肿疗效颇佳

配方及用法： 熟地15克，五味子、麦冬、山药、山萸肉、紫石英各12克，茯苓、泽泻、丹皮各9克，肉桂5克（冲服）。每日1剂，水煎，分2次服。

经我长期临床体验，疗效颇佳。中医认为此病在肺，根在肾，而本方善纳气平喘，故一般连服5～7剂可见效。

荐方人： 广西南宁市中医学会　李子云

我邻居用此方1个月治愈肺气肿

我的邻居有一位老人，77岁，患肺气肿，在医院花了1400多元钱也没治好。后来用此方治愈，至今已有2年未犯病。

配方及用法： 水白梨500克，薏米50克，冰糖30克，加水一大碗，共煮熟。每天服1次，连服1个月。

百姓验证： 安徽合肥省委大院余萍，女，38岁，公务员。她来信说："我父亲患有肺气肿哮喘，我用本条方为他治疗1个多月，病情就得到了缓解，现在上楼梯也不喘了。"

荐方人： 河南方城县工商所　陆极

喝香油能使肺气肿病情迅速缓解

患肺气肿和支气管炎的人，在睡前喝一口香油，第二天早晨起床后再喝一口，当天咳嗽就能明显减轻，见效快。此方经多人试用疗效可靠。

荐方人： 河北承德县三家乡中学　刘建国

肺　炎

肺炎是指终末气道、肺泡和肺间质的炎症,可由疾病微生物、理化因素、免疫损伤、过敏及药物所致。临床主要症状为发热、咳嗽、咳痰、痰中带血,可伴胸痛或呼吸困难等。幼儿性肺炎,症状常不明显,可有轻微咳嗽。日常所讲的肺炎主要是指细菌性感染引起的肺炎,此肺炎也是最常见的一种。

祖传肺炎汤治疗各型肺炎均有效

主治: 病毒性肺炎、细菌性肺炎、慢性支气管炎、慢性肺炎、麻疹合并肺炎。

配方及用法: 麻黄4克,甜杏仁12克,冬花12克,紫菀12克,石膏40~90克,生甘草6克,桔梗12克,鱼腥草30克,地龙12克,半夏12克,细辛3克,五味子6克,凤凰衣6克,柴胡12克,黄芩20克,生姜3片。上药煎前先浸泡40分钟,文火水煎30分钟,头煎取汁150毫升,二煎取汁150毫升,两煎混合,分上下午服用。本方为成人剂量,儿童用量宜减为1/5~1/3量。对麻疹合并肺炎者,可酌加薄荷、牛蒡子、蝉衣;对久咳不愈及咳剧者,加入米壳;对慢性支气管炎或顽固性咳嗽者,加用冬虫夏草3~12克;对高热不退者,可加用大黄3~6克(后下),羚羊角1~3克(冲服)。

疗效: 临床治疗多例,多在服药2剂后,体温下降至基本正常,肺炎症状得以控制;服药6剂后,临床症状全消,X线显示病灶可完全吸收。

荐方人: 河北省石家庄市鹿泉区中医院中医师　李建桥

引自:《当代中医师灵验奇方真传》

呼吸系统疾病

咳　嗽

咳嗽是呼吸系统疾病最常见的症状之一，它是人体清除呼吸道内的分泌物或异物的保护性呼吸反射动作。咳嗽一般由气管、支气管黏膜或胸膜受炎症、异物、物理或化学性刺激引起。

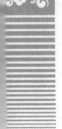
我用此方治咳嗽屡用屡效

经由一老中医传授此方，治疗咳嗽用之临床，多获奇效。

配方及用法：嫩桑叶9克，陈皮6克，杏仁6克，五味子6克，当归6克，云苓6克，半夏6克，甘草6克。上药水煎，分2次服。

此方妙在一味嫩桑叶。树之有叶，犹人之有肺；人以肺为呼吸，植物则以叶为呼吸。以其叶治肺，实有同声相应、同气相求之妙。故临证中屡用屡效。

百姓验证：福建福清市融城镇后埔街吴鹏飞，男，70岁，退休。他来信说："我岳母咳嗽已有2个多月了，84岁的老人难忍咳嗽之苦，虽经医院治疗，始终不见好转。后来我用本条方为她治疗，连服5剂即见奇效，现在完全好了，老人家非常高兴。"

荐方人：江西瑞金九堡卫生院　刘先启

我哥哥服醋蛋液使咳嗽治愈

我身患冠心病和冠状动脉硬化，经常胸闷，视力减退，后又患肩周炎，严重时穿衣手背不过来，一到冬天，稍微受点风寒，就咳嗽不止，经常咳出眼泪，有时半夜咳醒全家人。为此，我吃了不少西药和中药，收效不明显。后来，我抱着试试看的心理，用醋蛋液自治。在连续服8个醋蛋液后，上述病情均有明显好转：入睡不再吐长气，不感到胸闷了；眼睛也比以前明亮起来，不戴眼镜看报也不像以前那么吃力了；手臂可以抬起来，穿衣不再感到吃力；咳嗽止住了。我信服醋蛋的疗效，决心坚持服用下去，同时将此方介绍给多病的哥哥。我哥哥是个65岁百病缠身的老人，一到冬天，老年性气喘咳嗽折磨得他日夜不安，咳嗽起来眼泪鼻涕齐流，带泡泡的白黄色浓痰一吐就是一小堆，非常痛苦。他服用了5个醋蛋液后，病症消失了，醋蛋液竟起到了止咳化痰作用，连他早年患的第5节脊骨的骨质增生病也有了明显的好转。

百姓验证：四川乐山市五通桥区跃进街赵启明，男，78岁，退休。他来信说："街道干部赵素芸咳嗽十几年，各类药吃了不少，病情只能缓解，不能根治。我用本条方为她治好了，现在已不再咳嗽。"

荐方人：湖南邵东县胜利街　姚斌

我用白矾陈醋大葱敷脚心治陈年久咳大显奇效

成人咳嗽是一种常见的多发病。现将经过十几年实践检验，既经济又有奇效的单方贡献给大家。

配方及用法：白矾50克，陈醋30毫升，大葱白（用最下端带须根的，1寸长）3根。将白矾碾成细末，大葱白洗净埋在热灰里烧熟，然后取出捣碎成泥，与白矾粉、陈醋一起拌匀。晚上睡觉前洗脚，擦净后将药按男左女右包在脚心上。用此方轻者1次病除，重者重复3次即愈。

百姓验证：陕西宝鸡北方照明公司田万春来信说："我厂附近老李的女儿患感冒后落下咳嗽症，到市区医院吃药打针20多天毫无效果，痰多，阵发性咳嗽，咳急时连气都喘不出来，脸憋得通红。用本条方连贴3次，咳嗽即止。另外，我小孙子感冒受凉引起阵发性咳嗽近10天，到区儿科医院打针吃药无效，也是用本条方治愈的。"

我爱人的久咳用仙人掌加白糖1个多月治愈

王某，男，56岁，干部。咳嗽10余年，每年冬季加重，近1周来发热，黄痰黏稠不易咯出，舌红苔黄，脉浮数。服新诺明及氨茶碱片无效，改用仙人掌100克（鲜品去刺），加白糖30克治疗，1日分2次口服，4日痊愈。

百姓验证：福建南平汤冬信，女，60岁，退休。她来信说："我爱人经常咳嗽，并带有脓痰，多次到厂医院去治，都无济于事。后来我用本条方为他治疗1个多月，现在已不再咳嗽了。"

引自：《四川中医》（1987年第10期）、《中医单药奇效真传》

气管炎

气管炎是指气管、支气管黏膜及其周围组织的慢性非特异性炎症。临床上以长期咳嗽、咳痰或伴有喘息及反复发作为特征。

我用冰糖橘子蒸水喝治好慢性气管炎

我从小就患有支气管炎，一旦感冒便不停地咳嗽。到了中年这毛病虽然有所好转，但进入老年期，旧病又复发了。前年秋冬季交替期间，我因感冒引发了支气管炎，咳嗽十分厉害，又打针，又吃药，折腾了20多天，花去医疗费100多元也没治好。

正在这时，我的侄女来看我，她说这个病容易治，她的公公曾得过此病，是喝冰糖和橘子蒸的水治好的。我服用了此水后，果然很有效。现在时过2年了，虽然在季节交替时，我有时还会感冒，但气管炎再也没有复发。

方法：将橘子放在一个瓦罐里（每次剥2个橘子），放上水和适量的冰糖，用文火隔水蒸。水烧开后，再蒸5分钟左右，连水带橘子肉喝光吃光。每天上午、下午各1次，坚持喝五六天就收效。病情严重的，可以多喝几次。

百姓验证：黑龙江省佳木斯市桦南县邮局赵海龙，男，49岁，摄影师。他来信说："我女儿每当冬季来临都要咳嗽一段时间，吃些药后就好，但是不几日又犯，始终不去根。后来我用本条方为她治疗几次，现已2年多没有咳嗽了。"

荐方人：江西省九江市德安县广播电台　郭学柱

用狗肺鸡蛋可治愈气管炎

我爱人幼年患气管炎，随着年龄增长，年年犯病，哮喘、咳嗽不止，痛苦不堪。从内弟处得一秘方，服用2剂治愈，已有10多年没犯。

配方及用法： 鲜狗肺1具，鸡蛋10个。将狗肺装入小陶盆内，把10个鸡蛋打开倒入碗中搅成糊（搅到起沫），把蛋糊装进肺管，剩下的可倒在肺叶间。把盆放笼内，蒸熟后切成片，放在瓦上焙干，研成细末即成。一日3次，每次15克，饭后服。

注意： 孕妇禁服。

荐方人： 河南栾川县人民银行　任清范

我门诊部治气管炎秘方有效率100%

我门诊部积多年经验的治气管炎验方，有效率100%，治愈率80%。

该方适用于长年咳嗽，慢性支气管炎，冬、夏阵发性发作的支气管哮喘或肺气肿。药物制作简单，疗效迅速。

配方及用法： 柏壳300克，叶下珠250克，地虱150克，冬虫夏草100克，共研末。每日2次，每次10克，开水冲服。忌吸烟、饮酒。一般20天内减轻，3个月治愈。

百姓验证： 云南马关县板子街王天华，64岁，工人。他来信说："我用本条方治好一位老妇人已患20年的气管炎，用药时间还不到1个月。现在她面色红润，精神饱满，一直未再复发。"

荐方单位： 河南鹤壁市淇县高村镇吕庄医疗中心门诊部

吃牛羊肉治气管炎也有效

从我家的病史看，气管炎似乎有遗传性，我外祖父、母亲、舅父、哥哥、弟弟、儿子和我都患有轻重不等的气管炎。我三十几岁开始咳嗽，越来越重，始为感冒，继而咳嗽，一两天嗓子喑哑，非青霉素莫能遏制。好不多久，第二次又来了，到五十多岁身体日渐衰弱。

有两年春节过后倍觉精神清爽，咳嗽极轻。细想只是过年买了不少牛肉，莫非牛肉为我医病？此后便有意吃牛肉，天天吃，顿顿吃，果然病情逐渐减轻。后来又吃羊肉，效果更为明显。迄今已坚持八年，医学界认为

呼吸系统疾病

不能根治的气管炎却与我告别了。现我已进入古稀之年，反而日益健康了。（陈永轼）

引自：《老人春秋》（1997年第3期）

支气管哮喘

> 支气管哮喘是由多种细胞及细胞组分参与的慢性气道炎症，此种炎症常伴随引起气道反应性增高，导致反复发作的喘息、气促、胸闷和（或）咳嗽等症状，多在夜间和（或）凌晨发生。

我居住的小区有位八旬老人喝蜂蜡治好了30年的哮喘病

我居住的小区里有一位82岁的老人，患有哮喘病，病史长达30年，发作时只能坐着睡觉。后来，得一喝蜂蜡治哮喘的偏方，只服用三四天，便可躺下睡觉了，连服1500克蜂蜡后哮喘病彻底痊愈。以后她把此方介绍给许多哮喘病人，服用者多见效。现将此方献上，愿解除所有哮喘病人的痛苦。

配方及用法： 蜂蜡、红皮鸡蛋、香油。将蜂蜡50克放在锅内，打入鸡蛋（根据自己的饭量，能吃几个打几个），蛋熟马上放一勺香油（以防大便干燥），出锅即吃。每早空腹服用。

注意： 服此药方不吃早饭。多喝开水，以免大便干燥。7天1疗程，休息3天，再服。

百姓验证： 内蒙古赤峰市政协徐荣生，男，75岁，退休。他来信说："邻居赵玉兰患哮喘几十年，经多次治疗，并吃了十几剂中药均不见好转。后来我让她用本条方治疗，现在她的哮喘已明显好转了。"

引自：《老年保健报》

此方治支气管哮喘1万多人次，有效率96%以上

配方及用法： 麻黄150克，杏仁200克，净棉籽仁500克。杏仁、棉籽

分别炒微黄，和麻黄共为细末，装瓶备用。成人日服3次，每次10克，开水冲服。

疗效：治疗1万多人次，有效率96%以上。

注意：对心源性哮喘无效。

引自：《实用民间土单验秘方一千首》

夏治哮喘用"一贴灵"花费少效果好

配方及用法：白芥子、细辛各10克，甘遂、元胡各6克，麝香1.5克。将上药共研细粉，生姜50克捣汁，用姜汁将药粉调成糊，摊成1分硬币厚薄大小的药饼若干个，放在牛皮纸上，贴在患者背部脊柱两侧的肺俞、大杼、膈俞穴上（左右各一穴，每次每穴用一个药饼）。贴前先用手指揉按穴位，使局部潮红。贴好后用胶布固定。睡前贴上，次晨取下。如皮肤感觉灼痛厉害，可贴1~2小时后取下。每隔10天贴一次。三伏天贴，每年夏天共贴3次。轻症1个疗程可愈，重症3个疗程可愈，总有效率达85%。此方简便实用，花费少，效果好，值得在广大农村推广使用。

按语：贴后局部穴位有疱疹形成，是贴敷成功的象征，有疱疹必有较好疗效。

荐方人：河北石家庄市方宝工具厂医务室 张云亭

用椒目油丸治好一位13年的支气管哮喘患者

张某，男，16岁。患支气管哮喘13年，四季均发病。发病时昼夜不停，每天用7~8粒氨茶碱及肾上腺素、强的松等药亦不能控制，经常赴医院急诊或住院治疗。1978年11月来院门诊时，急性病容，喘重咳剧，汗出淋漓，两肺满布哮鸣音。当即给服椒目油丸（将椒目榨油，制成胶丸，含油量15%~30%，每丸含生药200毫克，每次服600~1000毫克，日服3次）1000毫克，7分钟后自觉胸闷、气急症状好转，40分钟后哮鸣音消失，呼吸由32次/分减少至24次/分，心率由140次/分降至112次/分。3日后病情得到控制，未用其他平喘药物。以后继续服用该药，病情稳定，辍学数年后得以复学。

按语：椒目即花椒之种子，用其治喘，对于水气之喘较为适宜。金元四大家之一朱丹溪曾有"椒目劫喘"之载，李时珍亦数次引述，足见其有效。实践证明，椒目治喘具有起效快、临床疗效好、适应范围广等特点，且很少有毒副反应（偶见服后口干，胃部不适）。但本法究属急则治标之意，一俟喘平哮止，当从根本予以调治。

我以蒸霜雪糖水治愈好多人的气喘病

配方及用法：扫下头一两次霜雪一碗，再加上100克红糖，放在锅里蒸霜雪糖水，连服2剂即可治好。

我妻子因患哮喘而去世，几个子女均患此病。1980年春节，路遇一位大嫂介绍此方，给几个孩子照方服用，皆治愈。后来又用此方治愈数人。

百姓验证：辽宁凌源市李国春用此方治好了本村一位多年患有气喘病的患者。

荐方人：河南省开封市尉氏县寺前张村　刘动

支气管扩张咯血

　　支气管扩张是指支气管壁组织结构损伤、破坏、正常弹性丧失，在周围组织炎症、纤维组织收缩及胸腔负压牵拉等因素作用下，发生变形、扭曲，直至不可逆扩张。临床表现主要为慢性咳嗽、咳脓痰及反复咯血。

我用秘红丹治好邻居已患5年之久的支气管扩张咯血

主治：大咯血（诸如支气管扩张、肺结核、肺癌等因热伤肺络所致者）。

配方及用法：大黄10克，肉桂10克，山药20克，白及15克，川贝10克，生三七10克，生赭石50克。诸药各研细末。前6味混匀，每用4～6克，以生赭石末煎汤送服（汤煎成倒出时无须澄清，微温，趁混浊状服。赭石末沉渣再服时另加水煎煮即可）。病情急重者每隔2小时服1次。一般服药两三次即见效。血止后酌情继续服药一两日（每隔4小时服1次），然后以养阴清热汤剂调理。

疗效：治疗支气管扩张咯血28例，肺结核咯血20例，肺癌咯血4例，全部有效。

按语：秘红丹为近代名医锡纯先生治疗吐血效方，原方由川大黄、油桂、生赭石三药组成。在原方基础上加川贝、白及、山药、生三七诸品治疗大咯血，扩大了原方的适应范围。全方具有清热降逆，止咳止血之功，药性平和，疗效可靠，屡用屡验。

百姓验证：湖南怀化溆浦县水田庄乡曾社祥，男，49岁，教师。他来信说："我邻居张云祥患支气管扩张5年之久，病发时只觉得咽喉一热就出血，多次进行治疗，但只是当时生效，天凉受寒就再犯。我用本条方为他治疗，服1剂药见效，服2剂药就痊愈了。"

荐方人：云南曲靖地区医院医生　曾金铭

引自：《当代中医师灵验奇方真传》

打　鼾

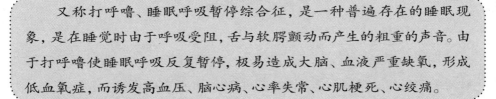

又称打呼噜、睡眠呼吸暂停综合征，是一种普遍存在的睡眠现象，是在睡觉时由于呼吸受阻，舌与软腭颤动而产生的粗重的声音。由于打呼噜使睡眠呼吸反复暂停，极易造成大脑、血液严重缺氧，形成低血氧症，而诱发高血压、脑心病、心率失常、心肌梗死、心绞痛。

此数方治疗睡觉打鼾效果显著

方一：龙胆草、当归各10克。浸泡1个小时以上，大火烧开，慢火20分钟，倒出药液后再用同样方法煎第二遍。两遍药液混在一起分两次服用。睡前服用，连服三晚即可见效。

方二：花椒5~10粒，每晚睡前用开水冲泡，待水凉透后服下（花椒不服），连服5天，即可见效。

方三：每晚临睡前将3～4滴漱口水用温水稀释后漱口可以使鼾声减弱停止。原理是漱口水中含有一种树脂油，能提高咽喉部黏膜的血液供应，使咽喉腔黏膜处于充分供血状态，软腭和悬雍垂就不会因松弛而振动，鼾声也就减弱、停止。

利他林能治睡觉打鼾

鼾症分中枢型和阻塞型两类。各种诱因如大量饮酒、劳累使大脑皮层过度抑制，咽部肌肉松弛，加重原有狭窄气道的闭塞，都可造成打鼾。

利他林曾是治疗小儿遗尿、多动症的中枢兴奋剂，用来防治鼾症效果显著。

方法： 利他林5～10毫克，临睡前口服。因作用温和，剂量小，可无副作用发生。

这是内科防治鼾症的尝试，简便、安全、有效，请鼾症患者在医生指导下一试。

荐方人： 江苏内科主治医师　章汝强

胸腔积液

胸膜的脏层和壁层之间存有一个潜在性腔隙，称之胸膜腔。胸膜腔两层胸膜间含浆液，正常情况下，它的渗出和再吸收处于平衡状态。任何因素造成其渗出增加和（或）再吸收减少，即出现胸膜腔内液体积聚，形成胸腔积液。

十枣汤治疗悬饮及渗出性胸膜炎效果很好

主治： 悬饮、渗出性胸膜炎（胸腔积液）。

配方及用法： 芫花、甘遂、大戟各10克，大枣10枚。前三味生用，研细末装入胶囊内，每粒重0.5克。剂量为1~3克，日服1次，晨起空腹用大枣10枚煎汤送服。每日量和间隔时间根据患者体质和胸腔积液多少而定，一般服4~8次。

疗效： 20例患者经用十枣汤后胸腔积液均消除，最短者10天，最长者20天，无一例用胸腔穿刺抽液。经复查，仅1例胸膜轻度粘连。

按语： 多数患者服十枣汤后，患侧胸胁感到有灼热感，随即泻下，说明芫花、甘遂、大戟泻水有毒之性峻烈迅猛，可直达水窠，使水饮溃泻而下；1例患者服十枣汤后虽未泻下，但能起到宣行三焦水道的作用，使其水饮由上达下，从小便排出，同样也达到逐水祛饮的治疗目的。临床运用十枣汤时，一定要遵照"表解者，乃可攻之"的治疗法则，以免攻伐水邪而伤正气，招致表邪内陷之患。运用十枣汤时要视体质及胸腔积液多少而定量。通过泻下，胸腔积液减少后，可减量服，直至完全消除为止。

荐方人： 山西省太谷县中医院副院长　常济公

引自：《当代中医师灵验奇方真传》

胸闷不适

胸闷是一种主观感觉，即呼吸费力或气不够用。轻者若无其事，重者则觉得难受，似乎被石头压住胸膛，甚至发生呼吸困难。它可能是身体器官的功能性表现，也可能是人体发生疾病的最早症状之一。

坚持手脚穴位按摩可治愈胸闷不适症

胸闷为中老年人常见病，多并发于呼吸系统疾病、循环系统疾病，如经医生检查无其他严重的器质性疾病、肿瘤等，可采用手脚穴位按摩法进行调整治疗。

脚部选穴： 33，43，44。（见图3）

按摩方法：33穴用按摩棒大头由上向下推按、点按，先点按后推按，左脚取穴，每次按摩5分钟。43穴用食指关节角自前向后推按，双脚取穴，每次每脚每穴推按5分钟。44穴用双手拇指自内向两侧横推按，双脚取穴，每次每脚每穴推按5～10分钟。每日按摩2次。

手部选穴：14，73，42。（见图4）

按摩方法：14穴可用梅花针刺激，也可用手指强力捏按，左手取穴；73穴可用单根牙签扎刺，双手取穴；42穴用拇指扣食指、中指强力捏揉，双手取穴，每穴每次2分钟。

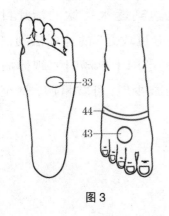

图3

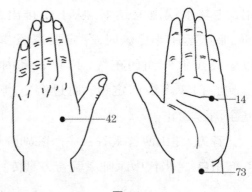

图4

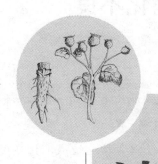

消化系统疾病

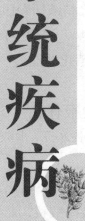

消化不良

消化不良可能是胃、小肠或大肠出毛病的一个症状，也可能本身就是一种疾病。其症状包括胀气、腹痛、胃灼热、打嗝、恶心、呕吐、进食后有烧灼感等。进食辛辣、油腻、高纤维食物是造成消化不良的一般原因，此外，胃病、生活压力、情绪紧张、缺乏消化酶等均可能引起消化问题。

蛋黄油可缓解消化不良症状

配方及用法：将煮熟的鸡蛋去白留黄，研碎，置铜锅内加热，熬出蛋黄油。每天5～10毫升，分2次服，4～5天为1疗程。

疗效：一般服药1～2天后，大便次数及性状即明显好转，4～5天可愈。

说明：《长沙药解》中说："鸡子黄补脾精而益胃液，止泄利而断呕吐。""温润淳浓，滋脾胃之精液，泽中脘之枯槁，降浊阴而止呕吐，生清阳而断泄利，补中之良药也。"消化不良多因脾胃虚弱所致，蛋黄油善补脾胃，故能生清降浊，恢复消化功能。

此数方治疗消化不良很有效

方一：大麦芽、六神曲各20克，水煎。早晚各一次，空腹服。有益气调中，化食下气之效。

方二：鸡内金数个洗净，晒干，焙焦，研成细末。每日2次，每次2克。

方三：鲜萝卜250克，酸梅数枚，加水煮20分钟，可加少许盐调味。有化积滞，化痰热，下气生津之功效。

方四：鹌鹑一只，党参25克，淮山药50克，加水同煮至熟烂，吃肉喝汤。

方五：鲜鲫鱼一条（约250克），去内脏、鳞，洗净后腹内放胡椒粉3克。铁锅烧热放入猪油50克，油热后放入鲫鱼，两面煎黄时下葱姜煎香加水，加枸杞15克，用中火炖20分钟即成。食时可加盐调味。

呃 逆

呃逆，俗称打嗝，系膈肌痉挛，属膈肌功能障碍性疾病，吸气时声门突然闭合产生一种呃声。引起呃逆的原因很多，如进食过快、进刺激性食物和吸入冷空气等。重者可连续呃逆或呕逆、腹胀、腹痛，个别小便失禁。

我用嚼咽红糖法治呃逆立即见效

我去年得一打嗝病（呃逆），到医院治疗几天不见好转。后来友人告诉我一方：在要打嗝时将50克红糖分2次送入口中嚼碎咽下，停个把小时再吃一次，立即见效。我应用此方后，一天就痊愈了。

百姓验证：陕西咸阳市干休所崔惟光，男，76岁，离休干部。他来信说："干休所老干部曹某患呃逆1周，很严重，我用本条方一次为他治愈。"

荐方人：河南周口西华县址坊乡诸葛学校　三水合一

我用瓜蒌治好重症型呃逆

今年夏初，我因开窗睡觉受凉，夜半熟睡中突患呃逆，起床饮了口白酒。当时虽止住了，但病根没除，次日又呃逆不止。于是用单方治疗，熬柿蒂茶喝。由于病情加重，以往这种行之有效的验方，这次却不见效果。"嗝"越来越厉害，一连四五天没有止住，由一般性呃逆发展为膈肌痉挛。最后，夜晚不能入睡，白天说话受阻，饭吃不好，严重影响了身体健康。后打听到一个单方——瓜蒌（一味中药）熬汤服用，效果很好。介绍人说，他家一位老人，曾患膈肌痉挛，住院治疗没有治好，最后买了2个瓜蒌，熬汤服用后治好了病。按照介绍人说的方法，我买了几个瓜蒌，洗净后把皮、瓤、籽一起入锅熬汤，服1次就有好转，次日又服用1次，呃逆彻底痊愈。

百姓验证：山东烟台莱阳市城关镇田淑秀，女，50岁，农民。她来信说："我公公得了呃逆症，我用本条方为他治疗一次见效，几次就痊愈了。"

荐方人：河南郾城县政法委干部　翟民建

我以嚼咽砂仁法治呃逆 11 例全部有效

配方及用法：砂仁2克。将上药慢慢细嚼，嚼碎的药末随唾液咽下，每天嚼3次，每次2克。

疗效：此方治疗呃逆11例，全部有效，病程短者一般2次即可见效。

百姓验证：刘某，男，35岁。在食凉粉后，晚间突然呃逆大作，持续三昼夜不解。呃时全身颤动，呃声响亮有力，伴脘腹胀满，纳食不佳，大便溏，舌苔白腻，脉弦。曾服用丁香柿蒂散3剂，无疗效。遂用上方，当晚呃止，随访1年未见复发。

引自：《浙江中医杂志》（1988年第3期）、《单方偏方精选》

我公司秘书患呃逆用本方治 1 次即愈

友人曾介绍一治呃逆方，1分钟内见效，简单易行，在此献给大家以解临时难堪。

方法：两腿直立，上身正直，两臂上举经头顶百会穴相交。以左手捏右耳轮，右手捏左耳轮后，两手臂向上提拉，同时百会上顶，行腹式深呼吸，只此一提拉，呃逆立时可止。

百姓验证：广东广州市五羊新城寺右新马路113号彭宗堂，男，35岁，保安员。他来信说："我公司秘书得了呃逆症，不能进食，水也无法喝，影响了工作和学习。后经别人介绍求我治疗，我用本条方施治，仅1次就止住了他的呃逆。"

荐方人：河南郑州铁路局　周垂

引自：《老人春秋》（1997年第7期）

我连续打嗝好几天，用此法治很快就好了

打嗝时，要以把脉的要领止嗝。将右手的无名指放在左手腕有脉拍的位置，再把中指、食指放上，然后左右移动位置，直到三根手指均感到

有脉搏为止。此时，深深吸一口气，并停止呼吸，用力以三手指压迫脉搏，呼吸停止到极限后吐气，同时放松手指。如果还不能止嗝，再做一次。只要位置正确，一次就能止嗝。

百姓验证：云南普洱市思茅区第二小学张德谦，男，60岁，教师。他来信说："打嗝虽然不是什么重病，但是也非常难受。有一次，我连续几天发生打嗝现象，睡觉吃饭也不安宁。后来我按本条方试治，不吃药不打针，不花一分钱，一做真灵，不到一分钟，打嗝现象全没了。"

引自：广西民族出版社《男女回春术》

呕　吐

呕吐是临床常见症状，恶心常为呕吐的前驱感觉，也可单独出现。表现上腹部特殊不适感，常伴有头晕、流涎、脉缓、血压降低等迷走神经兴奋症状。

我用一针止吐绝招治好许多病人

有些病人经常恶性呕吐，汤药无法进口，这是令人很伤脑筋的问题。此时给病人耳朵上的耳中穴做常规消毒后扎上一针，能使呕吐立止，汤药可进。在没有针的场合，用大拇指与食指相对夹耳中穴，同样有止吐效果。

耳穴说明：耳中穴在耳轮向内转的终端脚上。（见图5）

多年来，我应用此法对患者进行治疗，屡用屡验，已治好许多病人。大家都认为此方法疗效独特。

百姓验证：福建三明市尤溪县溪尾乡埔宁村纪儒，男，27岁。他来信说："我母亲身体一直不好，前

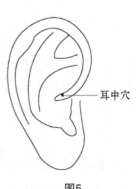

耳中穴

图5

几天偶遇风寒，呕吐不止，吃不好睡不香，属植物性神经紊乱，经我用本条方治疗2次就不吐了，又能干家务活了。"

我用连苏饮治疗各种原因呕吐有特效

主治：各种原因引起的呕吐，对寒热夹杂之呕吐尤其有效。

配方及用法：黄连3克，紫苏5克，煎10～20分钟，或用滚开水浸泡（加盖）15～30分钟，取药汁50～100毫升，少量多次频频呷服。湿热重者倍用黄连。

疗效：治疗腹腔内脏炎症（胃炎、肝炎、胆囊炎、腹膜炎、胆石症等）、颅内压增高（脑炎、高血压脑病、脑震荡等）、代谢与内分泌疾病（尿毒症、电解质紊乱、早期妊娠等）、周围感觉器官病变（急性迷路炎、内耳眩晕症等）所致的呕吐200余例，均能在服药后2小时内停止呕吐或大大减轻。

百姓验证：江苏宿迁市泗洪县青阳镇朱文其来信说："本村孙翠侠长期呕吐、头痛达10余年，每次发病需到医院打针吃药，进行抢救，一直未能根除。后来我用本条方为她治愈，现已有3年未见复发。"

荐方人：湖南省祁东市医院　罗飞

引自：《当代中医师灵验奇方真传》

上消化道出血

上消化道出血是指食管、胃、十二指肠、上段空肠（十二指肠悬韧带以下约50厘米一段），以及胰管和胆道病变引起的出血，其临床表现以呕血和黑粪为主，是常见的外科急症。

仙鹤止血汤治吐血104例，有效率100%

主治：一切吐血、咯血。

配方及用法：仙鹤草30克，紫珠草15克，白及10克，藕节30克，白茅根30克，茜草15克（生、炒各半），侧柏叶（炭）10克，薏苡仁10克，生甘草6克，红枣3枚，三七（另包）1克。上药煎30分钟取汁约200毫升，早、晚各服1次，病症重、急的服3～4次。三七研细末冲服。胃呕血加入乌贼骨30克。

疗效：临床治疗104例，治愈99例（其中用药2～6剂，临床症状消失，未见出血现象79例；用药10剂以上者20例），好转（用药后症状改善，吐血、咯血大为减少）5例，有效率100%。

荐方人：山西省阳泉钢铁公司医院主治医师　周永锐

引自：《当代中医师灵验奇方真传》

四黄汤偏方对上消化道出血很有疗效

上消化道出血，经口而出者，统称吐血。一般血色较暗，夹有食物残渣，常见于胃溃疡、十二指肠溃疡、慢性胃炎、肝硬化食道静脉破裂、胃癌、胃黏膜脱垂等。尽管见于不同的疾病，但都是直接或间接地导致胃络受伤而吐血。这里介绍止吐血的偏方四黄汤。

配方及用法：黄芪15份，黄连9份，生地黄30份，大黄15份。上述四味药研末，过200目筛后混合，分为30克一包，备用。用时取四黄粉30克，加水200毫升，煮沸25分钟，过滤去渣凉服，每天2包，分4次服。

百姓验证：一位姓赵的男性，38岁，洪洞县左沟煤矿工人。1984年4月20日因黑便3天急来就诊。患乙型肝炎6年，肝功异常，二维超声波提示早期肝硬化，食道静脉造影正常。经过服中药和云芝肝泰、联苯双酯，肝功能恢复正常，还能坚持上班。最近两三个月工作劳累，饱食后常发生胃脘不适，前两天一顿饭吃水饺多些，当夜胃痛恶心，第二天疲乏，第三天发现大便发黑，突然晕倒在厕所，马上抬来医院就诊。体格检查：面色苍白无华，神清，心悸，血压12.0/8.0千帕（90/60毫米汞柱），心肺"-"，肝不大，可扪及1.5厘米，血色素4克，大便潜血"+++"。诊断：上消化道出血。立即输血1000毫升，并服四黄粉，每次1包，每天3次，5天后大便潜血弱阳性。

按语：四黄汤具有清热凉血、补气活血、化瘀止血的作用。大黄清热下瘀血，黄连、生地凉血止血，黄芪补气摄血。此方对胃出血有疗效，而对食道静脉破裂和胃癌引起的出血无效；对吐400毫升以下出血有效，而对大量的出血无效。

引自:《偏方治大病》

慢性胃炎

> 慢性胃炎的病理变化基本局限于黏膜层，因此严格地讲应称之为"慢性胃黏膜炎"或"胃黏膜病"。慢性胃炎分为原发性与继发性两类，原发性胃炎又分为浅表性、萎缩性及肥厚性三种。
>
> 慢性浅表性胃炎是胃黏膜呈慢性浅表性炎症的疾病，可因嗜酒、喝浓咖啡、胆汁反流，或因幽门螺杆菌感染等引起。患者可有不同程度的消化不良症状，如进食后上腹部不适、隐痛，伴嗳气、泛酸，偶有呕吐。
>
> 慢性萎缩性胃炎是慢性胃炎疾病过程中的一个阶段，此时除有慢性炎症细胞浸润外，尚出现胃腺体的减少、消失，胃黏膜变薄，萎缩可呈局灶性或弥漫性。

我生食大蒜治好30余年的萎缩性胃炎

我患胃病已30余年，胃镜检查诊断为萎缩性胃窦炎（上皮细胞增生），多年来求治于中、西医仍缠绵不愈。最近试食生大蒜两月余，胃病竟获康复。胃胀、胃痛消失，食欲大增，胃镜生化检查均正常，困扰我几十年的胃疾就这样痊愈了。

方法： 每天晚餐取两瓣生大蒜，去皮洗净捣烂后和着稀饭食下（能生嚼则更好），餐毕漱口及口嚼茶叶，以解除口中异味。（金玉华）

百姓验证： 云南昆明市拓东路李家修，男，67岁。他来信说："我于1984年在昆明陆军43医院经胃镜检查发现患有萎缩性胃炎，用猴菇菌片、胃复安及中药治疗仍口出腐臭味，胃酸少，胃胀闷，食量少，消化药长年不断。1997年到昆明延安医院检查，萎缩性胃炎依然如故，住院77天花去治疗费18398元，除输爱维治、葡萄糖液外，又用胃复春、藏药仁青芒觉、诺迪康复、保安康、天赐康、维霉素等药治疗，但胃里的病状依然不减，每天饭量仅吃二三两，稍吃多一口都不行。自1998年8月9日开始用本条方和下条方联合治疗60多天，只支出180余元，就使胃病症状大减。之后又加服云南白药胶囊半个月，每日3次，每次3粒。如今食量倍增，一切不适应症状全消，康复如常人。"

引自：1997年7月10日《老年报》

我用肉苁蓉治慢性浅表性胃炎很有效

张某，52岁。纳少不知饥多年，时感脘部灼热痛，不吐酸，不嗳气。数月前经胃镜检查示慢性浅表性胃炎。用中西药治疗，初期症状有好转，后效果不显。形瘦色悴，脘部按之稍痛，脉弦数，苔薄白，舌质红微干，辨证为水亏火旺，肝气犯胃，治宜崇本抑末。遂取肉苁蓉若干，洗净、晒干为末，每次服5克，每日3次。服用500克后，食欲大振，脘部灼痛已除，并告意外收获，10余年阳痿已愈。遂投原方500克，如前法，再服1个月，巩固疗效。

百姓验证：河北沙河市西葛泉乡郝占魁，男，农民。他来信说："村民陈某患浅表性胃炎，到处医治，疼痛难忍，一年多的时间不能正常吃饭，体重下降，花许多钱也不见效。后来用本条方经过20天的治疗，病症已基本根除。"

引自：《中医杂志》（1989年第6期）、《中医单药奇效真传》

我用鸡蛋壳粉治好许多慢性胃炎病人

方法：鸡蛋壳若干，文武火炒黄，研末。每天服一个鸡蛋壳的量，分2次或3次用开水吞服。

百姓验证：河南郑州市政七街31号常正光来信说："我患慢性胃炎已有20多年，中西药吃了不少，始终没有完全治好。后来我抱着试试看的心理用本条方自治，连续服用10天就治好了我的慢性胃炎。2个月前，我儿子也患了胃痛，我按此条方给他服用3次，胃痛就消失了。"

荐方人：河南省周口市郸城县城关镇　赵海伦

消化系统疾病

我服蜂巢治好 20 年的慢性胃炎

蜂巢是蜜蜂酿蜜、贮粮、生儿育女的重要场所，它含有极为丰富的营养物质，能治疗许多疾病。蜂巢有消炎、杀菌、消肿、止咳、镇痛、清热解毒等作用，对胃炎、肠炎、鼻炎、气管炎、痢疾、肝炎等疾病都有十分显著的疗效。

我是离休教师，今年70岁，患慢性胃炎达20年之久，中西药长期服用无效。可是仅服用蜂巢2个疗程（20天）就治好了，未再复发。我老伴患鼻炎长达8年之久，到许多大医院也没治好，仅服蜂巢3次，竟神奇般地治好了。将此方介绍给邻居，也收到满意的效果。在此献出来，供胃炎、鼻炎及支气管炎患者试用。

配方及用法：每次取蜂巢5克，放在嘴里慢慢细嚼，然后咽下，每天2~3次，空腹服最好；或者将蜂巢放在热锅中与一个鸡蛋一块炒熟吃。

注：凡养蜂者都有蜂巢，各地都可买到。

百姓验证：新疆额敏县168团陈雨秋，男，61岁，教师。他来信说："我患慢性胃炎，上腹部不适，进食后加重，嗳气、恶心、食欲不振，在连队卫生室及团医院多次治疗不见好转。带过2个505神功元气袋，服了4盒旺胃宝，花去200多元还是好了又犯，后来，我用本条方治疗，仅花15元钱，服用40天，一切症状消失，至今未犯。"

荐方人：河南商丘民权县程庄镇彭庄　胡彦居

胃脘痛

胃脘痛又称胃痛，系指以上腹部近心窝处经常发生疼痛为主症的病症。多因外邪侵袭、恼怒过劳、饮食不节、起居失宜致气机阻滞、胃失和降而成。

我用胃寒散治胃脘痛 112 例，有效率 100%

配方及用法：附子6克，肉桂4克，干姜10克，苍术10克，厚朴6克，白芍

15克，红花10克，元胡12克，枳壳10克，米壳4克，吴荣萸10克，黄芪12克。上述生药研细，过100目罗成粉，装包，每包4克，每次服1包，每天服2次。

注意：孕妇禁服。

按语：20世纪40年代末和50年代初，在洪洞的古楼街有位魏老先生治胃痛很出名。他在街上摆个摊，并挂着一张纸，纸上写着："胃痛吃一包，一时三刻管保好。有钱没钱捎一包，十人九胃少不了。"逢会赶集的人宁肯不吃不喝，也要买几包胃寒散拿回家。曾经有一个学生大雨着凉，胃痛得特别厉害，买了几包胃寒散，回家后仅喝了一包，不一会疼痛就消失了。经过观察验证，胃寒散对急慢性胃炎、胃痉挛、胃癌等均有效。

属于脾胃阳虚或阴寒痼冷者，用胃寒散都颇见奇效。从1972年到1981年经过临床观察112例，其中有43例在服3～9剂后症状消失，69例服20剂左右疼痛消失。还观察到不论青年和老年发生的胃痛，谁服胃寒散而痛不缓解，则应怀疑是胃癌的早期阶段。

百姓验证：乔某，女，39岁，干部，1980年6月初诊。该患者胃脘疼痛10余年，反复发作，时轻时重，痛时放射背部，遇冷加重，有时感到冷气撞心，嗳气吞酸，纳呆少食。经过地区医院钡餐造影发现有1.5厘米×2.1厘米的龛影。胃镜检查，胃底可见1.4厘米×2.3厘米的溃疡，底白薄，边缘潮红，诊断为胃溃疡（活动期）。口服胃寒散23包疼痛减轻，未有大发作，食欲增加。连服一个半月，造影复查，钡餐造影龛影消失。

止胃痛刺激手部穴位最迅速

当胃痛突然发作时，的确令人穷于应付，其中最有效、最迅速的方法莫过于穴道刺激了。

数年前，我去外地出差，在车上有位40多岁的妇女突然胃痛发作。他丈夫说："她是因昨夜睡眠不足，而今天早上又没吃饭造成的。"

看到她一副疲倦的神情，我便想为她治疗。当时没有随身携带针灸用具，只好拿数根牙签捆成一束，针对她手掌上的穴道刺激。一段时间后，她的表情逐渐缓和，不久便高兴地叫着："一点也不疼了！"

由此可见，胃痛及胃痉挛大都来得极突然又剧烈。因此，必须牢记对应内脏穴道的位置，以便在病痛发作时可以立即遏止。

至于一般妇女常患的胃痛，可以刺激胃肠点（见图6）。因为胃肠点和胃、肠等消化器官密切相关，只要用尖状物强刺激，便可刺激脑部，抑制胃及肠部机能，减少疼痛感。持续的强刺激，应以受刺激的穴道感到疼痛为宜。

此外，位于手背食指指根略下方的落零五（见图6）也和胃肠点具有同等效果。

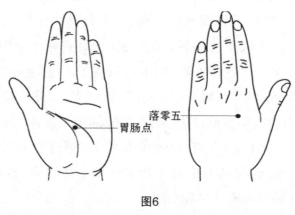

落零五

胃肠点

图6

胃及十二指肠溃疡

位于贲门至幽门之间的慢性溃疡称之为胃溃疡，十二指肠溃疡则是由于多种因素引起的十二指肠黏膜层和肌层的缺损。在临床表现和药物等方面，胃溃疡与十二指肠溃疡十分相似。

用此偏方可治愈多年的胃溃疡

我今年66岁，23年前得了胃病，周期性疼痛，后又发展为胃溃疡，经多方治疗，先后服用多种药物，均未治愈。后有人介绍给我一个偏方，治好了我多年的胃病，现已6年多未犯。我哥也患胃病多年，按本方只吃了1剂药就好了，至今几年未犯。

配方及用法： 蒺藜50克，白及50克，痢特灵20片。将蒺藜、白及弄碎加水1500毫升，倒进砂锅煮开后再煮10～15分钟，然后把药渣倒掉，药液分10份，每天早饭前、晚饭后各服1份，且每次吃痢特灵2片，5天服完，无副作用。

荐方人：河南省商丘市虞城县棉麻公司　黄锡德

我用土豆治愈了严重的胃溃疡病

将2千克土豆挖去芽眼，洗净捣烂如泥，再用1000毫升水将粉洗出，然后把水及沉淀物一起倒入铁锅。先用大火烧，待成稠糊状，改用小火焙干，制成大小不等的一堆黑疙瘩。最后研成细末，用罗过细。每日3次，每次3克，饭前服用。

此方主要作用是保护胃黏膜，促使伤口尽快愈合，无任何副作用，更无禁忌。

我曾是一个严重的胃溃疡患者，连续多年胃疼胃酸，病情发作时大汗淋漓，满床翻滚，真是痛不欲生。用过多种方法治疗，均不见效，以致发展到一年内胃反复大出血4次，年底成胃穿孔。在医院先保守治疗之后，医生决定为我做胃切除手术。

因短期内多次失血，身体过于虚弱，经不起手术，医生说还得先回家补养一段时间。就在这期间，我得了一个单方，就抱着试试看的想法，做了一点药试用。这一试不要紧，多年的胃疼和顺嘴流酸水的现象立刻就消失了。为了巩固效果，我坚持连续用药半年。

由于此病，经受了多年痛苦时光，性命也几乎搭进去的我，只花了几元的土豆钱，竟使病彻底痊愈了。为了便于患者做药，根据我多次做药的实践，特介绍下面的经验。

将土豆弄碎时如果没有更好的方法，就用手工用的铁擦子。注意磨时用力要轻，渣才会更碎。然后把称好的水最好分成3份，渣装进稀布袋里，经过3次洗捏，粉易出净。到碾时，放在医用的碾槽里弄碎较方便。切记罗越密、过得越细越好。每次做6千克土豆比较适宜，容易干。千万记住饭前服用。（权菊先）

百姓验证：江西新余市城北富丽新村刘华云，男，52岁，个体户。他来信说："我患有上消化道出血，经常排黑便，身体极度虚弱，胸闷气短。到市中医院检查，确诊为上消化道溃疡性出血，吃中药治疗数十

天，共花去500多元，不见任何效果。又转至市人民医院用西医方法治疗，仍不见好转。后来我用本条方试治2天，效果明显，原来腿足无力、头昏脑涨等症状减轻。又连服1个月觉得病情完全好转了。于是就此停药，可没过几天又开始复发，同样排黑便。我认为该方对胃保护效果特好，但治病不能断根。接着我又用下条方，二方配合治疗3天后，此病彻底治愈。"

引自：1987年第10期《老人春秋》

胃效散治胃及十二指肠溃疡 36 例全部治愈

主治：胃、十二指肠溃疡，胃穿孔出血，急慢性胃炎。

配方及用法：木竹子2克，银不换0.5克，三七3克，胡椒10克，海螵蛸2克，冰片1.5克。上药为一次量，共研细末过180目筛。胃痛时用温开水送服，每日早、晚再各服1次，连服3周即停服。

疗效：治疗36例，全部治愈，总有效率达100%。

按语：服药期间忌食酸辣、茶、香蕉、绿豆、竹笋、牛肉等刺激性食物及其他药物。本方对萎缩性胃炎无效。

荐方人：海南钢铁公司职工医院中医科主治医师　蔡仲成

引自：《当代中医师灵验奇方真传》

我母亲用母鸡加辣椒煮着吃治好多年的十二指肠溃疡

配方及用法：肥母鸡1只（2年以上），辣椒数个（患者年龄大多加几个，年龄小少加几个）。杀鸡剖去五脏，装入辣椒一起放在锅内煮，添水以淹没鸡身为度，煮烂即可。一天内分3次吃完（汤也喝），勿受凉，服后少时卧床休息。我母亲患胃病多年，吃药效果不佳，遇冬季即发，用此方治愈。

百姓验证：新疆额敏县168团陈雨秋的爱人刘国兰，1971年患胃病，1973年诊断为十二指肠溃疡，每逢凉饿就痛，夏轻冬重，多年来一直未治好。后来用本条方治疗，1剂即愈。

荐方人：河南省周口市沈丘县陈寨村　陈双喜

胃肠穿孔

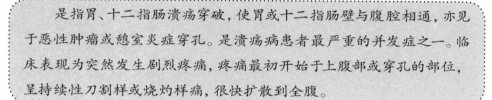

是指胃、十二指肠溃疡穿破，使胃或十二指肠壁与腹腔相通，亦见于恶性肿瘤或憩室炎症穿孔。是溃疡病患者最严重的并发症之一。临床表现为突然发生剧烈疼痛，疼痛最初开始于上腹部或穿孔的部位，呈持续性刀割样或烧灼样痛，很快扩散到全腹。

填孔清解汤治疗胃肠穿孔很有效

本方主要适用于胃肠穿孔不宜手术者。

配方及用法： 白及、淮山药、银花、野菊花、蒲公英、夏枯草、薏米各15克，冬瓜仁20克。每天1剂，水煎服。第三天起用黄芩汤加白及。体温不高者，酌加参芪。

疗效： 经治4例，3例7天内痊愈；1例好转自动出院，停止治疗，终因低热缠绵、消瘦衰弱而死。

按语： 方中白及填孔制酸；淮山药健脾，协白及填补穿孔；银花、野菊花、蒲公英、夏枯草清热解毒；薏米、冬瓜仁排脓解毒，使毒从二便而泄。服2剂后，穿孔已填塞，故第三天起应用黄芩汤加白及，以增强清解之力。

4例患者均有相应病史及胃肠穿孔体征，都是年老（幼）体弱拒绝手术治疗者。

治疗中应注意：第一天应禁食（除中药外），第二天起可少量多次饮水或进全流质食物，第三天进全流质食物，第四天进半流质食物。

荐方人： 广东茂名石化高等专科学校医务所副所长　黎大劫

引自： 《当代中医师灵验奇方真传》

消化系统疾病

胃下垂

是指站立位时，胃位置下降，胃小弯最低点在髂嵴水平连线以下。本症是内脏下垂的一部分，多见于瘦长无力体型者、久病体弱者、经产妇、多次腹部手术有切口疝者和长期卧床少动者。

蒙医"整胃法"治胃下垂32例全部有效

配方及用法： 小碗一个，糜子1000克，40厘米×40厘米纱布一块，小木板一块。患者仰卧位，双腿伸直。将小碗内装满糜子，以小木板砍平后用纱布盖好碗口，把纱布四角在碗底处抓紧，碗口向下，紧贴于患者腹壁，然后从患者脐上腹中线自左往右顺着脐周围画圆圈15～20次，注意勿使糜子撒出。开始时用力略大，画圈9次后用力可减轻，画后扎腹带，嘱患者平卧休息2小时。每日2次，7天为1个疗程。治疗期间给患者进少量多次半流质饮食。

疗效： 32例经1个疗程治疗，治愈26例，有效6例。年龄小、病史短者恢复快。

按语： 蒙医理论认为本病是由于入胃食物超量，积滞不化，胃振动而致。平素胃弱之人骤然过食生冷食物，上腹受寒冷刺激或暴饮暴食、振动等均为引发本病之因素。传统整胃法针对病因，通过糜子胃部按摩排空胃内容物，调整胃肠蠕动力量，改善胃部血液循环，增加胃平滑肌的收缩能力，从而达到治疗目的。

荐方人： 内蒙古锡林郭勒盟蒙医研究所　乌恩其等人

引自：《中国民间疗法》（1997年第3期）

复方黄芪治胃下垂30例全部有效

配方及用法： 炙黄芪120克，防风3克，炒白术9克，炒枳实15克，煨葛根12克，山茱萸15克。水煎服，每日1剂。病重加柴胡6克，升麻6克；脾胃泄泻加煨肉蔻6克，罂粟壳6克；便秘加肉苁蓉15克；兼脾胃不和者加木香6克，砂仁9克，鸡内金9克；兼脾胃虚寒者加炮姜9克，川附子12克；肝脾不和者枳实3倍于白术，柴胡改为9克，加麦芽15克。

疗效： 治疗30例，痊愈23例，基本痊愈4例，显效3例，有效率100%。

引自：《山东中医杂志》（1985年第3期）、《实用专病专方临床大全》

其他胃病

我用陈艾红糖曾治愈胃病患者百余人

配方及用法： 陈艾30~50克，红糖50克。将红糖加水50毫升，煎成浓汁，再加入洗净的陈艾合炒，然后加水200毫升，煎10分钟左右，热服。

我用此方治疗胃痛患者百余例，获良效。婴幼儿腹痛者，用红糖混陈艾嚼喂服，亦收效。

百姓验证： 广东广州市五羊新城寺右新马路113号彭宗堂，男，35岁，保安员。他来信说："1998年9月回家探亲时，才知我姐姐患胃病好几年了，在当地吃了不少中西药，花了许多钱，病一直未得根治。她的身体骨瘦如柴，整天不能吃东西，夜晚睡不了觉，心口处好像有什么东西塞住一样。后来，我按本条方只用3剂药就治愈了她的胃病。以后经常向家里打电话询问，我姐高兴地说，此条方太神奇了，她身体长胖了，胃病一直未复发。"

引自：《中医药奇效180招》

我和老伴同吃猪肚子双双治好胃病

我和老伴都有胃病，吃了猪肚后胃病都好了。

配方及用法： 把猪肚洗干净，在每个猪肚内装入150~200克用白纱布包好的黑胡椒，并放入50~100克花生仁，将猪肚扎上口煮熟，然后弃除

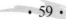

胡椒纱包布，待温热时把猪肚切成片，与花生仁、汤放上油盐炖熟。每天早上吃一小碗，一般吃2个即好。

注意：煮时不放盐。冬天吃为好，有冰箱夏天也可以吃。

百姓验证：四川南充市南部县柳树乡李德美，男，49岁，教师。他来信说："我侄子杜光典患胃病，先后吃过三九胃泰、斯达舒等，但只是暂时缓解，后来我用本条方为他治愈。"

荐方人：河南省南阳市唐河县　刘松林

我喝小米粥治好了很重的胃病

1948年秋，部队进驻抚顺市后，我的胃病越发严重了，到了一吃东西就疼痛难忍甚至呕吐的地步，吃药也不管用。那是我一生中最痛苦的日子。

当时，有一位山东籍的干部，看到我一天天消瘦，关心地劝我："小米有营养，山东妇女生小孩时大都吃小米和芝麻，你不妨也吃点小米养养身子。"从那以后，我便与小米结下了不解之缘。开始时我每餐只吃一小碗小米稀粥，后来增加到一中碗，由稀到稠，又由稠到半干饭。说来真怪，自从吃了小米，我胃没痛也没吐，3个月后就能和常人一样饮食，身体也好多了。为了防止胃痛复发，我再也不敢狼吞虎咽，而是细嚼慢咽，最多吃七分饱，渐渐的，我的胃完全恢复了正常。

1960年，我被调到山西工作。有一次，我到红星大队征兵，看到一位老饲养员吞食面起子（小苏打），一打听，是他胃痛，不吃面起子挺不住，于是我将自己喝小米粥治胃病的事告诉了他。2年后，我因执行公务又来到了红星大队，当问起老汉的胃病时，他笑哈哈地说："管事，好了，全好了！现在吃高粱米饭、黏豆包都不碍事。"

我一位战友的父亲原先也靠喝面起子水止胃痛，后来采用喝小米粥加大红枣（每天7个）的办法，3个月就治好了多年的胃病。（康泰高）

疗效：我用此条方治疗32例胃痛，有效率100%。

引自：1996年7月2日《家庭保健报》

肠胃炎

> 肠胃炎即胃黏膜和肠黏膜发炎。是夏秋季的常见病、多发病，多由于细菌及病毒等感染所致。主要表现为上消化道病状及程度不等的腹泻和腹部不适，随后出现电解质和液体的缺失。

爱国巨商陈嘉庚献出的治胃肠炎"五香丸"药方

抗日战争以前，陈嘉庚是南洋华侨中的巨商，善集财，更善用财。早年他在新加坡创办南洋师范、南侨中学等。辛亥革命以后，又在家乡福建集美镇创办航海、农林学校，其中以厦门大学最为有名。抗战爆发，他在南洋奔走筹划，集资救国。当时我正在中学读书，仍记先生在重庆国民参政会上，率先提出"严惩汪逆（精卫）案"，石破天惊，震动全国。抗战胜利以后，我有幸看到先生向全国各省各县散发的小册子，书名似乎是《卫生与救国》。他苦口婆心地敦促国人讲究卫生，戒除随地吐痰、不肯刷牙等恶习。其中有一段文字向国人介绍一种中成药，大意是：他曾患慢性胃肠炎，到伦敦、巴黎等地著名大医院求诊，效果皆不理想。以后服用中成药"五香丸"，竟然治好了痼疾，因而他在新加坡特制了此种丸药，凡亲友中有肠胃病者，服后大多痊愈，为此向缺少医药费用之同胞加以推荐。

陈先生在《卫生与救国》一书中说"五香丸"是从《验方新编》一书中看到的，通过亲身体验，认为该药治疗肠胃病有较好的效果。我开始认为"五香丸"是由五种中药制成，后来才知道该药之所以称"五香丸"，是因为主药是"五灵脂"与"香附子"，各取其第一个字而组成。

配方及用法：五灵脂、香附子、黑丑、白丑各60克，醋糊为丸，如绿豆大，每服3~6克。

对于"醋糊为丸"的炮制方法，我请教了一位老中医王恩科先生。

他说，用醋烫麦面糊，将碾末之上述四味药和入，然后制丸。王先生云，新中国成立前西峡县佛教会曾制此药，施舍给无钱买药之人，据说效果颇好。

荐方人：河南省南阳市内乡县城郊乡高中　杨华

引自：1997年第4期与第8期《老人春秋》

艾灸二穴治急性肠炎有神效

方法：用艾茎在神阙穴（肚脐）、命门穴（脊背第十四根骨节下，与肚脐相对处）各灸一次，有神效。

本地一老太太，用此方治好了许多病人，方法简便易行。

荐方人：江苏镇江市谏壁布鞋厂　蒋洪顺

腹　泻

　　腹泻一般是指每天大便次数增加或排便次数频繁，粪便稀薄或含有黏液脓血，或者还含有不消化的食物及其他病理性内容物。

我拉肚子七八天只吃艾蒿叶 2 次即愈

去年夏天，我因没注意饮食卫生拉开了肚子。七八天时间，拉得我两眼发黑，四肢无力，吃了不少医治拉肚的药，均不见效。这时，别人告诉我一个偏方：将干蒿叶3～9克嚼碎后咽下，早、晚饭前各吃1次。我用后当天就很显功效，第二天又早、晚各吞服1次，病就痊愈了。

注意：阴虚火旺、血燥生热、有失血病者禁用。

百姓验证：重庆大渡口区高华，男，68岁，退休。他来信说："家住重庆大渡口区邮电局职工宿舍的刘荣，患腹泻五六天，用痢特灵、磺胺不见效，输液打吊针也不见效，花了3000多元钱。后来用本条方治疗，只吃2次就完全好了。"

我吃面包治好了腹泻病

面包是人们喜爱的食品，既香甜可口，又易消化，老少皆宜，尤其深得儿童的青睐。有趣的是，我发现面包还可治疗消化不良导致的腹泻，并有较好的治疗效果。

我有一次出差在外，因腹胀、腹泻，不敢到饭店吃饭，担心饭菜油腻，吃后会加重腹泻。正在徘徊之际，刚好碰到街头有面包，就买了2个吃了下去，不料1小时后，腹胀减轻，感觉舒服多了；2小时后腹胀全无，腹泻也止住了。数月后偶然又一次腹胀、腹泻，于是再次试着吃了2个面包，效果果然立竿见影。

食用方法： 面包一次吃2个，小孩减半，如未愈，再加吃1次。用此方法时，最好别同时食用不易消化食物，以免降低治疗效果。当然，面包越新鲜越好。（余小平）

百姓验证： 广西南宁市宾阳县新桥镇王世和来信说："我外甥患腹泻，用本条方治疗，只吃1个面包，上午吃的，下午就止住了。"

腹泻肚痛时按足三里穴就能治愈

去年11月份我回原籍办理父亲丧事时，食用了变质饭菜，发生了严重的腹泻，一夜腹泻多次，吃药打针也没有止住。家里人要送我到医院，我说夜间天黑路远难行，等到天明再说吧。这时我想起《安徽老年报》曾介绍，经常按揉合谷、内关、足三里能够解除病痛。于是我便把身体侧向一方，用中指压住足三里穴按揉一阵子，而后把身体侧向另一方，同样用中指压住足三里穴按揉一阵子，经过一段时间交替按揉，肚子里不再"咕噜"作响，腹泻停止，便一觉睡到天明，就这样治好了。

有天中午吃午饭时，二孙子叫喊肚子痛，我说："来，爷爷给你治一治。"孙子说："你也不是医生怎会治病？"我说："试试看吧，不行再去看医生。"于是，我便用双手中指压住他的两腿足三里穴，按揉，七八分钟后，疼痛缓解，随后解了一次大便，腹痛消失。（牛克勤）

引自： 1996年12月11日《安徽老年报》

我重用白术治腹泻，治愈率100%

主治： 各种腹泻。

配方及用法： 白术30～60克，茯苓、枳壳、厚朴各15克，苡仁、白扁豆、山药、芡实、莲子各30克，木香5～10克，上药连煎3次，取汁约600毫升，早、中、晚空腹服用，每次约服200毫升。小儿用量酌减。消化不良加鸡内金15克，焦三仙15～30克；慢性肠炎、溃疡性结肠炎加干姜10克，川芎15克，荜拔6～10克，白头翁、赤石脂各20～30克。

疗效： 治疗单纯性消化不良性腹泻300例，用药1～2剂治愈（临床症状消失，大便成形）256例，用药3～4剂治愈44例，治愈率100%。治疗慢性肠炎60例，治愈（用药3～4剂，临床症状消失，大便成形，半年内不复发）46例，好转（用药5～6剂，临床症状改善，大便次数减少）14例，总有效率100%。治疗慢性溃疡性结肠炎12例，治愈（用药8～10剂，临床症状消失，大便成形，溃疡面愈合）3例，好转（用药10剂以上，临床症状有所改善，大便次数减少，粪便性质改变）9例。

白术融"补、运、消、渗"为一体，可谓健脾利湿之佳品。重用白术可直达病所，是治疗各种腹泻不可多得之良药。

百姓验证： 辽宁抚顺马圈子乡许友之来信说："广西玉林市博白县绿珠镇冯伟莲，女，30岁。患腹泻、失眠症5年多，曾到博白县人民医院、玉林市医院、看守所卫生院、本乡卫生院治疗过多次，花钱2000多元，吃药无数，病情却越来越重，痛苦不堪。今年3月我用本条方为她治疗，用药1剂，病情好转，用药2剂泻止，一觉可睡到天亮。方中莲子是30克，我重用到60克。至此，5年的顽固性腹泻失眠症神奇般地治好了。至今毫无复发迹象。"

荐方人： 四川达州达川区卫生站　侯德聪

引自：《当代中医师灵验奇方真传》

嚼服胡桃肉治愈10年顽泻

沈某，女，56岁。患慢性泄泻10年，屡治乏效，便溏不实，时轻时重，神疲乏力，腰酸溲频，苔薄，脉细无力。乃缘久泻脾肾亏虚，宜益肾健脾止泻。予胡桃肉单味20克，每日2次嚼服，连服2个月，10年顽疾竟愈。

引自：《浙江中医杂志》（1990年第1期）、《中医单药奇效真传》

五更泻

中医病症名。是指每天早晨天未亮之前，即五更时分肠鸣泄泻，故又名"晨泄"。致病原因主要是肾阳虚，命门火衰，不能温养脾胃，故也称"肾泄"。

薏苡仁米加锅巴治五更泻效果确实好

郑某，女，65岁，农民。1979年8月29日初诊，患五更泻已3年，曾经医院治疗，后服四神丸、参苓白术散、附子理中汤均无显效。每在拂晓之前，脐下先隐痛，继之肠鸣辘辘，随即而泻，完谷不化，泻后则安。面色萎黄，怕冷乏力，腹部喜暖，纳少脘闷，身重浮肿，舌淡白，脉沉细，证属脾肾虚，运化无权，水湿内困所致。以薏苡仁米、饭锅巴（以焦黄黑色为佳）各60克，加清水适量，放锅内同煮，待薏苡仁煮熟，即成稀粥，每日3次，连服1～2天。2天后，晨泻竟止，而告痊愈。

引自：《中医杂志》（1981年第8期）、《中医单药奇效真传》

水臌腹胀

水臌是臌胀类型之一。本病的病因具有多样性，临床上最常见的是肝硬化造成的腹水，其次心脏功能及肾脏功能的障碍都可以导致腹水。

祖传验方蛙鸡丸治各种臌胀效果颇佳

配方及用法：青蛙1只，砂仁20克，黑、白丑10克，鸡矢醴25克。先将青蛙刨取出肠肚，再将上药塞入青蛙腹腔，外用湿纸包固定，再用稀泥土薄糊一层，文火焙焦（但不可成炭灰），研面，水泛为丸，备用。每日3次，每次2克，白开水送服。

功能： 健脾利水，扶正祛邪。

疗效： 方小而力宏，药少而效速。

注意： 服此药禁忌用酒及油腻等物。

按语： 此方为祖传验方。用此方治疗臌胀多例，效果、颇佳。方中青蛙补虚损，利水消肿；砂仁辛温，健脾胃，化湿补气；黑、白丑逐水消痰，通利三便。4味合用共奏健脾利水，扶正祛邪之功，而且服后无副作用。但臌胀（特别是单纯腹胀）毕竟是疑难症，本方虽有利水消胀效果，对病情复杂危重的患者，仍宜辨证施治，结合汤剂双管齐下，更为妥当。

引自：《河南中医》（1982年第5期）、《实用专病专方临床大全》

消水汤专治各种腹水症

配方及用法： 防己60克，牛膝30克，苍术30克，白术30克，女贞子30克，旱莲草30克，加水600毫升，文火煎成300毫升，每次温服150毫升，每日晨起空腹和临睡前各服一次，30天为1个疗程。

主治： 腹满胀大，尿少短涩，疲乏无力，形体消瘦，腹水征"+"，舌淡苔薄白或厚腻，脉滑或濡；腹水常规为漏出液；B超检查可见腹水征象者。

疗效： 治疗49例，全部缓解（临床主要症状及体征消失，腹水消退，B超检查腹水消失）22例，部分缓解（临床主要症状部分消失，腹水明显减少，服药后腹围减少10厘米以上，B超复查腹水大部分吸收）19例，无效（症状及体征无改善，B超检查腹水未见减少或增加）8例，总缓解率为83.68%。

引自：《河北中医》（1990年第2期）、《实用专病专方临床大全》

老虎草大蒜治愈了崔秀英多年的肝腹水顽症

配方及用法： 取9棵鲜老虎草，5瓣大蒜捣烂敷于左手寸脉上，腹水渐渐消退。

荐方人： 新疆石河子143团九连老干协会　朱召法

引自： 1997年6月17日《老年报》

结肠炎

又称非特异性溃疡性结肠炎，起病多缓慢，病情轻重不一，主要临床表现腹泻、腹痛、黏液便及脓血便、里急后重，甚则大便秘结、数日内不能通大便；时而腹泻时而便秘，常伴有消瘦乏力等，多反复发作。

我的慢性肠炎用丸片结合的方法治愈

去年6月我突然下腹疼痛，每日腹泻两三次并带有黏液。去肛肠医院检查，诊断为慢性结肠炎。此后我多方求医，吃中、西药花去几千元仍没有起色，最后因极度虚脱，每天连刷牙、洗脸的气力都没有了。在山穷水尽之时，一位朋友告诉我服用附子理中丸和乳酸菌素片试试。没想到，服用上药2周后大便完全恢复正常，身体也壮实了。下面将此方法献给和我一样被慢性结肠炎折磨的朋友们。

方法：附子理中丸每日3次，每次1丸，饭前半小时服用。乳酸菌素片每日3次，每次5片，饭后10分钟服用。

服药2周后可停用附子理中丸，乳酸菌素片可减至每次3片。服药1周内尽量少吃肉、油食品，禁饮酒和各种饮料。（何连汉）

百姓验证：辽宁锦州市生产资料公司刘凤岭来信说："我爱人今年66岁，在30多岁时得了慢性结肠炎，常年大便不成形，饭量特别小，人瘦得皮包骨，体重仅49千克，在医院治疗不见效。后来用本条方试治，2个月后大见奇效，大便成形，每天基本保持1次，饭量也增加了。"

引自：1997年12月6日《晚晴报》

乌梅治慢性结肠炎 18 例全部有效

配方及用法：乌梅15克，加水1500毫升，煎至1000毫升，加适量糖，每日1剂当茶饮，25天为1个疗程。

消化系统疾病

疗效：治疗18例，15例治愈，3例好转，总有效率100%。治愈病例中，用药最长者3个疗程（75天），最短者1个疗程（25天），平均2个疗程（50天）。

百姓验证：孙某，男，45岁。反复发作性腹泻、腹痛、血便已8年余，1983年曾经中西药、针灸治疗，效果不佳。1988年上述症状明显加重，经结肠纤维镜检查确诊为慢性结肠炎。证见面色晦暗，四肢欠温，左下腹触痛，舌质淡，苔白腻，脉细。予乌梅15克，水煎，加糖当茶饮。服2周后症状明显减轻，1个疗程痛止而愈，随访1年未复发。

引自：《黑龙江中医药》（1991年第4期）、《单味中药治病大全》

肠梗阻

　　肠内容物不能正常运行及顺利通过肠道称为肠梗阻，是常见的也是最严重的消化道急症之一，不但可引起肠管本身解剖与功能上的改变，还可导致全身性生理紊乱。有时急性肠梗阻诊断困难，病情发展快，常致患者死亡。

用蜣螂治大便不通真是药到病除

主治：大便不通。

配方及用法：蜣螂虫1只，焙干为末，冲白开水空腹服下。

百姓验证：谢某某，女，35岁，农民，广东省梅州市平远县仁居镇井下村人。1976年5月，患腹痛大便不通，在家用药治疗3天无效。后到仁居卫生院住院治疗，经用中西药大黄朴硝泻油及洗肠等法无效。住至第五天，下腹肿大，剧痛难忍，大小便不通，不思饮食，神昏危殆，决定转县人民医院治疗，而家人认为已不治，遂出院归家。于1976年5月18日请我诊治。诊见面色晦暗，神疲目合，腹大如坛，剧痛呼号，苔黄，二便不通，六脉微细，状甚危。我给予上方1剂，服下2小时大便大泻，腹肿消失，痛止而愈。再拟以四君子汤, 服2剂而恢复健康能劳动矣。

按语: 蜣螂又名推车虫, 俗呼粪尿公。我师沿用三代, 我用了50多年, 无不药到病除。

荐方人: 广东开平　张炯标

引自:《当代中医师灵验奇方真传》

豆油白糖口服治疗蛔虫性肠梗阻 72 例全部治愈

配方及用法: 豆油75克, 白糖50克。将豆油放在锅里文火炸熟, 与白糖拌和即成, 待微温后一次口服。如4小时后症状不缓解, 可再服1~2剂; 有脱水酸中毒者, 给予静脉补液; 如排出蛔虫, 症状缓解, 即可口服少量流食。

疗效: 治疗患者72例。口服1次治愈54例, 口服2次治愈14例, 口服3次治愈4例。4小时内治愈54例, 8小时内治愈12例, 12小时内治愈6例。治愈率100%, 排虫率100%。

按语: 蛔虫对肠壁的机械性刺激或损伤可引起机械性肠梗阻、肠扭转或肠套叠。蛔虫病患者因高热或驱虫不当, 可致蛔虫躁动不安, 相互缠绕, 聚结成团, 使病情加重。中医常用甘、苦、酸、咸等味安蛔, 缓解症状, 诱虫排出体外。据此, 笔者用豆油、白糖口服治疗蛔虫性肠梗阻72例, 均获痊愈。

口服油糖使蛔虫下降的原因, 可能是豆油、白糖致使肠腔润滑, 虫团解开。又由于高浓度糖溶液增加肠壁的渗透压, 消除肠壁水肿, 改善肠内环境紊乱, 起到对肠蠕动功能的调节作用, 借助肠的蠕动最终使蛔虫排出体外。

本疗法只适用于单纯性肠梗阻, 无肠壁血运障碍者。在诊断和治疗过程中, 要注意症状和体征的变化, 如果蛔虫性肠梗阻并发肠坏死、穿孔, 或发展为完全性肠梗阻, 以及出现腹膜炎则应及时进行手术治疗, 不可耽误。

荐方人: 江苏省盐城市射阳县通洋中心卫生院　姜松

引自:《当代中医师灵验奇方真传》

消化系统疾病

便血症

凡血液从肛门排出均称之为便血,可发生在便前、便后、便中,可单纯性便血,也可与粪便相混杂而下。病因复杂,消化道的炎症、肿瘤、损伤、血管病变等均可导致便血,某些急性传染病、肠道寄生虫病、血液及造血系统疾病以及维生素缺乏等全身性疾病,也可影响消化道,出现便血。

本方仅 2 剂治愈了一位患便血病 20 年之久的患者

一位姓张的盐场工人,大便带血达20年之久,每1~3个月发作一次,需半个月方愈。后用干无花果7个,清水煎服,每日1剂。服2剂后,便血停止,再未复发。

引自:《山东中医验方集锦》、《中医单药奇效真传》

用木瓜蜂蜜治愈了一位患便血病 30 多年的患者

河北保定市易县东邵村有位老吴头,63岁,自诉大便带血,已有30多年,多方治疗无效。用木瓜6克,蜂蜜6克,每日早、晚各服1次,连续服药10多天,愈后未再发。

引自:《中医验方汇选》、《中医单药奇效真传》

巧用大黄治便血症有效

有位姓余的妇女,36岁,永平县老街镇农民。1995年4月27日来诊。主诉:腹痛,大便全是鲜红色血,一次量约半茶杯。询以前治疗情况,去个体诊所就诊过,注射过两次针剂,服过止血药。现在病情如初,血下如溅,色鲜红,便前腹痛,兼里急后重感,舌红,脉数而有力。遂投以大黄炭20克(存性,冷水先煎),生大黄15克(后下久煎,约1小时),水煎服。隔4

小时后再煎服1剂。次日血止便通，症状消失。

荐方人： 云南永平县药检所　唐继宗　田静

引自： 1995年12月16日《中医药信息报》

肠粘连

　　肠粘连是由于各种原因引起的肠管与肠管之间，肠管与腹膜之间，肠管与腹腔内脏器之间发生的不正常粘附。临床表现轻者可无感觉，或偶尔在进食后出现轻微的腹痛、腹胀等；重者可经常伴有腹痛、腹胀、排气不畅、嗳气、大便干燥，腹内有气块乱窜，甚至引发不全梗阻。

我用复方生杭芍治好我孙子的术后肠粘连

配方及用法： 生杭芍24～31克，金银花、连翘、蒲公英、地丁草各15～24克，生甘草、大腹皮各15克，丝瓜络、石菖蒲各12克，乳香、没药、广木香、青皮、枳壳各9克。上药水煎，每日1剂，分2次服。

加减： 便秘加冬瓜仁31克；腹泻加茯苓、薏米各15克；脓血便加吴茱萸4.5克，川黄连6克，将盐炒热，用布包好，热敷腹部，每次2小时，每日2～3次。

疗效： 治疗2例，一例因腹部手术后肠粘连曾二次手术治疗，但又发生粘连，服药8剂治愈，随访14个月未见复发；另一例术后肠粘连经多方治疗无效，服药30余剂加食盐热敷治愈，随访20个月未见复发。

百姓验证： 上海市南汇区新港镇中学唐新官，男，62岁。他来信说："我孙子14岁，患急性阑尾炎住院开刀，出院后出现腹泻、呕吐等症状，检查结果是肠粘连，需要二次开刀。但听说本镇派出所的一位同志肠粘连一共开了三次刀，也未见好转，于是我决定用本条方试治，结果真治好了。"

引自：《常见病特效疗法荟萃》

消化系统疾病

便　秘

排便频率减少，一周内大便次数少于2~3次，或者2~3天才大便1次，粪便量少且干结时称为便秘。严重便秘可诱发脑卒中、心绞痛、心肌梗死等，故对便秘患者必须给予足够的重视。

我老伴 20 多年的便秘病用此方彻底治愈

我老伴现年80岁，患大便干结20多年，吃中西药不计其数，仍然反复发作。后经一中医介绍，用黑芝麻、核桃仁、大槐豆、蜂蜜混合熬汤喝，喝了3个月便秘好了。迄今已3年有余，大便稳定正常。

具体做法：每天中午饭前，把一羹匙黑芝麻、3个核桃仁、6个大槐豆（最好是九蒸九晒的槐豆）在石蒜臼内捣成糊状，放在砂（铁）锅中，倒一碗水用文火熬20分钟，喝时再加蜂蜜一羹匙。

荐方人：河南省许昌市襄城县孙祠堂乡政府　冀树梅

引自：《老人春秋》（1997年第8期）

我服醋蛋液治好便秘等许多病症

在得知醋蛋液能治病的消息后，我便开始坚持服用，喝完3个醋蛋液后就陆续收到了意外的奇效：

一是原右腿膝盖因有骨质增生痛，入厕蹲起要用手扶门框，如今不再痛，蹲起自如。二是白天工作活动一天后，晚上临睡前脚面浮肿现象消除了。三是过去一夜要小便三四次，每次都要用手揉腹部才能便出点，现在起夜基本上一次即便完。四是过去长期的老年性便秘（三天一便，而且干燥异常）现在已完全治愈。

另外，我觉得全身充满活力，精神振奋，腿脚轻便，确有"万事如意"之感。

百姓验证：陕西宁陕县工商局张正礼，男，60岁，干部。他来信说："我孙子张兴隆于1997年4月出生后，因奶水不足加食奶粉而引起便秘，每周才大便1次，且大便出血。每次大便时，孩子都啼哭不止，十分痛苦。在当地医院、个体诊所治疗，没有效果。每次大便必须先用'开塞露'灌肠，用此方法治疗长达3个月之久。后来，又坚持给服中药，大便仍是困难。在长达1年的时间里，花掉医药费500多元，仍是离不开'开塞露'灌肠。最后用本条方治疗，服1个醋蛋液大便就畅通了，每日大便1次，食量增加。又加服2个醋蛋液，现已痊愈。"

荐方人：黑龙江哈尔滨市　张焕青

我的便秘是吃红薯治好的

老年人随着年龄的增长，分泌机能相应衰退，容易引起便秘。

前两天，我去老友家玩。一进门，见他正在剥一块刚出笼的热红薯。我问他："你喜欢吃这东西？"他笑着随手把红薯晃了晃说："这玩意，可是好东西啊！我过去常患便秘、腹胀、下坠，到厕所一蹲就是半天，可烦人啦！去年，中医院大夫说常吃红薯可防便秘。当时我还不大相信，抱着试试看的心态，开始吃红薯，一试果然灵验，便秘很快好了。以后，我每天坚持吃一两块，这一年多来再没有出现便秘的毛病。"

红薯性平味好，可入脾肝两经，具有补虚益气、健肾阴、消积滞的功效。

红薯是一种营养十分丰富的食品，除富含糖类和纤维素外，还含有蛋白质、脂肪、钙、铁、磷、胡萝卜素，以及维生素C与维生素B_1、B_2等多种人体所需物质。其富含的纤维素，可生津开胃、润肠通便、增加肠胃蠕动，加速肠内积物排出体外，从而有利于便秘和胃肠道其他疾病的防治。同时，红薯还有软和、好吃、好嚼、好消化等优点，很适宜老年人食用。日常生活中，若患了便秘，除多锻炼、饮足水外，可用红薯300克、粳米或小米150克为1剂，加水煮至薯烂、米开花、汤稠时，放少许糖，趁温热服，早、晚各1次，一般1~3天即可缓解或痊愈。患者不妨一试。（乔柏青）

百姓验证：辽宁大连甘井子区干休所姜沐，男，74岁，退休干部。他来信说："我患便秘3年多，时好时坏，犯病时就吃点果导片，逐渐有了依赖性，不吃就便秘，吃就腹泻，很不稳定。我用本条方治疗4天，就大便通顺了，而且一直未复发。"

饮淡盐水和提肛缩肾法可治愈便秘

我用以下两法，治好了10多年的便秘。

（1）饮用淡盐开水法。每晚临睡前向茶杯里投少许盐，冲2/3杯开水，盖上茶杯。第二天早上起床洗漱后，再向茶杯冲满开水，就成了一满杯温淡盐开水，接着大口大口喝完。只要坚持天天如此，从不间断，不久就形成了条件反射，喝完水就要上厕所，一二分钟顺利完成"任务"。此法可使盐开水冲洗肠胃，有消炎、杀菌、补肾、健肠胃之功效，能大开胃口，增进食欲，通畅大便，确保健康。此法还有双向效应，大便常稀不成形者，亦可治愈。

（2）提肛缩肾法。提肛，与急需大便而找不到厕所时缩紧肛门相同。缩肾，是将外阴与双肾往肚脐位置缩。往上提时鼻子吸气，小腹内收；放下时呼气，小腹鼓起。这样一呼一吸、一提一收为一次，连做20次。每日早晚都做效果更佳。此法可使腹部内脏得到很好的锻炼，加强了肠胃蠕动，增进肛门的收缩功能，滋补了两肾，不仅能畅通二便，还能减轻痔疮病，达到强身健体之目的的。（邓佑先）

肝脾肿大

肝脾肿大的原因有很多，其中慢性贫血是出现肝脾肿大的原因之一，急性肝炎早期亦可出现肝脾轻度肿大。

我女婿用肝降酶汤治好丙转氨酶过高

配方及用法：柴胡、当归、泽泻、白芍各9克，黄精32克，丹参15~32克，郁金10克，焦山楂15克，五味子10~15克，田基黄32~45克，每天1剂，水煎服。

疗效：用此方加减治疗慢性肝炎50例，痊愈36例，好转14例。此方对肝脾肿大，胁肋胀闷不舒，肝功能1～4项不正常，麝香草酚浊度试验及絮状试验阳性者，皆有满意疗效，特别是对转氨酶增高者疗效更佳。

百姓验证：浙江武义县熟溪街道唐日珍，男，62岁。他来信说："我女婿经常感觉疲劳，去医院检查是丙转氨酶过高所致，吃了很多药也没见效。后来用本条方试治，结果服药8剂，丙转氨酶就降下来了。又继服30剂，降至正常，现已有1年多未复发。我还用此方治愈3位肝炎患者，效果都很好。"

引自：《陕西中医》（1985年第2期）、《单方偏方精选》

肝硬化及肝硬化腹水

> 肝硬化是临床常见的慢性进行性肝病，由一种或多种病因长期或反复作用形成的弥漫性肝损害。临床上以肝功能损害和门脉高压症为主要表现，并有多系统受累，晚期常出现上消化道出血、肝性脑病、继发性感染等并发症。
>
> 肝硬化腹水是指由于肝脏疾病导致肝脏反复炎症、纤维化及肝硬化形成后由于多种病理因素引起腹腔内积液的临床症状，临床表现主要为出血倾向及贫血。

此祖传方治肝硬化腹水效果无不称道

肝硬化腹水以腹部胀大如囊裹大，皮色苍黄，脉络暴露为特征。成病之因多与酒食不节、情志所伤有关。临床分有气滞、寒湿困脾、湿热蕴结、肝脾血瘀、脾肾阳虚等症。

配方及用法：薏苡仁25克，扁豆20克，茯苓15克，泽泻15克。上药水煎，分早、晚2次服。

按语：1986年冬，我到黑龙江黑河地区考察，住宿一叫小屯之村，有人告知我说，村医生尤氏，以善治肝硬化闻名于百里之外，更有甚者，哈尔滨、牡丹江的患者亦慕名而来。次日,我到其诊所,视其人,年五十多,相貌平平。他知我来意后,对我说,欲治肝硬化腹水症,其要有二,脾与湿而已。盖脾虚则生湿,湿生则困脾,故于治疗之时,当健其脾以扶其正,利其湿以驱其邪。脾健则水湿易去,湿去则脾气易复,扶正即所谓祛邪,祛邪即所谓扶正,二者相得益彰。我有一方,名扁豆苡米汤,传于你,扁豆、薏苡仁、茯苓、泽泻四味药组成,扁豆、薏苡仁属五谷之类,健脾而不恋邪;茯苓、泽泻甘淡之剂,利湿而不伤正。肝硬化腹水之来,多日积月累,其病也渐,此方宜久服而不可求其速成。我家虽业医三世,然只此一方,祖父携此方闯荡江湖;祖父死后父嗣之,亦凭此方以谋生;父死,我继之,复凭此方以糊口。我闻而奇之,貌虽恭敬,然内心实未信之,谅此四味平淡之药,何能治此重疾,何况祖传赖以谋生之方,秘之尚恐人知,怎肯轻传他人?他似有察觉,说此方我已传多人,他人用之,或效,或不效,其肯綮之上处,在于加减化裁耳,须知腹水之来,或为寒湿,或为湿热,或为气滞,或为血瘀,寒湿者,佐以附子、肉桂、干姜也可;湿热者,佐以元芩(黄芩)、黄连、知母也可;气滞加香元、佛手、郁金;血瘀加玄元胡、赤芍、莪术。若仅凭此方以治此疾,乃守株待兔之辈也,反责方之不效。我听后,叹息久之,想当今名士,俨然冠之以专家、博士,其能愈病几何?如尤氏者,貌不超群,名不压众,潜身于荒山僻壤,以一技之长,拯人于危厄之中,亦不无可称道者。

引自:《医话奇方》

本方治疗肝硬化很有效

主治: 非血吸虫型、无腹水症的肝硬化。

配方及用法: 活泥鳅(6.5厘米左右长)500克养清水中,煅牡蛎30克,玄明粉15克,丹参30克,虎杖30克,柴胡10克。上药(除活泥鳅外)共研细末待用。每次10克药末撒于泥鳅水中,每日3次,3天换一次水,死者去之,活者留之,9天后可作药用。①活吞,每次3～5条,每日2次。②煮熟食,必先煎煅牡蛎15克,去渣留水,煮泥鳅10～15条,可放少许盐,一次连汤带肉全吃完,每日2次。③可以制散吞:必须以3份泥鳅干(将活泥鳅闷死焙干)、1份煅牡蛎共研细末,每次5～10克吞服。根据患者身体情况和病情,可适当调整用量。

疗效：治疗患者10余例，一般在20天至2个月痊愈。

百姓验证：邱某，男，39岁，是祁门县竹器厂厂长，1976年4月来诊主诉：因肝炎转慢性，失治酿成肝硬化。身瘦如柴，日只食小半碗粥，面黑唇紫，行动要人扶助。肝区从右侧胁下延伸右侧上中脘处，触上僵硬，不按不痛。最近在东方红医院（上海瑞金医院，20世纪50年代迁到安徽，80年代又迁回）住院2个月，专家认为无药可医，劝说其由家属扶助回家自养。邱某是我的幼年同窗，不得已，想起我在外地出诊时，听到一位农民说，"肝炎患者不能吃鱼，可以吃泥鳅，有助于预防肝硬化"，因此拟上一方，但毫无把握。方意是：泥鳅、牡蛎柔肝软坚为君；丹参活血通络，虎杖祛湿破瘀为臣；玄明粉能除五脏之宿滞症结，可驱邪从手足阳明外出为佐；取柴胡引诸药至足厥阴少阳为使。出乎意料，由于治病心切，他生吞泥鳅，先是每日2次，后则每日3次，半个月后，其肝区触已柔软，每餐能进粥一碗，精神亦已振奋。继续用药2个月，到出院3个月时，我请他再到东方红医院复查，专家们惊讶地问他用什么药治好的，他述说了生吞活泥鳅的事。随后凡经西医诊断肝硬化三指、四指的都来求方，但有的患者怕吞活的，故采取②法煮熟食；若到七八月泥鳅大了，骨头实难嚼咽，改用③法研末吞之。

荐方人：安徽省祁门县中医院主治医师　方爵如

引自：《当代中医师灵验奇方真传》

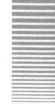

胆道蛔虫

是肠道蛔虫病中最严重的一种并发症。多见于6～8岁学龄儿童、农民和晚期孕妇。它是由各种原因引起的肠道蛔虫运动活跃，并钻入胆道而出现的急性上腹痛或胆道感染。

本方治胆道死蛔虫效果颇佳

配方及用法：蒲公英30克，金钱草30克，丹参30克，川楝子12克，延胡索12克，广郁金12克，枳壳12克，广木香10克，生黄芪30~60克，当归10克。加减：气滞重者加青皮、陈皮、厚朴，血瘀重者加川芎、赤芍，痰湿重者加竹茹、半夏。每日1剂，连服7天为1个疗程。一般服药2个疗程。

疗效：治疗32例，显效（临床症状消失，B超复查2次以上，胆管内无异常发现）31例，无效（B超复查胆管内仍有死蛔者）1例；用药时间最短7天，最长28天。

荐方人：浙江诸暨市人民医院　陈永苗　何杨伟

引自：《浙江中西医结合杂志》（1997年第3期）

胆囊炎

> 胆囊炎是较常见的疾病，发病率较高。根据其临床表现和临床经过，又可分为急性的和慢性的两种类型，常与胆石症合并存在。

我患胆囊炎服猪胆江米3剂治愈

我患胆囊炎3年，经常服用消炎利胆片和胆石通，服药期间有效，可就是去不了根。后来偶得一验方，我仅服用3剂，现已痊愈。

配方及用法：猪苦胆1个，江米150克。将江米炒黄后与猪苦胆汁混合在一起，备用。每日早、晚各服10克，用面汤或温开水冲服。轻者3剂，重者5剂，即可治愈。

说明：服药期间忌食辣椒。

百姓验证：辽宁盘锦市辽河油田运输公司吴顺希，男，65岁，退休。他来信说："我厂退休职工孙海明患胆囊炎七八年之久，到医院去治，吃了不少药，花了几千元始终不见好。后来我告诉他用本条方治疗，他仅用两三次就好了。"

荐方人：河南省驻马店市西平县出山乡　贾清江

我用四味汤治好了妻子的慢性胆囊炎

我妻患慢性胆囊炎，时轻时重，缠绵日久。1992年偶得一秘方，服3剂即疼痛消失，服6剂后症状全无，至今未再患。

配方及用法： 玉米须60克，茵陈30克，山栀子15克，广郁金15克，水煎服。

百姓验证： 湖北武穴市花桥镇水利站陈志明来信说："花桥镇陈刚患胆囊炎3年多，虽住院治疗过，但一直未愈。后来，我用本条方为他治疗半个月而痊愈，至今未见复发。"

荐方人： 陕西省西安市高陵　刘泽民

引自： 广西科技情报研究所《老病号治病绝招》

芥籽泥冷敷治胆囊痛有效

胆囊痛由多种疾病引起，胆囊内有结石称胆石症，胆囊感染称胆囊炎，胆囊内长有新生物称胆囊肿瘤。胆囊内有异物、蛔虫、结石都会引起疼痛。胆囊内有结石按西医的方法开刀取掉，或者把它溶掉排出。而中医治疗胆囊痛则采取舒肝解郁、理气止痛、消炎排石等方法，都可缓解疼痛。但有一部分胆囊痛患者将利胆醇、亮菌片、胆石通、去氧胆酸、鹅去氧胆酸，还有消炎排石冲剂都吃遍了还是疼痛，此时不妨使用治胆囊痛的偏方芥籽泥冷敷方试试。

配方及用法： 芥籽5克泡于30℃温水中，搅拌成泥状，涂在一块20厘米长，15厘米宽的布上，贴在患部，上面再盖上条干毛巾。冷敷时应贴在胆区和肩胛骨斜内方，切不要两处同时贴，按照顺序交替贴敷，贴敷时间5～10分钟。芥籽泥刺激性强，贴10分钟疼痛即可消失。若还继续疼痛，就不必再贴敷，以防形成皮肤炎。

百姓验证： 王某，女，39岁，湖南宁乡县台头煤矿职工。胆囊痛七八年，每遇劳累或饱食肉、油食品后，胆囊部位隐隐作痛，最近因感冒发烧发冷、恶心、呕吐而来诊。诊见胆囊部位拒按，发现0.6厘米×0.8厘米和0.4厘米×0.25厘米的结石两块，因患者做过子宫切除手术，对再做手术心里怕，拒绝手术。听说有贴敷法可祛痛排石，前来就诊。给予芥籽泥冷敷，每天上午、下午及睡前各敷10分钟，并服胆通汤。经用药15天疼痛缓解，以后疼痛再未发作。B超提示尚有0.6厘米×0.8厘米的一块结石，另外一块已证实排出体外。

引自：《偏方治大病》

胆结石

> 胆结石是指胆道系统包括胆囊或胆管内发生结石的疾病，是一种常见病。可以引起剧烈的腹痛、黄疸、发烧等症状，又称为"胆石症"。

我患胆结石用此方治愈

我腹部右侧疼痛难忍，在医院经B超检查确诊为胆结石，吃了不少药，都不见效。后来服以下药物痊愈了，十几年没有犯过。

配方及用法：金钱草50克，郁金50克，滑石50克（另包），制乳香30克，制没药30克，甘草30克，鸡内金60克，山甲60克，大黄30克，猪苦胆50克（焙干），火硝30克（另包），白矾30克。上药混合碾成面（有罗筛），再购买空心胶囊装好，每天3次，每次4粒。

百姓验证：黑龙江海林市何一镐，男，51岁。他来信说："我是多年的慢性胆囊炎和胆结石病患者，后背部疼痛，胆内有1.9厘米×2.0厘米大的结石，吃了很多药都不见效。于1998年10月在医院做保胆去石手术，当时感觉很好。但由于不注意观察和治疗，3年后慢性胆囊炎和胆结石复发，后背部仍然疼痛，吃了不少中药和西药，未见好转。最后我用本条方自治，连服半年，多年来的疾病被治愈。"

荐方人：河南平顶山市　陈俊杰

引自：《老人春秋》（1997年第4期）

我常吃核桃彻底治好了胆石症

我从1986年起经常感到腹部隐痛、胸闷，并伴有恶心、呕吐、寒战、发热等症状，经医院诊断为胆石症、胆囊息肉。经过1年治疗后，虽然病情暂时得到控制，但无法治愈，而且要严格忌食，弄得我精神萎靡不振。一次偶然的机会，我从一篇文章中了解到核桃有排石功效，就试着吃核桃，平均每天吃4颗大核桃或10颗小核桃（又称山核桃），天天坚持，从不间断。

吃了3个月后，腹痛减轻了，半年后则感觉不到隐痛了，腹胀、呕吐的症状也不再出现。后来我到医院做B超复查，胆囊息肉和胆结石消失了。

服食核桃无副作用，但年纪大、体质差、消化吸收功能弱的患者，一次不可多吃。4颗核桃应分中、晚2次吃或1次1颗，过一段时间，适应后再增加到2颗。其次阴虚烦躁、身体易出血者，不宜多服、久服，可采用少量服、断续服的方法，直至胆结石消失。为巩固疗效，胆结石消除后仍应坚持服食核桃6个月以上。

百姓验证：江苏宜兴市宜城镇解放西路杭阿牛，男，62岁，退休。他来信说："我原先在饱餐后或吃多一点油腻食物后，右上腹部疼痛难受。后来发展成三黄——眼睛黄、皮肤黄、尿黄，病程3年多。因为黄疸指数过高，被医院误诊为黄疸型重症肝炎，而住进了无锡市传染病院治疗4个月，耗资1.5万元，黄疸指数总算正常了。可其他症状还存在，如吃饱了或吃了油腻食物后，右上腹部仍是疼痛难受；原来的三黄症状变为二黄——眼睛黄和皮肤黄。后来经宜兴市人民医院确认为胆石症，整个胆内装满了泥沙状石头。用本条方治疗几个月，再加上体育锻炼，症状消失了，结石也排出一半多，才花100多元钱。现在准备按此条方坚持服用下去，让结石全部消失。"

荐方人：浙江桐乡农机局　吴生

我用此方治各种结石症有佳效

主治：胃结石、胆结石、膀胱结石、尿路结石。

配方一及用法：广金钱草10克，鸡内金20克（粉末吞服），琥珀4克，海金沙20克，牛膝16克，滑石35克，车前10克，王不留行籽20克，乳香10克，木通7克，沉香3克，甘草梢7克，郁金12克，地龙10克，泽泻10克，木贼草13克，石苇35克，枳实10克，上药共分2次水煎服，每日1剂，连服5剂。如无效改服下方。

配方二及用法：檀香（沉香）5克，元胡10克，条参10克，地龙8克，萹蓄10克，瞿麦10克，白茅根30克，草薢9克，冬葵子8克，苡仁8克，大黄3克，枳实8克，芒硝8克，川牛膝8克，莪术8克，熟地黄24克，甘草梢8克，珍珠母25克，茴香8克，海金沙藤25克，乳香5克，王为留行20克，滑石40克，广木香7克，生地20克，青陈皮10克，广金钱草100克，鸡内金30克。用法同上方。

疗效：治疗8857人，治愈6512人，有效2032人，无效313人。

此方系88岁的归国华侨周天龙老先生所献，效果独特，使大部分患者免除了手术的痛苦。周天龙老先生是1924年去美国的，在美国获得医学博士学位，于1979年回归祖国安度晚年。

百姓验证：广西省柳州市三江侗族自治县韦某曾患尿路结石，小便不畅，舌淡苔厚，尿血，面黄肌瘦，每天小便十几次，龟头疼痛难忍。曾住院治疗，花费1000多元仍不见效。后来按本条方服药3剂见效，又连服2剂，以上症状消失痊愈，如今已2年未见复发。

荐方人：广西省柳州市三江县　梁军丰

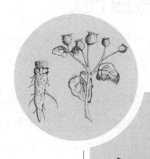

循环系统疾病

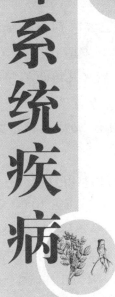

高血压

高血压是以体循环动脉血压高于正常范围为主要临床表现的一种疾病。早期症状为头晕、头痛、心悸、失眠、紧张烦燥、疲乏等，以后可逐渐累及心、脑、肾器官，严重时可并发高血压性心脏病、肾功能衰竭、脑血管意外等病变。

我单用白矾枕头降血压效果特佳

配方及用法：白矾3～3.5千克，筛去碎屑，将大块碎成蚕豆料大小，装入用白布缝制的枕套中，缝口后当作枕头即可。

按语：白矾是有毒矿物质，虽然毒性不大，但长期枕用也有刺激性。因此，枕用者只要血压已经降到正常值，就不宜再用了。

百姓验证：内蒙古兴安盟扎赉特旗二轻局屈振清用本条方治好了他爱人10多年的高血压。后来又将此条方介绍给四五位患高血压的病人，都收到了好的效果。

荐方人：河南驻马店市汝南县粮食局　陶长治

我喝醋蛋液使血压不再升高

我今年52岁，患高血压将近30年，曾发生过3次小中风。发病时口眼歪斜，血压升高，致使半身不遂，行动很不方便。

住院期间，亲朋好友多次告诉我，喝醋蛋液能治高血压。我当面答应试试，实际上根本没喝。因为我住院2个多月，吃药、打针，多方治疗，均无明显效果。醋蛋非丹非药，会有神效？我心里总是这么想。出院后我身体越来越糟，血压一直在31.9/14.6千帕（240／110毫米汞柱）左右，左心室充血扩大，已导致了冠心病。

在家养病期间，亲朋好友来探望我，不停地热情介绍某某人喝了醋蛋液病情好转，某某人喝了血压变正常。由于病情恶化，再无别的办法，我只好喝醋蛋液一试。1个月后，我感到身体舒坦多了。比较明显的效果是：原患痔疮不再外露，大便不再秘结，睡眠比以前好，血压下降到18.6/12.0千帕（130/60毫米汞柱）。我简直不敢相信，醋蛋液竟然有如此功效！

百姓验证： 四川省南充市西充县建设委员会庞邦奇，男，67岁，退休。他来信说："我患高血压、冠心病20年。这些年经常头晕、头痛、心慌气短，严重时心脏一分钟内停跳20多次。曾几次到县医院和重庆新桥医院住院治疗，共花费2000多元，但没有疗效。血压很不稳定，只能常年以药维持。用本方自治1个多月后，血压稳定了，心慌、气短等症没有了，心脏也不停跳了。"

荐方人： 浙江省金华市东阳进修学校　万玉苓

吃向日葵籽能使血压恢复正常

我是一名退休教师，清楚地记得，52岁时有一次洗浴昏倒在浴室里，经医生检查发现患了高血压病，多次治疗后病情有好转，但每逢发脾气（做教师免不了发脾气），血压必然上升，如此反反复复，很担心，也很苦恼。

一次偶然的机会，听一位老年病友说，向日葵花盘煎汤服用能治高血压病，但我们这里不种植向日葵，只有向日葵籽出售。根据一般推理，向日葵籽是向日葵盘长出来的果实，也应该能治高血压病。于是我决定试一试，一次就购买了2千克向日葵籽，每餐饭后剥去壳食用，每次吃50~60粒。因为是生吃，一次不能食用过多，以不引起腹泻为限。

吃完2千克向日葵籽后，自我感觉高血压症状有所减轻，我信心大增，又买了向日葵籽继续坚持吃。不到1年的工夫，我的血压恢复了正常。从那以后，我的血压再也未升高过。我确信我的高血压病是吃向日葵籽吃好的，因为在此期间我没有用过其他药。患有高血压病的中老年人不妨试试，一花不了多少钱，二没有副作用，三方法简便实用。每餐饭后剥几粒向日葵籽吃，倒也乐在其中。

引自： 1997年6月17日《家庭医生报》

用此方治顽固性高血压70例，有效率100%

顽固性高血压病，在临床中多见于原有高血压病史多年，并经多方治疗而难愈者。我在临床工作中常见病人血压收缩压持续25.3千帕（190毫

循环系统疾病

米汞柱），舒张压持续17.3千帕（130毫米汞柱）。我经过多年临床研究，制出特效草药方，治疗70例，治愈68例，好转2例；3个月治愈者60例，5个月治愈者8例，5个月病情好转者2例。

配方及用法： 复原草100克，陈醋1000毫升。将复原草放入陈醋瓶中，浸泡7天，而后饮陈醋。每日2次，每次20毫升，3个月为1个疗程。

荐方人： 新疆奎屯农七师127团医院　　何怀江

我用香蕉皮熬水喝使血压恢复正常

去年春节后，我一度身体不适，经检查血压收缩压21.3千帕（160毫米汞柱），舒张压12.6千帕（95毫米汞柱）。一离休老干部向我介绍，每天用香蕉皮2~3个，熬一杯水喝，每日3次，连喝3天（只能喝3天）即好。我照此法做，3天后再去量血压，收缩压降至18.6千帕（140毫米汞柱），舒张压降至12.0千帕（90毫米汞柱）。后来又多次检查，一直稳定，有时还更低些。又将此法介绍给5位患者试用，都认为是既经济又简单的降血压良法。

百姓验证： 新疆吐鲁番火车站张玉厚，男，70岁。他来信说："家住四川内江市的张某曾患高血压多年，长期以西药维持，非常苦恼。经朋友之妻介绍，我用本条方只几天就治好了他的病，而且至今从未犯过。"

荐方人： 河南洛阳孟津县经委　　陈新富

低血压

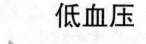

低血压是体循环动脉压低于正常的总称。低血压的诊断尚无统一标准，一般来说按常规测量法，测得成人肱动脉血压低于12.0/0.8千帕（90/60毫米汞柱）时，可称为低血压。

我用祖传七代秘方治低血压极其有效

1975年春，我患了低血压病，头晕目眩，不能工作。求名医诊治，每天1剂中药，连服100多剂，又配合食疗，吃鸡蛋数百个、红糖数十斤，花了700多元钱，血压仍是上不来。

最后，我从一位近百岁的老人那里得到一祖传七代秘方，每天1剂，4剂痊愈。

此消息传出，低血压病人及其家属登门求方者络绎不绝。迄今，用此方治愈了低血压病人近百例，无一人复发。

配方及用法： 当归25克，五味子25克，甘草25克，茯苓50克，水煎服。每剂连煎2次，将第一次煎的药液滤出后，再添水煎第二次，把两次滤液混合后，每早空腹先服混合液的1/2，剩下的1/2于晚睡前温热服下。每天1剂，连服5日。服药前，先测量一次准确的血压数，如服药后血压升得特别快，可隔日再服；若稳定上升，可连续服用，直到恢复正常，服药停止。

（王承斌）

百姓验证： 福建福清市李金祥来信说："福清东阁农场彭松永全家族都是低血压，属于先天性的，到处治疗无效。用本条方试治，连服5天，患者就感到身体正常，血压也正常了。"

引自：《老人春秋》（1997年第6期）

脑供血不足

> 脑供血不足是指人脑某一局部的血液供应不足而引起脑缺血，见于多种神经外科疾病的病理过程中，如脑血管病、脑肿瘤等，也可见于心脏骤停、休克等全身性病理过程。

岐振芳服蚂蚁粉治好动脉硬化与脑供血不足

浙江舟山市的岐振芳同志，患有高血压、肩周炎、骨质增生、风湿痛、动脉硬化、脑供血不足等多种慢性病，10多年来打针输液不断，一直不能根治。后来服用500克蚂蚁粉，奇迹居然出现了，头不晕了，多种疼痛消失了。

百姓验证：江西省赣州市大余县南安镇北门赖和明，男，54岁，医生。他来信说："我县长潭里林场的周明，经常头痛头晕，在县人民医院确诊为脑供血不足，开了很多药，但用后没有效果。后来我用本条方为他治疗，并在该方的基础上加10%的川芎，效果很好，患者服2次后头就不晕了。"

我的脑供血不足症是用穴位按摩法治好的

我今年61岁，前两年经常头晕，经医院检查确诊为脑动脉硬化、脑供血不足。2年来，虽服用尼莫地平等药，但效果不佳，仍走路不稳，摇摇晃晃，为此思想负担很重，甚至对生活失去信心。

由于我经常阅读《老人天地》，从中得到很大的启发。我结合自己的病情，逐步摸索总结出一套"四为主三为辅"的穴位按摩方法。由于认真坚持，收效很大，脑缺血的问题基本得到解决。现在服的药虽减了一半，但头却不晕了。

这种按摩方法必须坚持在每天早晨起床前后或每天晚上入睡前进行，目的是促进脑部的血液循环。

方法：四为主，①对两耳前的太阳穴为主的诸穴位，用两手上下揉搓120次；②对两耳后的风池为主的诸穴位，用两手上下揉搓120次；③对脑后、脖子上的风府穴为主的诸穴位，用两手左右揉搓120次；④对头中间由前至后的神庭、百会、强间为主的诸穴位，将两手食指至小指的四指并拢，一前一后由脑门开始向上到头顶，再向下到脑后挠120次。三为辅，即用两手掌对两耳上下揉搓120次；两手指、两脚趾同时自行抓挠120次。

荐方人：陕西省咸阳市中心医院主治医师　潘贞友

参山苡莲粥治老年人低血压颇有效验

配方及用法：党参、山药、苡仁、莲子肉各15克，大枣10枚（去核），糯米50克。先将前5味药放在凉水中洗净，待药被泡涨后捞出，再将淘好的糯米和药一同入锅，加水适量，以文火煮，待糯米煮烂，即可将药和粥1次吃完。早晚各1次，15天为1个疗程。

引自：1996年5月7日《老年报》

脑动脉硬化

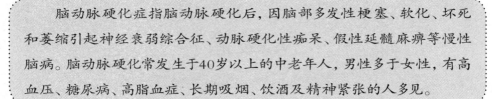

脑动脉硬化症指脑动脉硬化后，因脑部多发性梗塞、软化、坏死和萎缩引起神经衰弱综合征、动脉硬化性痴呆、假性延髓麻痹等慢性脑病。脑动脉硬化常发生于40岁以上的中老年人，男性多于女性，有高血压、糖尿病、高脂血症、长期吸烟、饮酒及精神紧张的人多见。

我用黑木耳炒葱蒜治好了脑动脉硬化

美国明尼苏达大学医学院的汉英史教授在为一老人抽血时发现，老人的血液不像平常人血液那样容易凝块，经了解得知这位老人经常吃黑木耳和葱蒜。意外的发现，激起了汉英史教授的兴趣。经过反复试验，汉英史教授宣布，黑木耳加葱蒜做菜可以减少血小板的凝聚，有利于动脉硬化症治疗。

此菜的具体做法是：黑木耳用温水泡洗，葱蒜洗净切段，先将葱蒜放入油锅内翻炒，再加黑木耳，调以食盐少许，炒熟即可。（吴正荣）

百姓验证：福建省漳州市云霄县西园街工农路399号方文魁，男，71岁，退休教师。他来信说："我用本条方治好了脑动脉硬化症。"

我用本方治脑动脉硬化已收良效

配方及用法：首乌、女贞子、仙灵脾、丹参、当归各20~25克，川芎、山楂、玉竹各15克，枸杞子、红花、牛膝各10克，水煎服。每日1剂，上、下午各服1次，20~30天为1个疗程。如有改善（症状和脑血流图检查情况好转，血黏稠度、血脂降低），则再用1~2个疗程巩固。如见气虚加黄芪15~30克，党参10克；痰浊加胆南星5克，制半夏9克；四肢麻木不灵活者加地龙15克，僵蚕10克；肝阳上亢，血压高加天麻6克（另炖服），钩藤12~15克，决明子15克。

此方对脑动脉硬化有综合性和针对性的治疗作用，疗效较好。

百姓验证: 新疆阿克苏水利局邢源恺,男,54岁,干部。他来信说:"葛老汉的老伴患脑动脉硬化症,用本条方试治,服药20天后,开始见效,1个月后头不晕了,各种症状消失了。为巩固疗效,又服用了2个疗程,现已3年未见复发。"

荐方人: 广西南宁市医院医师 王书鸿

心绞痛

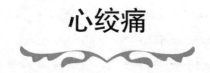

> 心绞痛是冠状动脉供血不足,心肌急剧的、暂时缺血与缺氧所引起的临床综合征。其特点为阵发性的前胸压榨性疼痛感觉,可伴有其他症状,疼痛主要位于胸骨后部,可放射至心前区与左上肢,常发生于劳动或情绪激动时,持续数分钟,休息或用硝酸酯制剂后消失。

蛋黄朱砂油治冠心病心绞痛效果好

配方及用法: 取鸡蛋约25个,煮熟后去壳,剥去蛋白,将蛋黄放入锅里用文火炒(不可放油),用锅铲不停地翻动,炒至变黑,并出黑烟为止,然后放在双层纱布做成的口袋里,用压榨法取蛋黄油。每一次榨出油后,可再炒,榨压第二次,油是一滴一滴滚出的,榨到第三次为止。榨出的油约有一个小杯的1/3容积,将朱砂3克、珍珠粉3克共入蛋油内搅匀,每次服1剂,连服10剂。

百姓验证: 温某,男,66岁,山西吕梁市文水县云周村人,北京供销总社干部。因心前区疼痛胸闷1年,近日加重,于1981年9月1日求诊。曾有冠心病心绞痛病史,于1980年8月5日突然胸痛憋气加重,心悸气短,大汗出,急查心电图,Ⅱ、Ⅲ、avF导联ST段下降0.5mV,T波倒置,经住院治疗好转。这次入院前一天因洗澡劳累又发生胸痛,入夜为甚,一日发生八九次,持续五六分钟。西医诊断:陈旧性心梗,稳定性劳累性心绞痛。中医根据其胸痛、憋气、痛有定处、苔白、脉弦迟,辨证为胸阳不振,气滞血瘀。用蛋黄朱砂油3剂，胸痛减轻大半，疼痛由持续十几分钟缩减为一二分钟，心电图见ST段回升，T波倒置变浅，隔1周后继用蛋黄朱砂油2剂，胸痛1周未发，下降的ST段由0.5mV回升至平基线。

引自：《偏方治大病》

蒌薤二枝二根饮治冠心病心绞痛40例效果显著

配方及用法： 胡薤10克，瓜蒌、柳枝、白杨枝、芦根、白茅根各100克，上药加水1500毫升，煎至400~500毫升。1次全服。每日服1剂。

疗效： 治疗40余例，一般3~5天心绞痛消失，10天后T波逐渐抬高，1个月后恢复正常。

引自：《四川中医》（1992年10月7日）、《实用专病专方临床大全》

心律失常

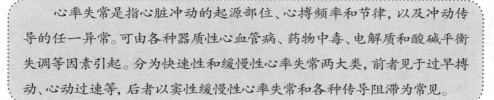

心率失常是指心脏冲动的起源部位、心搏频率和节律，以及冲动传导的任一异常。可由各种器质性心血管病、药物中毒、电解质和酸碱平衡失调等因素引起。分为快速性和缓慢性心率失常两大类，前者见于过早搏动、心动过速等，后者以窦性缓慢性心率失常和各种传导阻滞为常见。

用搓脚心法能治好心律不齐

我患心律不齐已有8年，中医说是"间歇脉"。开始时对工作学习无大影响，没引起重视。后来逐渐严重，两三个月发作1次，每次5~6天。便开始服药治疗，但收效甚微。随着年龄的增长，发作次数更为频繁。稍一劳累便发作，每次要犯7~8天，甚至更长。发作时，心脏跳2~3次或5~6次就停跳1次，胸闷发慌，晚上烦躁不安，很难入睡。一次偶然的机会，与一位老者谈到这种病，他要我试着搓脚心，坚持一年半载，可能有效。我照他的办法每晚睡觉前搓脚心、揉脚趾。方法是先左脚，后右脚，且右手搓左脚，左手搓右脚，直到脚心、手掌发热为止，每次4~5分钟。坚持一年半，我的心律不齐症状已基本消失。

引自：《大众卫生报》

甘草黄泽汤治室性早搏20例均痊愈

配方及用法：炙甘草、生甘草、泽泻各30克，黄芪15克。每天1剂，水煎服。自汗失眠者，先服桂枝加龙骨牡蛎汤，待症消退后再服本方。

疗效：此方治疗室性早搏20例，均痊愈。

百姓验证：刘某，男，32岁，工人。1987年5月始觉头晕乏力，心慌气短，动则益甚，心前区有沉重压迫感。心电图检查呈频发室性早搏，体胖，舌淡，脉结代。服甘草黄泽汤3剂后症状减轻，服6剂后痛苦若失，心电图示早搏消失，随访未见复发。

引自：《陕西中医》（1989年第6期）、《单方偏方精选》

肺心病

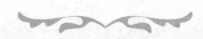

> 肺心病是指慢性肺胸疾病或肺血管慢性病变，逐渐引起肺动脉高压，进而造成右心室肥大，最后发生心力衰竭的一类心脏病。患病年龄多在40岁以上，随年龄增长而患病率增高。寒冷地区、高原地区、农村患病率高。其原发病以慢性支气管炎、肺气肿最常见。急性发作以冬春季多见，常因呼吸道感染而诱发。

崔跃廉用此偏方治好了13年的肺心病

崔跃廉同志工作在黑龙江虎林县水利局，今年66岁，染上肺心病已有13年，近几年病情加重，每年都要住2次院。犯病时喘不上气，吃不下饭，浑身无力，步履艰难。平时怕感冒，一感冒就发烧，不打针不退烧。今年3月份住院很反常，用了最好的药，治疗40多天也不见效。他被病折磨得骨瘦如柴，体重只有40多千克。每顿饭也吃不了几口，呼吸困难得经常一口一口地"倒气"，生命垂危，家人背后落泪。突然邻居传来一验方：将白胡椒20粒，木鳖（去皮）100克（毒药），黑丑、白丑各50克烘干，研成末，用白皮鸡蛋清（鸡蛋4个取清）拌和均匀后，敷在脚踝上骨上部（男左女右）。1个月不准吃梨。1剂药敷15个小时，与第二剂药间隔最好半个月以上。崔跃廉只用了1剂药，体烧渐渐退了，能吃饭了，喘气顺了，身体有劲了。

现在他每天能漫步2.5千米，饭量也大了，每天和老伙伴们在一起下棋、打麻将，还帮助老伴洗碗、做饭、拾掇菜园子。7月1日还兴致勃勃地随老干部们去石林河水库旅游了一天。

老年人患此病甚多，现予以推荐，如用此方都能见效，岂不是天下幸事？

百姓验证：山西襄汾纺织厂吴信书，男，43岁，工人。他来信说："我父亲患肺心病，住院治疗半个月，病情有所缓解，稍后复发再次住院6天，前后共花掉医疗费3000多元。后又患癃闭，全身浮肿，肺心病哮喘。用本条方治疗，花药费6元，就将以上病症治愈了。现在他已不用服任何药物了。"

引自：《老年报》

吃癞蛤蟆煨鸡蛋防治肺心病非常有效

方法：捉癞蛤蟆1只，剖腹除去内脏，将1个鸡蛋塞入其腹腔，用线缝合。然后，用搅拌好的湿黄泥把癞蛤蟆包好，放入火中煨，也可以在煤火上烤，注意翻动烤匀。大约2~3个小时后，待黄泥煨干，估计鸡蛋煨熟，即可去火稍冷，剥去黄泥，从癞蛤蟆腹内取出鸡蛋，放入冷水中稍浸。鸡蛋去壳后，于睡前或清晨1次服完，每隔1至3天服用1只，每个疗程30~60只。

我现年66岁，20世纪60年代初就患上了哮喘病并肺结核，到70年代末发展成肺心病，并出现下肢浮肿，反反复复。1979年农历3月起，我照上述方法煨了60多个癞蛤蟆蛋吃，果然见效，下肢浮肿消失。以后，我每逢重病都用癞蛤蟆煨蛋吃，少则30多个，多则80多个，从而使气喘急性发作得以逐步缓解和控制，肺心病明显好转，早搏基本消除，并且再也没有出现过下肢浮肿及其他浮肿现象。

引自：1997年10月10日《益寿文摘》

其他类型心脏病

宋元堂服蚂蚁粉 10 天使心脏恢复正常

吉林白山市江源县农行干部宋元堂，因患心脏病、肝炎、高血压及手麻、浮肿等住院，大夫下了病危通知。他服蚂蚁粉10天后，让医生检查，心脏正常了，浮肿消失了，手不麻木、不痛了。

百姓验证：辽宁省抚顺市清原县湾甸子镇王安才，男，53岁，农民。他来信说："本村小学老师徐广胜，在给学生上课时突发心脏病，我按本条方给他治疗半个月就好了。"

我用川芎五味子汤 6 剂为朋友治愈心脏病

主治：各种心脏病如冠心病、风心病、肺心病、心肌病、心肌炎等所致的惊悸、怔忡、胸闷、心痛、失眠、气短、乏力、多汗、心功能不全、心律失常等。

配方及用法：川芎20克，五味子10克，党参30克，麦冬20克，黄芪30克，甘草5克。上药水煎，煮沸15～30分钟，取浓汁约500毫升，分3次温服，每日1剂。

疗效：经长期临床验证，治疗600余例患者，对改善惊悸怔忡、失眠多梦有效率为85%，对改善气短乏力、头昏纳差有效率为95%，对改善心功能不全有效率为82%，对改善心律失常有效率为62%，对改善冠心病、心绞痛及缺血性ST-T改变有效率为60%。

特别对各种心脏病所引起的惊悸怔忡、心痛、头昏失眠、神疲乏力等症状具有较好的疗效，长期服用无毒副作用。

百姓验证：四川资阳市水利局丁光文来信说："我的朋友因心脏病住院，治疗10天，花费1000多元未愈。后来我用本条方为他试治，连续服药6剂即完全康复，才花13元钱。"

荐方人：四川省自贡市医院　谢薇西

引自：《当代中医师灵验奇方真传》

我妹妹患心脏病用猪胆汁泡绿豆治疗症状消失

同事雷明之妻，患心脏病多年，心力衰竭，气短，不能做家务，走路也很困难，服用猪苦胆汁泡的绿豆不到1个月，病情就有了明显好转。

具体方法：买鲜猪苦胆破开装满绿豆，封好口，挂在通风处，大约六七天绿豆泡涨，胆汁已尽，这时把绿豆倒在玻璃板上面，晒干，碾成面，即可服用。每天可服2~3次，每次可服5~6个绿豆的量，饭前、饭后服均可。病情不太重的，一般服3~5个猪苦胆泡的绿豆就可明显见效。

百姓验证：辽宁沈阳市法库县十间房乡杨耀锋，男，50岁，农民。他来信说："我妹妹近几年胸闷憋气，发作时全身哆嗦颤抖，经铁法矿务局医院确诊为心绞痛，住院20多天，稍有缓解出院。出院后我用本条方为她治疗，很有效果，以上症状已消失。"

荐方人：黑龙江省经贸厅　衣材建

我吃南瓜粥治好了冠心病

我是一个药剂师，又是一个冠心病患者，时常感到胸闷喘不过气来。用药后症状虽有所缓解，但始终未能根治。

我自家种了一点南瓜，从9月初起每天吃一顿南瓜粥，连吃1个月，冠心病一直没有复发。

食用方法：每次取成熟南瓜100~200克，与大米同煮成稀粥，加入少许糖（稍有甜味即可），每日1顿。

百姓验证：新疆阿克苏水利局邢源恺，男，54岁，干部。他来信说："同事刘萍的父亲年已七旬，患冠心病，服西药效果不佳，但又不愿服中药。后来停服各种药物，常食南瓜，并放羊走路锻炼，几个月后刘老精神转佳，冠心病症状消失。3年后经医院检查，冠心病已彻底好了。"

荐方人：黑龙江鹤岗市萝北县军川农场职工医院　姚连江

循环系统疾病

脑血栓及其后遗症

血栓形成必需的直接条件是血管壁改变、血流变化和血液成分的改变，以上三类因素是诱发脑血栓后遗症的基本因素。动脉粥样硬化是引起脑血栓形成最常见的原因。

我父亲用银杏叶治好了脑血栓病

银杏叶又叫白果叶，可治疗高血压、脑血栓、老年痴呆症，疗效稳定。采叶时间以秋分至霜降前为最好，霜后落地的黄叶也有效。

用法：将银杏叶撕碎放入暖瓶内（用茶缸浸泡也行），然后倒入100℃白开水约500毫升，浸泡15分钟即可。在早饭后服头遍，午饭后服二遍。一般每天1次，每次用干叶5克。第1个月服5天停3天，以后服5天停5天，5天为1个疗程。停5天的目的是让各个器官特别是胃得到休息。脑血栓兼有胃病的人，不宜喝银杏叶水，因对胃不利。服银杏叶水期间，不喝茶，不饮酒。按规定服用无任何副作用，但超量就可能腹泻、头痛或有胃不适的感觉，停药即好。在首次用银杏叶之前，必须请医生对病人进行检查，看是否有高血压、脑血栓类的病，不可盲目用药。

我父亲患脑血栓病9年了，久治不愈，用银杏叶法治疗3个半月病就好了。以后用此法又治好了十几位脑血栓病人。病基本痊愈后，可延至5~7天喝1次，完全好后7~10天服1次，以巩固疗效。

百姓验证：辽宁省抚顺市清原县湾甸子镇王安才，男，53岁。他来信说："本镇卫生院医师李大龙，现年68岁，因生气患了高血压，进而导致脑血栓。2000年8月10日我按本条方为他进行治疗，11月15日痊愈。"

荐方人：山东省日照市五莲县粮食局　王世维

韦谋经仅喝5个醋蛋就治好了脑血栓后遗症

我们广西崇左市有一名退休工人叫韦谋经,今年67岁,5年前患了脑血栓后,便持拐杖走路,连大小便都得妻儿服侍,因而失去生活信心,每日三餐饮酒,逢喝必醉,简直成了"酒鬼"。

今年4月初,韦谋经听到了醋蛋治病的信息,在大家劝说下开始服用,服了5个醋蛋之后,他就甩掉了拐杖,口水也不再流了。

荐方人: 广西崇左小学 庞良

丹钩六枝饮加减治脑血栓效果很好

配方及用法: 丹参30~60克,钩藤15~30克,豨莶草12~24克,夏枯草12~24克,地龙9克,红花6克,桑枝15克,橘枝15克,松枝15克,桃枝15克,杉枝15克,竹枝15克,甘草3克,水煎服,每日1剂。

痰涎壅盛加全瓜蒌15克,莱菔子20克;神昏加郁金9克,菖蒲9克;血压持续不降加代赭石20克,牛膝20克;久病营血不足、脉细弦加当归15克,何首乌15克;肾精不足,腰膝酸软,脉沉细弦加枸杞15克,山药15克。

疗效: 应用丹钩六枝饮加减方,临床观察治疗16例病人,治愈者10例,好转4例,无效2例。

百姓验证: 张某,男,70岁,农民,于1974年5月2日就诊。素有眩晕症,于10天前突觉头晕肢麻,旋即昏倒,服用小续命汤、资寿解语汤等药物未见病情好转。症见左侧偏瘫,小便短黄,舌质黯,苔黄厚腻,脉弦大有力。血压25.27/14.63千帕(190/110毫米汞柱)。证系肝阳偏亢,风阳内动,迫血上逆,脑络受伤,阻塞清窍。治宜平肝熄风,潜阳通络。投以上方加僵蚕9克,碧玉散12克,通草6克,石菖蒲6克,胆草9克,血竭3克,银花藤30克。服药12剂,神志清醒。但仍见手足屈伸不利,头晕胀痛,口苦,舌红苔黄,脉弦数,血压21.28/13.3千帕(160/100毫米汞柱)。方中去血竭、通草、碧玉散、菖蒲,加入白菊花9克,白蒺藜9克,鸡血藤12克。又连服15剂后,诸症除。(湖南 彭述宪)

引自:《千家妙方404》

循环系统疾病

脑出血及其后遗症

脑出血是指非外伤性脑实质内出血，发病率占全部脑卒中的20%～30%。发生的原因主要与脑血管的病变有关，即与高血脂、糖尿病、高血压、血管的老化、吸烟等密切相关。脑出血的患者往往在情绪激动、费劲用力时突然发病，早期死亡率很高，约有半数病人于发病数日内死亡，幸存者中多数留有不同程度的运动障碍、认知障碍、言语吞咽障碍等后遗症。

我应用此家传秘方治老年偏瘫百余例无不奏效

偏瘫，是由高血压、低血压、脑出血引起的脑中风和脑血管阻塞症。

治疗以祛风、消栓、和中、升阳为主。数十年来，我用上述方法治疗患者百余例，无不奏效。

配方及用法：荆芥12克（解表药），防风12克（祛风药），大枣3枚（和中药），猪蹄空壳1个（祛风消栓药），葱根3～7棵（发汗药），韭菜根3～7棵（升阳药）。左不遂者，葱、韭菜根各用3棵；右不遂者，葱、韭菜根各用4棵；全身不遂者，葱、韭菜根各用7棵。水煎服，每天1剂。早、晚服，服药后盖被发汗，避风。

按语：忌食高脂肪和含胆固醇的食物。如服第一剂后无汗，说明此方对该患者无效，应停用此药。

服第一剂药后，打通脑血栓。偏瘫的一侧平时发凉无汗，第一次服药后，可使患处发热有汗，此时血栓已打通，连续服至病愈，不可间断。服此药无任何副作用。

百姓验证：商丘人民医院汪元培，于1996年夏天突然脑血管破裂，手术后，医生认为他将终身残废，右边偏瘫，不能走路。我按本条方为他治疗1个月后，不拄棍能上街了，至今痊愈未复发。

荐方人： 河南商丘王坟乡　曾广洪

引自：《老人春秋》（1997年第4期）

水蛭粉治脑出血及脑内血肿有奇效

配方及用法： 水蛭100克，晒干，研细末，每包装3克。每次服1包，每日3次，温开水送下。

百姓验证： 李某，男，54岁。1981年2月3日就诊，主因左侧肢体偏瘫、语言不利，半天后住院治疗，平素有高血压病史，在中国中医研究院西苑医院住院治疗，诊为冠心病心绞痛、高血压Ⅲ期。经用冠心Ⅱ号治疗2个疗程，心电图报告ST段抬高，心肌供血好转，血压稳定，出院后照常上班。后因陪同国外友人参观游览十三陵，在回来的路上突然发病，口眼歪斜，语言不清，呼之答应，神志清醒，大小便失禁，左侧肢体瘫痪。急诊再住医院，入院检查，神清，口眼歪斜，右鼻唇沟消失，语言不利，吐字不清，血压23.94／15.43千帕（180／116毫米汞柱），左侧肢体活动受限，心肺正常，腰穿脊液呈血性，心电图报告P波倒置，ST段下降。诊断为脑出血、脑内血肿、高血压Ⅲ级。在医生指导下用水蛭粉治疗，1次服3克，每日3次。经服用第4天语言清晰，左侧下肢开始活动，肌力Ⅱ级，做CT扫描，提示脑内血肿减小。连用水蛭粉治疗第12天，神经系统症状体征基本消失，可扶杖步行。第22天再次做CT扫描脑血肿缩小，活动可自理。

按语： 水蛭粉治疗高血压脑出血、脑内血肿系某医院使用的一个偏方。经过实验观察，脑出血而不昏迷的病人在出血的第二天就可服用。

引自：《偏方治大病》

我利用从台湾传来的放血法已救治多位脑中风病人

我少年时期的一个同学，从台湾给我寄来一份"脑中风放血救命"的资料。资料上说，人一旦中风，脑部微血管会慢慢破裂。因此，患者无论在什么地方中风，千万不可搬动。如果移动，会加速微血管的破裂。可在原地把患者扶起坐稳，防止再跌倒，然后即刻开始放血。

所谓"放血"，是用缝衣针或大头针，在火上烧一下消毒后，刺患者10个指头尖（没有固定位置，大约离手指甲一分之处），要刺出血来（万一血出不来，可用手挤使之出血），等10个指头都各流出一滴血来，再过几分钟，患者会自然清醒。中风后，如患者的嘴歪了，可拉他的耳朵直至拉红，然后在两耳垂上各刺2针，各滴血两滴，几分钟后患者的嘴就会恢复原状。等患者一切恢复正常，感觉没有异状时，再送医院。若不采取这种放血救命的方法，急着把患者送医院，经路上的震动、颠簸，他脑部的微血管差不多都会破裂，到医院也很难救助，即使保住命，也可能会出现"语言迟钝，不良于行"的后果。

我少年时期的这位同学寄来的资料上还说，台湾新竹夏伯挺中医介绍的这个"放血救命"的方法，已救了好几个中风患者的命，而且无后遗症。

百姓验证： 辽宁高继国，男，80岁，离休干部。他来信说："教师杨生鑫2001年突然昏迷不醒，医院诊断为脑中风。我用本条方为他治疗，第二天早晨醒后如常人，未留后遗症。"

荐方人： 云南昆钢干休所　王五斓

引自： 1996年10月24日《云南老年报》

老人夜间喝水可防中风发生

老年人常在清晨发生中风或心脏病，因此医学家推论，可能是夜间缺乏饮水所致。

老年人由于生理衰老等因素，大都有不同程度的动脉粥样硬化等血管病变。夜间缺少饮水，会使血液中血球血容上升，血液浓缩，使原本有粥样硬化的血管更易产生梗塞，突发中风或心脏病。

日本学者为此做了专项实验：两组病人，一组半夜起来喝250毫升白开水，另一组是一觉到天亮，然后分别测定他们的血液浓度。结果发现，喝水的一组比不喝水的一组血液浓度明显降低，中风危险因素随之下降。因此，建议老年朋友夜间最好喝杯凉开水，以免中风和心脏病发生。

引自:《老年报》

下肢静脉曲张

指病变仅局限于下肢浅静脉者,其病变范围包括大隐静脉、小隐静脉及其分支,绝大多数病人都发生在大隐静脉,临床诊断为大隐静脉曲张。病变的浅静脉表现为伸长、扩张和蜿蜒屈曲,多发生于持久从事站立工作和体力劳动的人群。

我仰卧举腿治好二十几年的下肢静脉曲张

我站讲台二十几年后,患静脉曲张,左腿内侧静脉形成大结,有痛感。医院要给切除,但我无暇住院。自己仰卧,将腿抬起,1分钟后,曲张现象即消。于是早、晚2次仰卧,将两足垫得比枕头还高,以便于静脉回流,日久天长曲张现象逐渐减轻。现在每天早、晚仍坚持仰卧举腿几分钟,曲张现象已基本消失。(杨果著)

百姓验证:湖北当阳市商业局程遗海,男,69岁,离休干部。他来信说:"我患左小腿静脉曲张已近2年了,时常疼痛,不能下蹲,吃了很多种药也没治愈。后来用本条方治疗10天,左腿就不疼了。现仍在继续治疗,曲张现象已有明显好转。"

引自:1997年4月7日《辽宁老年报》

治静脉曲张的简便法

方法:红花、透骨草各62~93克,用等量的醋和温水把药拌潮湿,装入自制的布袋。把药袋敷于患处,用热水袋使药袋保持一定温度。每次热敷半小时左右,每天1次,一般1个月左右痊愈。每剂药可用10多天,用完再换1剂。每次用后药会干,下次再用时,可用等量的温水和醋把药拌潮湿。

荐方人:辽宁绥中县老干部局 刘富久

循环系统疾病

静脉炎

静脉炎是指静脉血管发炎。根据病变部位不同，静脉炎可分为浅静脉炎和深静脉炎。其病理变化血管内膜增生，管腔变窄，血流缓慢。周围皮肤可呈现充血性红斑，有时伴有水肿，以后逐渐消退，充血被色素沉着代替，红斑转变成棕褐色。少数病人可引起反应，如发冷、发热、白细胞增高等，患者常常陈述疼痛肿胀。

我应用脉炎散治血栓闭塞性脉管炎 20 例均治愈

配方及用法：制松香1.2克，水蛭1克，全蝎0.8克。以上为1次量，共为细末，冷开水送服（或装胶囊内吞服）。每天3次，30天为1个疗程。外敷松桐膏：松香220克研细末，用100毫升生桐油调为糊状。敷前先用10%食盐水洗净创面，小心去除坏死组织，将松桐膏摊敷在整个创面上，用纱布包扎，每日换药1次。

疗效：用此方治疗本病20例，均治愈。20例都进行了1~2年随访，其中1例治愈后一年零三个月复发，后来仍用此方治愈。

百姓验证：陕西省商南县富水镇一组程玉安来信说："有一位患者，患脉管炎2年，一只脚有3个脚趾是坏的，脚跟烂成很深的一个洞眼，脚肿得很厉害，疼痛难忍，挂着拐杖也走不了路，曾花费近千元治疗，但效果不好。按本条方仅治疗半个月，就消肿不疼了，甩掉拐杖也能迈步走路了。又继续用此方治，2个月后即获痊愈，病变部位完好如初。"

引自：《新中医》（1987年第2期）、《实用专病专方临床大全》

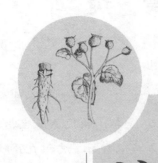

泌尿系统疾病

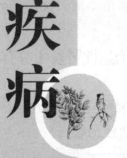

肾 炎

顾名思义就是肾脏发生了炎症反应，但是它和其他脏器的炎症是不同的。肾炎是一种免疫性疾病，是不同的抗原微生物感染人体后，产生不同的抗体，结合成不同的免疫复合物，沉积在肾脏的不同部位造成的病理损伤，从而形成不同的肾炎类型。肾炎种类很多，有急性（肾小球）肾炎、慢性（肾小球）肾炎、肾盂肾炎、隐匿性肾炎、过敏性紫癜肾炎（紫癜性肾炎）、红斑狼疮肾炎（狼疮性肾炎）等。

我母亲用猪尿泡茴香籽熬水喝治好肾炎

配方及用法：茴香籽150~250克，猪尿泡1个（内带尿）。将茴香籽装在猪尿泡里面，挂在阴凉处风干（最好经过一个夏天）。用时，用水煎熬，喝水，每剂熬3次。一般服1~3剂肾炎即可治愈。

百姓验证：高元良的老母亲肾炎四五年，吃药、住院都未治好。后来用此方，仅服1剂，肾炎就痊愈了，从未复发。

荐方人：辽宁阜新市站南大伙房　高元良

用翘芩四皮汤治急性肾炎十分有效

主治：急性肾炎。

配方及用法：连翘30克，黄芩10克，茯苓皮30克，桑白皮15克，大腹皮15克，冬瓜皮30克，桔梗10克，泽泻15克，车前子30克，益母草30克。成人每日1剂，水煎服，儿童酌减药量。表征明显者去黄芩，加二花30克，麻黄8克，浮萍10克；热重血尿者重用连翘、黄芩量，另加生地、元参、小蓟、白茅根；湿重浮肿严重者减黄芩、连翘量，重用四皮；血压高者加生地、元参，过高者加钩藤、夏枯草、珍珠母。

疗效：治疗64例，临床治愈61例，好转3例，平均治疗17天，治愈率

95%，总有效率100%。

　　荐方人： 陕西省长安县中医医院副院长　　钱嘉颖

　　引自：《当代中医师灵验奇方真传》

我用此方已治愈 200 余例急、慢性肾炎患者

　　配方及用法： 老生姜500克，大枣500克，红糖120克，黑、白二丑20克。将生姜去皮捣烂，取汁；红枣煮熟去皮、核；二丑研碎成面。上药同放入碗内拌匀，在锅内蒸1小时后取出，分为9份，每次1份，每日3次。连服2剂即可见效。服药期间，严禁吃盐。

　　我用此方已治愈200余例急、慢性肾炎患者。

　　注意： ①服时均匀嚼烂。②禁酒、高脂肪及对胃有刺激性的食物。③服用此药停用其他中药。孕妇禁服。

　　百姓验证： 内蒙古兴安盟扎赉特旗二轻局屈清振用此方治愈了患严重肾炎要考大学的学生。

　　荐方人： 河南商城县广播站　　杨传启

我用此验方治肾炎浮肿很快痊愈

　　河南省公安厅离休干部王振标的外甥，20年前得了肾炎浮肿，后来，用开封流传的验方一次治愈。20世纪80年代，老王在河北丰县的妻侄女10岁的儿子也得了肾炎，从头到脚肿得厉害，经过一年多的中医治疗，花了很多钱也未治好。来到郑州等待住院治疗期间，老王又让妻侄女采用此法，结果也是1次治愈。以后妻侄女老家有个人运用此法给当地群众治病，成了治疗肾炎浮肿的名医。

　　配方及用法： 买一条重250克左右的鲫鱼，开膛洗净后把茶叶50克，黑矾6克放进鱼肚（不加盐），然后将鱼放在盘中入锅蒸熟，于晚饭后一次吃完。接着喝浓茶水，于2小时后开始大量排尿，一夜排小便数次，身上的病毒随着尿逐渐排出，次日浮肿消除，肾炎即愈。

　　百姓验证： 陕西富平陕西拖拉机厂王战科，男，62岁，教师。他来信说："富平县王栓牢之妻患肾炎6年多，经常反复发作，多次治疗不见好转。我用本条方为她治疗，仅1剂就消肿病愈了，至今也未复发。"

荐方人：河南郑州顺河路55号　李东华

乳糜尿

乳糜尿是指乳糜或淋巴液进入尿中，使尿液呈乳白色或米汤样的一种病症。若乳糜尿中含有血液，使尿液呈酱油色，则称为乳糜血尿。长期反复发作的乳糜尿可丢失大量的蛋白，从而导致营养不良和肝功能的改变。

我用煮苹果连吃带喝法治愈了爱人的乳糜尿

如果有人确诊得了乳糜尿，请不要忧愁。不论病程有几年，病情怎样重，都是可以治愈的。此法不仅简单易行，而且节省开支。这个方法就是：煮苹果吃。

具体方法：将苹果切成大蒜瓣大小，放在锅中煮熟（用铁锅、铝锅都行），稍微煮烂点，加少许白糖，带汤吃下（连吃带喝），每天3次，每次一大碗，这样每天大约用苹果750～1000克，用白糖50～75克。一般连吃3天就可治好，吃5天就可治愈除根。

说明：储藏的苹果效果不大好，吃了可以控制病情。每年六七月份，苹果刚熟还硬、酸、涩味重的时候最好（就是拾树下落果子也可以），吃5天就行，这时要稍微多加点白糖。

此法是我从外地听来的，我们这里有几个人都是用这种方法治好乳糜尿的。我爱人、许刘氏、卢家姐妹二人、赵老先生，他们五人年龄都是40～60岁，病程达几年，身体消瘦，有时尿潴留，先后多方治疗，花费几百元至上千元，一直没治好。后来，用此法治疗，均很快痊愈。（高维柱）

百姓验证：广西兴业县城隍镇黄观成来信说："我儿子患乳糜尿好几个月了，我用本条方为他治愈。"

引自：1996年3月5日《家庭保健报》

用活血通利汤治乳糜尿疗效较佳

主治： 乳糜尿，小便色如米泔，常夹有灰白色黏块，小便时痛。

配方及用法： 当归、川牛膝各15克，黑、白丑各3克，冰片（冲）3克。将上药先用清水浸泡30分钟，再煎煮20分钟，每剂煎2次，将2次煎出的药液混合共约300毫升，分早、晚2次温服。腰酸乏力者，加首乌、枸杞、黄芪各15克。

疗效： 治疗53例，治愈（临床症状消失，乳糜尿实验呈阴性）42例，好转（临床症状明显改善，有小便混浊者）11例，总有效率100%。

荐方人： 甘肃省成县白银公司厂坝铅锌矿职工医院中医科中医师　周斌

引自：《当代中医师灵验奇方真传》

尿　血

正常的尿液含有极少量的红细胞，未经离心的尿液在显微镜下每个高倍视野可有红细胞0～2个，如果超过此数，即为尿血。尿血之症，多因热扰血分，热蓄肾与膀胱，损伤脉络，致营血妄行，血从尿出而致尿血，发病部位在肾和膀胱，但与心、小肠、肝、脾有密切联系，并有虚实之别。

家父传给我的治尿血验方有奇效

配方及用法： 生地50克，茯苓30克，丹皮12克，泽泻15克，白芍20克，旱莲草25克，黄柏10克，阿胶15克（煎药去渣取汁，文火煎阿胶），滑石20克，白茅根20克，甘草6克。水煎服，日服1剂，连服4剂。

疗效： 治疗尿血症24例，服药3剂愈者14例，服药4剂愈者8例，服药6剂愈者2例。本方是家父梁燕楼（名老中医）传授的验方，治疗尿血症患者24人，均获显著疗效，随访2年无复发。

百姓验证：四川威远县石油公司周为，男，67岁，退休干部。他来信说："我在1999年12月尿血，并带有血块，按本条方连续服药3天，花药费15.80元，症状消失。"

荐方人：海南省琼海市龙江镇卫生院　梁天生

引自：《当代中医师灵验奇方真传》

尿路感染

> 是指病原体在尿路中生长繁殖，并侵犯泌尿道黏膜或组织而引起的炎症。是细菌感染中最常见的一种感染。尿路感染分为上尿路感染和下尿路感染，上尿路感染指的是肾盂肾炎，下尿路感染包括尿道炎和膀胱炎。

单味野鸭肉炒食治肾盂肾炎效果好

配方及用法：野鸭肉适量。炒食野鸭肉，量不限，3天1次，6天为1个疗程。

疗效：此方治疗慢性肾盂肾炎14例，其中临床症状消失9例，好转5例。

百姓验证：陈某，女，28岁。腰痛，小腹胀，尿频、急，尿道口灼痛。经检查诊为慢性肾盂肾炎，用中西药治疗6年。用药期间症状稍缓，停药后复病如故。以本方治疗，食1次，灼痛除，进食6次，诸症消除，随访未复发。

引自：《浙江中医杂志》（1987年第12期）、《单方偏方精选》

马齿苋治疗尿路感染有效率100%

配方及用法：马齿苋干品120～150克（鲜品300克），红糖90克。马齿苋如系鲜品，洗净切碎和红糖一起放入砂锅内加水煎，水量以高出药面为度，煎沸半小时则去渣取汁约400毫升，趁热服下，服完药盖被出汗。如属干品则需加水浸泡2小时后再煎，每日服3次，每次煎1剂。

疗效：治疗急性尿路感染53例，全部治愈。临床症状消失时间短者4

小时，长者3~5天。继续给药巩固治疗天数为7~15天。

引自：《新中医》（1979年第4期）、《单味中药治病大全》

我用龙葵蔗糖水治急慢性泌尿感染30例全部治愈

配方及用法：龙葵500克，蔗糖90克。将龙葵晒干切碎，加水4000毫升，煮沸90分钟后过滤取汁，滤渣再煎沸1小时后取汁去渣，然后把2次药液合并过滤，浓缩至1000毫升，趁热加入蔗糖溶解并搅匀，每次服100毫升，每日3次，5天为1个疗程。

疗效：治急、慢性泌尿系感染30例，全部治愈（2~6个疗程）。8例慢性泌尿系感染，经随访4个月至4年，未再复发。

百姓验证：陕西宝鸡市牟掌权来信说："我爱人患尿路感染，犯病时尿急、尿痛，淋漓不尽，打针、吃药均不见效。后来我用本条方仅花35元，服药3个疗程，就治好了她的病，至今未复发。"

引自：《四川中医》（1987年第5期）、《单味中药治病大全》

尿失禁

尿失禁又称小便失禁，是由于膀胱括约肌损伤或神经功能障碍而丧失排尿自控能力，使尿液不自主地流出。

我用白芷煎汤治老年人尿失禁效果特神奇

我曾是解放军华东军区第四陆军医院第五病区的军医，在一次对外门诊看病时，遇到一位78岁高龄老人黄某。他退休前是苏州市某厂的技术干部，1950年初春之际得了小便失禁症，严重时成天提不上裤子，到严寒的冬天还不时地夹着个尿壶，痛苦极了。经过苏州、上海各大医院多次诊治，共用去医药费5000多元，未见效果。又多次来我院门诊求治，也没见效。他自认为没指望了，哭过好几次。

一次，他的亲家公来看望他，告诉他："中药白芷煎汤喝，喝时适量加些糖，能治此病。"他抱着试试看的心理，买了1元钱的白芷（10克左右），分成5小包，5次煎服，1天服完。哪知各大医院医生都束手无策的病症，竟神奇般地好了。老人非常高兴，特地来我院第五病区告诉我这味单方治好了他的病。后来，我在临床工作中治过3位小便失禁的老人，都证明了单方中药白芷治疗老年人尿失禁效果确实不错。（虞人荣）

百姓验证：安徽蚌埠市政协孙莹，74岁，离休。他来信说："我患有尿频、尿急，有时甚至尿失禁。这一病症一直困扰着我，曾多次到本市几家医院看过，都未能根治。后来我用本条方治疗，连续服药5天，真的把这一顽疾治好了。"

尿 频

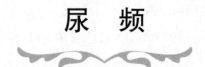

> 正常成人白天排尿4~6次，夜间0~2次，次数明显增多称尿频。尿频是一种症状，并非疾病。导致尿频的原因很多，包括炎症、异物、精神因素、病后体虚、寄生虫病等。

我的尿频症是用按摩脚心法治好的

我患尿频好几年，一夜至少小便四五次，天凉或晚上喝点水次数就更多。刚睡安稳，就被尿憋醒了，为此非常苦恼，用了不少中药和偏方都未根治。后来摸索出一个效果很好的治法，这就是按摩脚心。

具体方法：先用热水泡一会儿脚，擦干，然后反复按摩双脚心至少30分钟。

用此法数日后，尿频即大有好转。每夜小便一两次，最多三次。我将此法介绍给有同样病症的几位老年朋友，都收到了显著效果。（黄国强）

百姓验证：新疆十月拖拉机厂朱奉慧，男，61岁，退休。他来信说：

"我爱人患尿频，晚上经常去厕所，睡不好觉，吃黄连上清丸根本不管用，白天非常疲倦，昏昏欲睡。自从用本条方治疗，仅3天就大有好转，一夜最多去2次厕所。以前晚上不敢喝水，现在无论喝多少水，也最多便2次，睡觉也香了，人也比以前精神多了。"

遗 尿

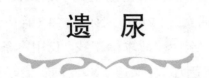

> 夜间熟睡中，小便不能随意控制而自行排出，醒后方知，即为遗尿。此症很少发于成人，发病与肾气虚弱，膀胱约束失控有关。

我用本方中药贴脐治遗尿有特效

配方及用法： 覆盆子、金樱子、菟丝子、五味子、仙茅、山萸肉、补骨脂、桑螵蛸各60克，丁香、肉桂各30克。上药共研细末装瓶，防止挥发漏气失效。取药粉约1克，倒满病人肚脐眼，滴1~2滴酒精或高粱酒后，再贴上暖脐膏药（药店有售；不可太热，防止烫伤皮肤）；也可用薄层棉花或纱布一层覆盖，外加塑料薄膜贴上胶布条。每3天换1次。部分病例同时口服药粉，每天早、晚各1次。剂量可按病人体质或病情，酌情增减。口服药粉时，可加些白糖调拌后服下。

疗效： 用贴脐法治疗11例，均治愈。其中2次治愈者5例，3次治愈者3例，4次治愈者2例，5次治愈者1例。用贴脐加口服药粉法治疗16例，均治愈。其中贴脐2次治愈者8例，3次治愈者5例，4次治愈者2例，5次治愈者1例；服药6~30次，多数服药10~20次。

百姓验证： 辽宁省抚顺市清原县湾甸子镇王安才，男，53岁，农民。他来信说："一朋友的儿子14岁，经常尿床，我用本条方为他施治2次即愈。以后又用此条方治好2名小女孩的遗尿症。"

引自： 《中医杂志》（1994年第4期）、《实用专病专方临床大全》

我村李某的女儿遗尿 15 年, 吃生龙骨鸡蛋 12 天治愈

配方及用法: 取生龙骨30克水煎, 用此药汁煮鸡蛋2个; 第二次亦用龙骨30克, 同前一次煮后之龙骨同煎, 仍用此药汁煮2个鸡蛋; 以后各次均按上法煎。约200克龙骨煮12个鸡蛋为1个疗程剂量。3~8岁每日吃1个龙骨煮鸡蛋, 8岁以上每日吃2个龙骨煮鸡蛋。

百姓验证: 辽宁省抚顺市清原县湾甸子镇王安才, 男, 53岁, 农民。他来信说: "村民李某的女儿, 21岁, 遗尿已经15年了。由于是女孩, 临近出嫁年龄, 求医治疗难于启齿, 故求治于我。我用本条方治疗, 仅用药12天就不再尿床了。为了巩固疗效, 又连服5天, 彻底治好了她的遗尿症。"

引自:《偏方治大病》

尿 闭

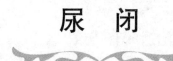

> 尿闭症是以排尿困难为主, 重者无尿排出的疾病, 以小便不利、短少为表征。主要因膀胱失职引起, 其他脏器也能导致本病, 上焦火盛, 气失萧降, 水道不通不能下输于膀胱, 心有热。脾胃虚也会发生本病, 不能升清降浊, 使膀胱严重失职, 尿路不通。

用鲜葱白加白矾捣烂敷脐治尿闭特灵验

我老伴今年66岁, 年老多病, 身体很不好, 主要患有心脏病。前年住院时, 医生又说她患有严重的糖尿病。

去年3月份的一天晚上, 病又犯了, 把她折腾得在床上乱滚, 坐着不行, 躺着也不行, 肚子越憋越大, 上厕所蹲着不但不排尿, 反而还往上抽, 把我急得团团转。我想这一定是不能排尿所致。于是, 我把在旧书摊上买来的一本《中草药土单方汇编》找了出来, 翻到小便不通一章节, 一验方写着: 鲜葱白、白矾各15克, 共捣烂, 敷在肚脐上。

我立即将这两样药找齐, 放在捣蒜缸中, 捣成糊状, 摊在纱布上, 下

部托上薄塑料布，敷在老伴的肚脐上。真灵，不大一会儿（约有半个小时），小便就顺利地排下了，病好之后至今未犯。

荐方人：辽宁沈阳市沈河区朝阳街240号　高金生

我的尿不通用蟋蟀（蛐蛐）治愈

我是瓦房店市东岗乡敬老院的老人，今年85岁。于1992年秋得了个小便不通的病，住院治疗2次均不见效。第一次导尿，第二次通过手术开刀安上导尿管，痛得受不了，我实在遭不起这个罪，说什么也非回到敬老院不可。就在那天敬老院服务员说，《辽宁老年报》第3版有一偏方治小便不通，可治我的病。没等我回敬老院，几位服务员就到山上找了3个蟋蟀，焙干研末，让我用白开水冲服。不到20分钟，连导尿管都顶掉了，病也好了，真松快!少花了钱，少遭了罪!

百姓验证：四川川西建筑公司赵季芳，女，60岁。她来信说："我用本条方治好了老伴的尿不通症。"

泌尿结石

泌尿结石是泌尿系的常见病。结石可见于肾、膀胱、输尿管和尿道的任何部位，但以肾与输尿管结石为常见。临床表现因结石所在部位不同而有异。

我的尿道结石是用杉树脑头治好的

我今年60岁，1980年患尿道结石症，经县市医院治疗无效，每次小便疼痛难忍。后来经一位老太太传方，用36个新鲜杉树脑头（杈枝脑头也可），加红糖、白糖各100克，用水2碗煎服，连服三四天，半粒绿豆大的尿道结石就从小便中排出来了，至今没有复发。

百姓验证：福建仙游县钟山镇卓泉村吴捷榜，男，70岁，退休。他来信说："我侄女于今年4月间排尿困难，腰骶剧痛，经晋江医院确诊为尿路结石。我用本条方为她治疗，服药2剂后，疼痛减轻；服完5剂后，经B超检查结石消失。"

荐方人：浙江东阳信用社　王星田

引自：广西科技情报研究所《老病号治病绝招》

我以消溶排石汤治疗泌尿系结石25例全部有效

主治：泌尿系结石。

配方及用法：金钱草50克，海金沙30克，内金20克，石苇20克，滑石（包煎）30克，大黄（后入）10克，丹参30克，木通10克，芒硝（冲服）5克。腰痛甚加杜仲20克，白芍20克；血尿加茅根20克，小蓟20克，减去丹参30克；排尿痛加瞿麦25克，郁金15克；腹泻去大黄10克，芒硝5克。煎服方法：加清水1500毫升，浸泡1小时，文火煎30分钟，取200毫升药液；二煎加清水1700毫升，煎成200毫升，两煎药液混合，早、晚各空腹服200毫升药液，芒硝冲服。

疗效：消溶排石汤治疗25例泌尿系结石患者，肉眼见到结石排出体外4例；临床症状消失，结石影像消失21例，总有效率为100%。

百姓验证：湖南衡阳市生物研究所谢松柏来信说："本所职工欧春如患阵发性右侧腰腹痛8年，近3年来伴少量尿血，曾先后在衡阳市第五医院、湘江医院、中医院进行治疗，并于1995年7月在市中心医院确诊为右侧输尿管结石，花去治疗费3600多元未见效。而后经我用本条方治疗，服药当天疼痛减轻，5剂痊愈。又继续服药20剂巩固疗效，到医院检查结石消失，也未再出现腰痛和尿血症状，才花药费100多元。"

荐方人：黑龙江省伊春中心医院　张淑芝

引自：《当代中医师灵验奇方真传》

单味蚯蚓粉治尿结石1周能见效

配方及用法：取活蚯蚓适量，洗净后置锅里文火焙干，研末。每次服6克，用红糖水冲服，每日2次，约3~7天可排石，对直径在1厘米以内的结石效果尤佳。

百姓验证：张某，女，30岁。1989年10月2日，因小腹部绞痛伴尿道灼热刺痛带血而拍腹部平片，见膀胱内有2块结石（0.5厘米×0.4厘米，0.3厘米×0.5厘米）。经抗炎止痛法控制症状后，用上方治疗。患者服蚯蚓粉5天（约30克）时，结石排出。（吴建华　王德坤）

引自：《开卷有益》（1995年第6期）

肾结石

> 肾结石指发生于肾盏、肾盂及肾盂与输尿管连接部的结石。肾是泌尿系形成结石的主要部位，其他任何部位的结石都可以原发于肾脏。输尿管结石几乎均来自肾脏，而且肾结石比其他任何部位结石更易直接损伤肾脏，因此早期诊断和治疗非常重要。

此项治肾结石方使18例病人皆恢复了健康

肾结石虽不是绝症，但也常把病人折磨得痛苦不堪，尽管采用手术的方法也可以将其根治，但昂贵的医疗费和手术痛苦，使不少患者难以承受。我的舅祖父生前曾是当地著名的民间中医，留下许多济世良方，其中有一个治疗肾结石的验方，仅用几味本地野生的草药，即可根治肾结石。该方具有服用方便，疗效确切，疗程短，见效快，无任何毒副作用等优点。

配方及用法：金钱草15克（鲜药31克），白茅根62克，地骨皮46克，加水2~2.5千克，水煮沸后文火煎10~15分钟，滤出汁液，放温后代茶饮。一次饮不完，装进保温瓶里，每天饮数次。每剂药煎2次，煎第二次时适当少添些水。每天1剂。菠菜籽1.5千克，放锅内文火焙黄，研面过罗干吃或温开水冲服。每天3~4次，服62~93克，7天为1个疗程。轻者1个疗程，重者2个疗程。若无特殊情况，一般不超过3个疗程，即可治愈。

此方经本人已传予21名肾结石患者，除3个患者未坚持服用外，其余18人，服药1~2个疗程后，所患的肾结石均被化解，随尿排出，其身体很快恢复。

注意事项：患者服药期间忌房事，忌食生冷和晕腥食物，宜多休息，多吃素食和新鲜蔬菜。

引自：1995年10月7日《中医药信息报》

我用核桃仁治胆肾结石很有效

在老年人中，患胆结石和肾结石的人为数不少，令人痛苦至极。为解除患者痛苦，我对一些患者用一个偏方治疗，现已收到效果，此方对老年人有病治病，无病服了无副作用。

配方及用法：核桃仁50克（生、熟各一半碾成粉），冰糖粉50克，熟香油50克（菜油、花生油均可）。服时将三样混合成糊糊即可，每天早、晚各服一半。服完后，仍按上述配方继续配食。

百姓验证：广西鹿寨县寨沙镇团结街303号王唯懿，男，60岁，干部。他来信说："朋友之妻患肾结石，并伴有腰胀疼，因不愿手术，便在当地打点滴，痛未解除，服止痛药后，疼痛减轻。我得知后告诉她用本条方治疗。几天后，她知诉我，服药后未见疼痛，人也渐有精神，食量也增加了，能做家务活了。"

荐方人：云南蒙自县文澜镇　何思问

我的肾结石是用芦根治好的

有一次，我突然肾绞痛发作，大汗淋漓，疼痛难忍。就在我痛苦至极之时，一位朋友向我推荐了"芦根治疗肾结石"的方法。

方法：采挖新鲜芦根上的白色嫩牙3～4根洗净，嚼细咽下。吃后4小时，用木通30克，煎水500毫升，分2次服，6小时后即可排出结石。如未排出结石，再按相同方法继续服用，每日1次，连服3～5天即可排出结石。

我照以上方法，仅治疗三四天，就从尿中排出了细小的结石，肾绞痛症状消失，迄今已10余年未再复发。以后我又将此方介绍给几位朋友，均获奇效。（蒋贵瑜）

百姓验证：广西玉林柴油机总厂龙盛祺，男，65岁，退休。他来信说："本厂职工赖贞崇患有肾结石，我用本条方为他治疗，仅服2剂药就痊愈了。以后又用本条方为另一位患肾结石的亲属治疗，同样取得了好效果，

常见病自我治疗

秘验方

结石消除。"

引自：1996年12月2日《家庭医生报》

膀胱结石

> 膀胱结石是指在膀胱内形成的结石。它可以分为原发性膀胱结石和继发性膀胱结石。前者是指在膀胱内形成的结石，多由于营养不良引起；后者则是指来源于上尿路或继发于下尿路梗阻、感染、膀胱异物或神经源性膀胱等因素而形成的膀胱结石。

吃南瓜子能加速膀胱结石排出体外

去年7月份我住院治病，抽血化验为血脂、血糖偏高。医生叫我不要吃饱饭，可买些南瓜来煮吃。我即照医生的嘱咐，买南瓜煮着吃。因是老南瓜，瓜子很成，我就将瓜子取出晒干，当零食吃（将生南瓜子皮剥掉，嚼细瓜子仁后下咽）。每天大约吃62克，分3次吃完，每次间隔时间约4小时。服了几天，总共吃了200多克老南瓜子，就感到小便比过去通畅，而且先后从膀胱里排出结石5粒。在我吃南瓜子期间，没有任何不良反应。但由于各人体质不同，效果不可能一样。

荐方人：云南峨山县委办公室信访办退休干部　马文学

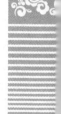

老兽医献出的祖传五代治膀胱结石秘方很可贵

河北阳原县政协常委、老兽医邵卿在"出力献策"的活动中，献出了治疗大牲畜膀胱结石的祖传秘方。

邵卿在给县政协的信中说："我祖五代之遗训秘方，对马、驴、骡大牲畜的膀胱结石（及尿不出来）疗效显著，治愈率高达90%以上。此秘方也可治疗人尿不出来（特别是老年人），但剂量要减半。现在我将此秘方献出，聊表老朽为家乡畜牧业发展贡献力量的寸心。"

这个祖传秘方是：大黄20克，火硝20克，硼砂9克，琥珀10克，川萆薢20克，竹叶10克，车前子15克，若上药人用，各药剂量均减一半，然后水煎服。上述药为1剂，1天服完（分早、中、晚3次服）。切不可用凉药过多，若损伤正气，病势则更重。

单服金钱草汤可使膀胱结石数日排出

王某，患膀胱结石，尿闭不下。某医院劝其用手术割除，患者畏惧。后经人介绍于草药店购得金钱草300克，先将50克煎汤1碗。饮后，小便滴沥而下，呼痛不已；饮第2碗后，排尿比较顺利，但仍刺痛；此后再服，刺痛渐减，数日间排出碎石，其病痊愈。

引自：《实用经效单方》、《中医单药奇效真传》

此祖传秘方治膀胱结石很有效

配方及用法： 两头尖30粒，牛膝、炮山甲、归尾各6克，川楝9克，赤苓12克，大麦秆（切碎）60克。用急流水煎服，煎服后3～4小时如未排出尿石时，要将原药再煎1次服，如仍无效，再服，至排出尿石为止。一般每日服1～2剂，每隔4～8小时服1次。三四岁以上儿童可照此量给服，病儿过于羸弱可酌减。

疗效： 最快只服药1次，最多服药5剂10次。排石最快为4小时，最慢72小时。

荐方人： 福建莆田县　陈大夫

引自： 广西医学情报研究所《医学文选》

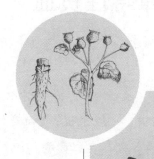

血液系统疾病

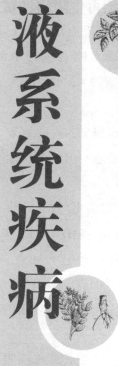

再生障碍性贫血

再生障碍性贫血也叫再生不良性贫血，是指骨髓未能生产足够或新的细胞来补充血液细胞的情况。一般来说，贫血是指低的红血球统计，但患有再生障碍性贫血的病人会在三种血液细胞种类（红血球、白血球及血小板）均出现低统计。

以甲鱼血为主药治再生障碍性贫血有良效

配方及用法： 大于0.5千克活甲鱼1只。将其尾部穿孔倒悬，用水冲洗干净，砍去其头，让血滴入盛有少许米酒的碗中，待血滴尽，稍经搅拌，即令患者服下。每日或隔2~3日服1次，连服3~5只。同时辨证论治予服中药。

疗效： 经治5例疗效显著，未见复发，随访时间最长7年。

引自：《湖南医药杂志》（1983年第5期）、《单味中药治病大全》

治疗再生障碍性贫血验方

配方及用法： 冬虫夏草30克，丹参30克，熟地30克，鸡血丁30克，黄精30克，菟丝子30克，枸杞子30克，巴戟天30克，首乌30克，当归30克，紫河车60克，海马30克，獭肝30克，鹿茸6克，鹿角胶30克，阿胶30克，香砂仁15克。以上17味药共研面炼丸，每次服1丸，每日2次，每丸6克。

百姓验证： 此方是由天津血液病专科医院提供的。用此方治好了印刷厂一位工人的再生障碍性贫血。（吴玲）

忌： 冷、硬、腥等刺激性的食物。

荐方人： 辽宁鞍山市铁东区光荣街　吴长茂

缺铁性贫血

缺铁性贫血是指由于体内贮存铁消耗殆尽、不能满足正常红细胞生成的需要而发生的贫血。在红细胞的产生受到限制之前，体内的铁贮存已耗尽，此时称为缺铁。

本方治缺铁性贫血 20 例均获良效

配方及用法：土大黄30克，丹参15克，鸡内金10克。每日1剂，水煎服，连服15剂为1个疗程。

禁忌：服药期间忌食辛辣。

疗效：先后治疗贫血病人20余例，均获良效。本方对血小板减少、再生障碍性贫血恢复期均有较好的疗效。

荐方人：陈友宝

引自：广西医学情报研究所《医学文选》

白细胞减少症

白细胞减少症指外周血白细胞绝对计数持续低于4.0×10^9/L。一般轻度减少的患者临床上不出现特殊症状，中度和重度减少者易发生感染和出现疲乏、无力、头晕、食欲减退等非特异性症状。

升白汤治疗白细胞减少症 36 例全部有效

配方及用法：黄芪60克，白术20克，茯苓20克，党参20克，山药20克，鸡血藤30克，当归15克，女贞子15克，旱莲草15克，大枣15克，炙甘草10克。水煎服，每日1剂，每10日为1个疗程。用药1个疗程后复查血白细胞计数，若恢复到$4.0 \times 10^9 / L$以上者，再续服5～10天后停药。

加减： 血虚甚者加熟地、白芍各30克；兼有气虚、气滞者加枳壳、木香各15克；阳虚者加淫羊藿30克；阴虚者加天花粉、麦冬各20克；舌苔厚腻者去大枣，加砂仁、白蔻仁各6克。

疗效： 治疗36例，治愈24例，显效9例，好转3例，有效率100％。

引自：《陕西中医》（1991年第12期）、《实用专病专方临床大全》

血小板减少症

血小板减少症是指血小板数低于正常范围所引起的病症，血小板减少症可能源于血小板产生不足，脾脏对血小板的阻留，血小板破坏或利用增加以及被稀释，无论何种原因所致的严重血小板减少，都可引起典型的出血。

我服甘草汤使血小板减少性紫癜很快消失了

一位姓何的男孩，12岁。10天前齿龈出血，第三天开始四肢皮肤出现瘀点，伴少量鼻衄，头晕乏力，时有心悸，唇舌淡红，脉细缓，检血色素11.5％，白细胞7800／mm^3，血小板2.4万／mm^3，出血时间7.6分钟，凝血时间2分钟。血块退缩不良，束臂试验"＋"，骨髓穿刺诊断为血小板减少性紫癜。予甘草6克，立煎服，早、晚各服1剂，连服34天，血小板计数上升11.4万／mm^3，瘀斑吸收，诸症消失。停药2个月后，血小板复降为5.7万／mm^3，又用甘草汤，第三天血小板上升至10.2万／mm^3，连服21天，病愈。随访5年未见复发。

百姓验证： 广西南宁市陈敬忠，女，68岁，干部。她来信说："我是一个血小板减少性紫癜患者，全身经常出现黑块，每年为此病我都得住院治疗，有一次住院竟花掉6万多元。后来我用本条方治疗，几天黑块就消失了。"

引自：《浙江中医杂志》（1988年第2期）、《中医单药奇效真传》

过敏性紫癜

是一种较常见的毛细血管变态反应性疾病，主要累及皮肤、黏膜、胃肠、关节及肾脏等部位的毛细血管壁，使其渗透性和脆性增加，以致造成出血症状。好发于儿童及青少年，开始可有发热、头痛、关节痛、全身不适等。皮损表现为针头至黄豆大小瘀点、瘀斑或荨麻疹样皮疹，严重者可发生水疱、血疱，甚至溃疡。好发于四肢伸侧，皮损对称分布，成批出现。

用茜草汤治过敏性紫癜40例均痊愈

山东东平县老湖镇庄科村青年孙峰，1992年3月来院求医。8天前开始感觉周身不适，轻度发热。7天来皮肤上反复出现血点，大小不等，多为针尖大小，略高出皮面，压之不退色，以两肢为最。近3天又感小腹隐痛，脐周压痛，有时呕吐，大便呈血性。检查体温37.4℃，脉搏每分钟84次，血压15／9千帕（110／70毫米汞柱），舌质红，苔黄、脉数，诊断为过敏性紫癜。

此病当前尚无特效疗法，我给予自拟的茜草汤治疗，却获得了满意疗效。

配方及用法：茜草根30克，生地15克，元参12克，丹皮、防风、阿胶、白芍、黄芩各1.0克，甘草6克。小儿酌减。水煎服，每日1剂，连服3剂即见紫癜消退，腹痛和便血均减轻，再服3剂痊愈。

疗效：我运用茜草汤先后治疗过敏性紫癜40例，疗程短者5天，最长者15天，均全部治愈。

荐方人：山东泰安市东平县梯门乡卫生院　梁兆松

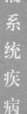

血液系统疾病

消癜汤治疗过敏性紫癜效果非常好

主治: 过敏性紫癜。

配方及用法: 生地、丹参、益母草各30克，路路通、赤芍、紫草、地榆、川芎、丹皮、栀子、甘草各10克，三七粉（冲服）6克。上药煎20~30分钟，取汁约250毫升，睡前服。依此法再煎1次，早起服。病重者加犀角粉（冲服，可用水牛角粉代）1.5克；关节痛者加牛膝、黄柏、苍术各15克；腹痛者加杭芍、元胡各12克；肾脏损伤者加大小蓟、茅根各30克，车前子、木通各10克；后期蛋白尿血尿不除或瘀斑不消者加桃仁、红花、五灵脂各10克；气虚者加黄芪30克；阴虚者加玄参、麦冬各15克。

疗效: 治疗患者19例，治愈（用药6~60天，临床症状消失，检验正常）17例；好转（肾型蛋白尿血尿反复出现，加用激素治愈）2例。

荐方人: 河北省沧州市中心医院中医科主治医师　郑德柱

引自: 《当代中医师灵验奇方真传》

我利用生甘草治过敏性紫癜有独特效果

过敏性紫癜为毛细血管变态反应性疾病，临床特点为皮肤出现瘀点、瘀斑和黏膜出血，检查血小板计数和凝血功能无异常。本病单用甘草治疗有独特效果。

配方及用法: 生甘草30克，水煎，分2次服，连服5~10日。一般用药3~6日症状消失，停药后无复发。现代药理表明，甘草水解后的有效成分为甘草次酸，对免疫反应的许多环节都有抑制作用。

百姓验证: 河北张家口市尚义县安宁街858号刘宣麟，女，48岁，医生。她来信说："安宁街小学学生郭鹏患过敏性紫癜，我用本条方为他治愈。"

引自: 1993年12月3日《民族医药报》

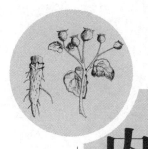

内分泌及营养代谢系统疾病

水 肿

过多的体液在组织间隙或体腔中积聚称为水肿。水肿初起多从眼睑开始，继则延及头面、四肢、腹背，甚者肿遍全身，也有先从下肢足胫开始，然后及于全身者。

我用四药一蛋治水肿 2 剂痊愈

水肿病为临床常见病之一，不论何种原因引起的水肿采用土苓茅艾车前汤治疗，均可收到较好的疗效。例如：一位50岁男性全身关节疼痛2年余，就诊时面部及双下肢浮肿，胸闷、心悸、气促，心率每分钟120次，腹部膨隆似6月妊娠，双肾区有叩击痛。用土茯苓、鲜茅根、车前草各50克，艾叶10克加1个带壳鲜鸭蛋同煎30分钟，吃蛋，并将煎服2次后的药渣加5000毫升热水，放入50克盐坐浴20~30分钟。连用2剂后，患者诸症顿失，胃纳大增，行走自如，随访1年未复发。

该方以甘寒清热解毒利尿的土茯苓、车前草、鲜茅根为主药，再以辛温散寒除湿之品艾叶为佐，既可防前3味药过于寒凉而伤阳，又可温脾肾以行水化气，佐鸭蛋1个扶其正。

百姓验证：江苏通州纺织机械厂江国妹，女，42岁，工人。她来信说："我用本条方治疗好了我同事父亲因肺癌引起的水肿。"

引自：1995年10月31日《大众卫生报》

羊肉煮菟丝子是治疗重症浮肿的绝招

配方及用法：用黄豆地里黄丝子（也叫菟丝子）和羊肉一起煮熟吃，吃饱为止，不计量，第一天吃了，第二天就消肿。

百姓验证：宋文章，男，54岁。患浮肿病8个月，曾多次求医无效，而且越来越重，像是要裂开似的，后用本方1剂痊愈。

荐方人: 辽宁葫芦岛建昌县巴什罕乡　张海莲

肥胖症

肥胖症是一组常见的、古老的代谢症群。当人体进食热量多于消耗热量时，多余热量以脂肪形式储存于体内，其量超过正常生理需要量，且达一定值时就演变为肥胖症。单纯性肥胖是各类肥胖中最常见的一种，这类病人全身脂肪分布比较均匀，没有内分泌紊乱现象，也无代谢障碍性疾病，其家族往往有肥胖病史。这种肥胖主要由遗传因素及营养过剩引起。

喝霜后桑叶茶利于减肥

我今年57岁，是水利技术干部。1年前曾患肥胖病，体重达90千克，却没有一点力气。手脚麻木、心悸气短、盗汗，运动不方便，甚至连上楼梯也困难。我到处求医，收效甚微。正在无可奈何之际，偶然听到一个民间流传的故事：古时候一肥胖病患者，听了医生的话，吃霜后桑叶而痊愈。我想反正花不了多少钱，不妨试试。因此，就在霜降后，即10月份，在桑枝上的秋桑叶还剩余1／3时，托四位农村朋友摘采、晒干、收藏，然后用来当茶饮服。

具体服法： 每晚用一杯冷开水浸泡5克左右的干桑叶，第二天凌晨空腹服下，再冲冷开水浸泡，白天当茶饮，傍晚把桑叶渣倒掉后重新浸泡，次日饮服。如此循环往复一个冬春，奇迹出现：盗汗去除，体重减轻，身体恢复正常。原来每天晚上都因盗汗弄湿被褥，尤其是晚餐喝酒以后盗汗特别多，吃桑叶茶近一年后，竟不盗汗了，就算晚上饮了酒也无盗汗。体重由90千克减轻到74千克。人也感到神清气爽，手脚不再麻木，脚气、水肿消除，也有力气了，全家人非常高兴。旁人都十分惊奇，问我治好肥胖病的秘诀。

话虽这么说，根据何在又不太清楚。为此我最近常跑图书馆，从医书中寻找答案。古代医学名著《本草纲目》中写着，秋后经霜打的桑叶为"神仙叶"，并注明桑叶除寒热、治出汗，汁可解蜈蚣毒。煎浓汁饮，能解除脚气水肿，利大小肠。炙熟煎饮，代茶止渴……用霜桑叶研末，末汤饮服止盗汗。

中国农业科学院蚕桑研究所，对桐乡青桑树品种桑叶的营养及保健作用进行测定分析，结果发现其内含水分75.22%，粗蛋白质4.18%，粗碳水化合物16.92%，另外还含有多种氨基酸。这些物质都有助于身体健康，尤其是粗蛋白质及粗碳水化合物有利于消除肥胖，解除脚气、水肿和盗汗。

荐方人：浙江桐乡市水利局　吴健生

我吃生萝卜减肥效果好

我偶从医书中看到，某某因吃生萝卜，不但达到减肥的目的，而且吃萝卜使他戒了烟酒，治好了心绞痛病。我见后仿做，坚持每天生吃半个心里美萝卜，直到现在，已有半年时间。啤酒肚基本没有了，体重减轻了6.5千克，自我感觉轻松多了。而且这种方法不必减食挨饿，每餐只要少吃一点即可。（杨永泉）

引自：1997年11月13日《老年报》

吴先生服荷叶汤减肥很有效果

荷叶汤治肥胖病是行之有效的，许多文献资料都有介绍。

方法：每日用干荷叶10克（中药店有售）或鲜荷叶50克左右，煎汤服用。两三个月后体重可显著降低。

荷叶是睡莲科多年水生草本植物莲的叶片，味略带苦涩，性平，清香可口，是解暑、解郁、止血的良药。其中含有莲碱、荷叶碱、杏黄罂粟碱、棚皮素、荷叶黄酮甙等多种生物碱，以及树脂、鞣质等。据药理试验，荷叶浸剂和煎剂能直接扩张血管，降低血压。荷叶有清香气味，易被人们接受。

百姓验证：广东肇庆市封开县江口镇曙光路114号聂建雄来信说："当地居委会吴先生用本条方减肥，仅60天的时间体重由87.5千克减到81.5千克。"

甲 亢

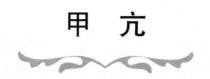

甲状腺功能亢进症的简称，是由于甲状腺合成释放过多的甲状腺激素，造成机体代谢亢进和交感神经兴奋，引起心悸、出汗、进食和便次增多以及体重减少的病症。多数患者还常常伴有突眼、眼睑水肿、视力减退等症状。

服醋蛋液使我的甲亢病状明显好转

我今年60岁，13年前得了甲亢病，不到一年时间，体重由78千克降到50千克，另外，心率过速、心绞痛及纤颤很严重。后经天津第一中心医院同位素科治疗，病情虽有好转，但全身颤抖症状一直没治好。

后来，我用山西陈醋泡鸡蛋服用，一直坚持服用至今，效果很好。如今我不仅心脏病好了，全身不颤抖了，而且体重增加到62千克。更令人称奇的是，我的头发现在从根部由白往黑变。我现在精力充沛，家里家外的活都能干。

荐方人：天津市宁河县芦台镇离休干部　肖井忠

甲状腺肿大

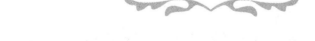

即"粗脖子"，是以缺碘为主的代偿性甲状腺肿大，青年女性多见。散发性甲状腺肿可由多种病因导致，即机体对甲状腺激素需求增加或甲状腺激素生成障碍，人体处于甲状腺激素不足状态，只有甲状腺组织增生肥大。

我用祖传秘方治甲状腺肿大症几十例均治愈

配方及用法：浙贝母、海藻、牡蛎各120克共为细面。每次服6克，日服

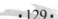

内分泌及营养代谢系统疾病

2次，饭前服，白酒一盅送下。

百姓验证：四川宜宾市江安县东正街文化馆曹鸿根，男，65岁，退休。他来信说："亲属罗元贞经本乡镇医院、宜宾市医院透视检查，确诊为大粗脖子病。每天很能吃，却总感觉不饱，而且体重下降，心里发慌，站不稳。有一次干农活突然晕倒在田里，她非常苦恼。后来我用本条方为她治疗，服药2个多月，病情减轻，逐渐好转，饮食正常，体重增加，精力充沛，能干农活了。又继续坚持服药，最后痊愈。"

荐方人：黑龙江　李子英

引自：广西医学情报研究所《医学文选》

我用脚部穴位按摩法治甲状腺病有良效

甲状腺病有单纯性甲状腺肿、甲状腺机能亢进、甲状腺瘤、地方性甲状腺肿等四种。

单纯性甲状腺肿多见于女性青春期、怀孕期或哺乳期；甲状腺机能亢进多见于20～40岁女性；甲状腺瘤多无症状，少数有甲状腺机能亢进症状；地方性甲状腺肿多发于缺碘的山区。

脚部选穴：12，4。（见图7）

按摩方法：12穴用按摩棒大头由上向下推按，双脚取穴，每次每脚每穴推按5～10分钟。4穴用按摩棒小头由上向下定点按压，双脚取穴，每次每脚每穴点按5分钟。每日按摩2次。

百姓验证：云南省文山壮族苗族自治州章素芸医生说："有位年轻女子，因患甲亢结婚几年未生育，我为她按摩1个疗程后，她去验血，血色素比按摩前上升2.5克（过去她的血色素只有9克，经服用补血药后上升到9.5克），经检查已怀孕，她十分高兴。"

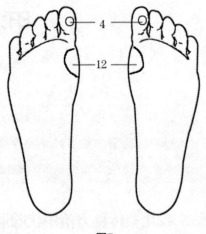

图7

糖尿病

糖尿病是由遗传和环境因素相互作用而引起的常见病，临床以高血糖为主要标志，常见症状有多饮、多尿、多食及消瘦等。糖尿病可引起身体多系统的损害。I型糖尿病多发生于青少年，依赖外源性胰岛素补充以维持生命；II型糖尿病多见于中、老年人，表现为机体对胰岛素不够敏感，即胰岛素抵抗。

我用本条方治好了糖尿病

1979年11月，我患了糖尿病，决心自治。自1980年2月起，经过55个月的治疗，效果相当满意。血糖、尿糖化验均正常，"三多"症状和手、脚心发烧也消除了，下降的30千克体重已恢复，而且一直处于稳定状态。我采取的主要措施是：

第一，树立自信心。我认真学习治疗糖尿病的知识，勇于实践，病情严重时不惊慌，病情好转时不自满，不断总结经验教训，摸清规律，提高疗效。

第二，自己做尿糖化验，做到心中有数，随机应变。同时，适当调配饮食品种和数量，坚持天天吃豆制品。

第三，探索验方，坚持治疗。根据古今医书及有关报道，研制出适合自己病情的验方，定为汤剂、膏剂、粉剂、茶剂，也叫1，2，3号方剂。

1号配方：人参、生山楂、五味子各9克，黄芪、桑白皮、杞子各30克，元参、熟地、制首乌、制黄精各20克，生地40克，泽泻6克，黄柏3克，煎服。当空腹尿糖由3个加号降到1个加号以后，改服膏剂。方法：黄芪、熟地、五味子、生山楂、桑白皮、巴戟天、琐阳、当归各100克，生地、女贞子、麦冬、杞子各200克，黄柏、木香各20克，生葛根150克，泽泻50克，用清水泡10小时，慢火煎浓，挤尽药汁，过滤、浓缩成膏，按30天量平均，日服2次。

2号配方：生山药粉30克，首乌、葶芥粉各10克，加鸡蛋，打面糊吃，早、晚各吃1次，不要间断。

3号配方：生葛根30克泡茶喝，每日1剂。喝了1年多，口渴、多饮等症消失后，停用。

西药：每餐前15分钟口服优降糖，维生素B₁、B₆、C、E等，始终不断。

第四，坚持量力而行的体育锻炼。保持每日步行2000米，饭后散步200米，早晚打太极拳，有空就玩健身球。

糖尿病虽是顽固性疾病，但只要认真对待，治疗得法，仍旧可以治愈，这对老年人也不例外。

百姓验证：吉林双辽市辽河路58号李在田，男，77岁，离休干部。他来信说："2002年7月，我爱人发现自己身体消瘦，乏力，口干、口渴，排尿次数增加，每隔1～2小时就小便，遂去医院检查，经医院确诊为糖尿病。我用本条方和下方配合为她治疗加巩固1个月，她的糖尿病就痊愈了，至今未复发。后来我又用此条方治好多人的糖尿病。"

荐方人：河南省平顶山市　李平

我用核桃鸡蛋木耳治愈了4年的糖尿病

我患糖尿病已经4年了，多次治疗服药，均不理想。后来得知一土方，服用后效果明显。我原来空腹尿糖4个加号，空腹血糖10.9mmol／L，服用1个月（10天为1个疗程），经医院化验，尿糖已经正常，血糖8.9mmol／L，服用2个月，血糖6.6mmol／L，现在已基本恢复正常。每服1个月可适当停服一段时间。

配方及用法：核桃2个，鸡蛋2个（最好是红皮的），木耳2片。将核桃、木耳切碎，和去皮鸡蛋搅拌在一起，并加适量的水，不加作料，上锅蒸熟，每天早晨空腹一次吃下。

百姓验证：河北秦皇岛海港区建国路临河里汤永义，男，60岁。他来信说："本人1994年患Ⅱ型糖尿病，多年来以药维持，时有复发，血糖、尿糖高低不稳定。今年3月用本条方治疗，一个半月后，尿糖从原来的2个加号转为阴性，血糖从原来的9个加号降为4个加号，并逐渐降至正常。"

荐方人： 辽宁沈阳市铁西区强工二街　张树棠

我服萝卜汁治好了十余年的糖尿病

我患糖尿病十余年，尿糖轻时两个"+"，重时三四个"+"。服用消渴丸等药，症状虽然能够好转，但降糖始终不明显。今年2月上旬，从《老年报》上获悉，萝卜汁能治糖尿病，我服用半月，尿糖由两个"+"号降至一个"+"号。连续服用一个半月，疗效良好。后来，改变了服用方法，将原方服萝卜汁改为萝卜丝，少加醋精、精盐拌服，每次半个萝卜左右，每日服3次。如需挤汁喝，可每次喝30~50毫升，每日3次。

荐方人： 辽宁省鞍山市岫岩县统计局退休干部　王学信

我老伴连服猪胰子山药汤治好了4个加号的糖尿病

1983年我老伴患糖尿病，身体日渐消瘦，尿化验4个加号。西医主张定时注射胰岛素治疗，我未照办。后来我从《内科学》上查到猪胰子山药可治糖尿病，就试用此法为她治疗。用后病情见好，即继续服用。

方法： 从杀猪场买猪胰脏若干，冷冻贮藏，每个猪胰子分2次煮汤用。将猪胰子洗净切成薄片，每次加山药50克，也切成片（最好是市场卖的鲜山药，中药店买的干山药亦可），放在一起煮汤，煮沸后20分钟，稍凉，即可服用。煮时不加盐及任何调料。日服1次，早晚均可。

我老伴连续服用2个月，再化验，糖尿病症状全部消失，至今未犯。

百姓验证： 新疆乌鲁木齐市林建总公司王华民来信说："患者赵某得糖尿病3年多，'三多一少'症状明显，尿糖检测常为3~4个加号，曾住院治疗过，钱没少花，病一直未治好。后来，用本条方治疗1个多月，现已痊愈。今日见他红光满面，精神焕发，身体较以前胖多了。"

引自：《老年杂志》

我用手脚穴位按摩法为老伴治糖尿病疗效很好

糖尿病是一种内分泌系统疾病，也是中老年多发病，主要是由于体内胰岛素减少或缺乏，引起糖代谢紊乱所致。糖尿病的自觉典型症状为"三多一少"，即多食、多尿、多饮和体重减轻。

脚部选穴：13，15，16，17，18，19，39，40。（见图8）

按摩方法：15，16，17要三穴连按，用按摩棒大头从15推按至17，双脚取穴，每次每脚每三穴推按10分钟。13穴用按摩棒小头点按，双脚取穴，每次每脚每穴点按5分钟。18，19两穴连按，右脚取穴，用按摩棒大头推按，每次推按5分钟；39，40两穴同按，用拇指和食、中指捏住踝骨凹处，向上推按，双脚取穴，每次每脚每两穴推按5~10分钟。每日按摩2次。

手部选穴：1，2，3，12，16。（见图9）

按摩方法：治疗糖尿病，应利用16点穴道，采用五穴灸治法治疗。治疗前从中指基关节至手腕横纹画一垂直线，分16点穴。治疗时选16点穴道中的1，2，3，12，16五穴，用香烟灸，每穴将点燃的香烟逐渐逼近穴道，有灼热感时稍撤离一点，如此重复7次。每日治疗2次。入浴前1小时内不宜施治。

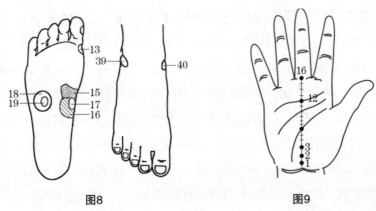

图8　　　　　　　　　　图9

百姓验证：吉林白城大安市安广镇离休干部周航说："我老伴于1987年得了糖尿病，多方治疗，时好时坏，全身无力，夜间排尿6~7次，并合并尿失禁和尿路感染。看她十分痛苦的样子，家人非常焦急。在多方求医无效的情况下，喜得此方，我决定给老伴按摩试试。为了检查效果，按摩前陪老伴去医院进行了化验，化验结果是：尿糖4个加号，血糖320mg／dl。从6月20日起，我按方为老伴按摩有关治疗糖尿病的穴位，并配合服用中药制剂消渴丸。1周后，尿糖降到2个加号；2周后，尿糖只剩1个加号，夜间排尿次数减少为2~3次；3周后，尿糖阴性。到9月20日已经坚持按摩3个月，经医院化验，尿糖阴性，血糖降到150mg/dl，排尿正常，尿路感染痊愈。现在我老伴做饭、洗衣服、做棉衣，什么家务活都能干了，全家人非常高兴。"

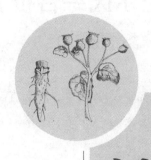

神经系统疾病

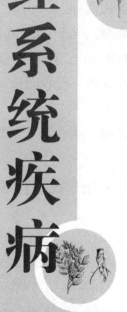

眩晕（美尼尔氏综合征）

眩晕症发作时常常会感到天旋地转的晕，甚至有恶心、呕吐、冒冷汗等自律神经失调的症状。要注意的一点是，眩晕症通常反映出前庭部位的病变，它是一种症状，并不是一个疾病。

一位 70 岁教师用鸽肉煮天麻方治愈头晕病

配方及用法：活鸽子1只，天麻10克左右。用醋将鸽子灌死，生去羽毛（不用热水烫），去毛后用微温水洗净（不能用热水），然后开腹去五脏，心肝留用，再用水将里边洗净装入天麻，再把开口用线缝住，放在砂锅内加清水（水要多一点），鸽子心肝也放在砂锅内同煮，用文火炖煮（煮时不能加盐和糖），待鸽子肉熟烂，汤变白色即可。服时喝汤吃肉和天麻。如胃口好可以一次吃完，胃口差分次吃完也可。服7只鸽子为1个疗程，一般2个疗程即可愈。

荐方人：河南商丘市　王化禄

我用参冰合剂治美尼尔氏综合征 300 例均痊愈

主治：美尼尔氏综合征。

配方及用法：红参须15克，炙白附子8克，冰糖100克。用水500毫升与上味同煮沸10分钟后，同红参须频服，每日数次，2日1剂。炙白附子不可单服，如误服炙白附子，舌和嘴唇如针刺而有麻木感。

疗效：临床观察300例，全部治愈（用药2剂头晕、干呕、耳鸣等症状消失），治愈率100%。

百姓验证：广西玉林市江岸开发区丘旭家，男，63岁，退休干部。他来信说："我邻居覃铭因劳累过度得了眩晕症，天旋地转，心烦欲吐。在市中心医院治疗15天，花费2000多元，出院后不久又复发。二次住院，又花费5000多元，出院后每半个月出现几天头晕，并呈周期性。后来我用本条方为他进行治疗，并让他加强营养，1个多月他的病就痊愈了。"

荐方人： 湖南湘西永顺县　钟新华

引自：《当代中医师灵验奇方真传》

我患眩晕症5年只用白果散就治愈了

配方及用法： 优质白果仁30克（有恶心、呕吐症状者，加入干姜6克）。上药研为细末，等分为4份，每次1份，温开水送下，早、晚饭后各服1次。一般服用4～8次即可痊愈。

疗效： 近20年来，用上方治疗眩晕，屡屡获效。

百姓验证： 云南红河建水县朝阳南路5号普华来信说："我患眩晕症5年，原先晕一下就过去，未引起重视，后来眩晕病发，引起呕吐达2个小时，最后吐血，住院治疗26天，花医药费3556元。稍有好转出院，第二次复发又花掉4572元，两次共花费8100多元，仍未治愈。后来我用本条方治疗，仅花5元多钱，不长时间就治好了，而且至今未见复发。"

引自：《中医杂志》（1986年第11期）、《单味中药治病大全》

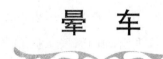

晕　车

即晕动病，本病常在乘车、航海、飞行数分钟至数小时后发生，初时感觉上腹不适，继有恶心、面色苍白、出冷汗，旋即有眩晕、精神抑郁、唾液分泌增多和呕吐，可有血压下降，呼吸深而慢，眼球震颤，严重呕吐可引起脱水和电解质紊乱。

用生姜片贴敷太渊穴治晕车效果好

晕车，多为出门旅行的患者所苦恼，用生姜片贴敷法防治，效果令人满意。

方法： 取生姜一块，切成1~2毫米厚的薄片，大小约1厘米×2厘米，坐车前数分钟用胶布固定在任意一侧的太渊穴位置上，再乘车就不会晕车了。

百姓验证： 吉林松原长岭县邮局宋德才，男，68岁，退休干部。他来信说："我老伴有晕车史，我用本条方为她治疗后，就再也没晕过车。后来我又用此条方治疗多人的晕车，也都有效。"

荐方人： 河南焦作电缆厂　张祥瑞

注： 另有生姜敷内关穴治晕车的方法，经验证，亦有效。具体方法如下：上车前半个小时内，切一片鲜生姜贴于双侧的内关穴（位于前臂掌面的下段，第一横纹正中以上2寸），用胶布或布条固定好，乘车时就不会晕车了。

我用伤湿止痛膏贴脐治晕车效果好

我用伤湿止痛膏贴脐治疗老年旅游晕动病56例，54例有效，有效率达96%。

方法： 乘车或乘船前先用温水洗净脐部皮肤，然后将伤湿止痛膏贴于脐部。

脐位于腹部正中，为任脉神阙穴所在部位，与督脉相表里，又为冲脉循经所过部位，内连十二经脉，与五脏六腑经络有着广泛而密切的关系。据现代医学研究，脐中分布着丰富的血管及大量的淋巴管和神经，皮下无脂肪组织，有利于药物的穿透吸收。

伤湿止痛膏携带方便，比服用乘晕灵等药物简便。伤湿止痛膏气味浓烈，具有芳香走窜、开窍透析之功，通过对肚脐持续的刺激，药物得以充分发挥作用，被人体及时吸收，达到疏通经络、调理气血、调整脏腑功能之奇效。（王明阳）

百姓验证： 浙江金华东阳市西花园李正雪，女，67岁，退休。她来信说："我因晕车而从不敢坐车，自从用本条方治疗后，一连乘坐几个小时的汽车，一点不适的感觉都没有了。"

头　痛

头痛是临床上最常见的一种自觉症状，一般是指前面眉毛以上，后面枕下部以上即头颅上半部这一范围的疼痛，可以出现于多种急慢性疾病之中，尤其是在神经系统疾病中多见。其病因十分复杂，且发病率高。有人称头痛是仅次于感冒的常见病，其实头痛是一种症状，而不是一种疾病。

用耳背放血法治各种偏头痛均有效

偏头痛是一种常见病，多见于青壮年女性。本病发作一般持续数小时或数日，病人常带有一种痛苦表情就医。

可用细三棱针（针刺工具）进行放血。首先选准耳背面小静脉管1~2处，随后用酒精棉球进行擦拭消毒（针具也同时消毒），之后手持三棱针在静脉管上刺入0.5毫米左右深度，使之出血数滴，最后以酒精棉球压迫出血点2~3分钟，防止继续出血。没有三棱针时，可用消过毒的刮脸刀或瓷碗破碎的锋利碎片代替。

百姓验证：湖南郴州市王水莲，女，45岁，教师。她来信说："郴州市北湖区张建军患偏头痛7年多，每天都要阵发性痛一次，经多方治疗效果不佳。2003年9月21日，我用本条方为她治疗，结果1个疗程（15天）就治愈了。"

我以萝卜冰片汁滴鼻治偏正头痛当即见效

配方及用法：鲜青头白萝卜1个，冰片少许。将萝卜切去青头少许，用粗针对准青头切面频频捣戳，待出汁，将冰片粉撒入汁中溶化。治疗时嘱患者仰卧，用滴管吸取药汁适量，滴入鼻中治疗头痛（左侧头痛滴入右鼻孔，右侧头痛滴入左鼻孔，全头痛交替滴两鼻孔）。一般滴鼻后，头痛会立即减轻。本方适用于偏正头痛。

神经系统疾病

百姓验证：湖南衡阳市衡阳医学院放射科刘光华来信说："衡山县永和乡谭深患头痛5年，曾花费1000多元未能治愈。后来我用本条方为他治疗，仅3天就彻底治愈了。还有一名女性头痛患者，患头痛10多年，在医院花费2000余元未能治愈，后来疼痛加剧，抱头大哭。到医院做CT检查，诊断为血管性头痛，住院治疗又花去2000余元仍未痊愈，而后我用本条方为其治愈。"

引自：《中药鼻脐疗法》

我服用五花饮治愈周期性头痛

配方用法：菊花10克，金银花15克，桃花10克，月季花12克，旋覆花6克。上述诸花洗净水煎服。每日服1剂，分2次服用。

按语：我在巡回医疗时，碰见一位患周期性头痛的女病人，每日中午端一碗茶花饮个不停，后来告诉我说，她服的是五花饮，治头痛较好。我问她这是什么道理。她说一位老中医告诉她：茶之药轻如羽毛，诸花性开，轻扬向上。菊花味甘，性平，利五脉，调四肢，清肝明目止头痛，走泻下降利大便，凉血活血顺经止痛；月季花，月月开，止痛调经月月来；旋覆花，通血脉，益血泽，周而复始，气血通畅。所以五花饮治周期性头痛有特效。

百姓验证：曹某，女，38岁。自诉8年来有周期性头痛病史，每遇月经来潮前四五天头痛剧烈，尤其两太阳穴明显，清晨头痛为甚，头痛发作时伴有嗳气，两胁疼痛，闷闷不乐。待月经来后，总要蒙头持续睡3天，处于绝食状态，从第四天后如常人一样，做脑电图、心电图、脑血流图、CT扫描均未发现异常。因最近几个月头痛周期缩短，不仅月经来潮前四五天疼痛，在月经期间也发作，追问以前治疗情况，言服过镇肝熄风汤、桂枝茯苓丸、川芎茶调饮及当归四逆汤等方，仍不见好转。综合分析，患者每遇月经随即头痛发作，呈周期性演变，应以清肝、柔肝、疏养肝、通五脉、利五脏的五花饮治疗。服此方28天后，等下次月经来潮，继续服药不中断，头痛未再发作。又服15剂，第二次月经前头痛亦未发作。

引自：《偏方治大病》

各部位麻木

麻木，指身体某部分感觉发麻甚至丧失感觉。西方医学解释为"肌肤感觉障碍"。

我喝醋蛋液治全身麻木大见奇效

我已经80多岁了，最近2年突然全身麻木，特别是腿脚不灵，举步艰难。喝了20个醋蛋液后，大见奇效。不但全身恢复了知觉，而且浑身轻松有力，特别是头脑清爽，精神十足，我高兴极了。我们这儿的老年人，普遍感到服醋蛋液后饭量增加了，睡眠好了，其中许多人治好了关节炎、气管炎。

百姓验证：江苏宿迁泗阳医院季选洪，男，71岁，离休干部。他来信说："我朋友朱民患高血压达10年之久，在医院治疗不但无好转，反而加重，感觉头昏脑胀，四肢麻木无力，人变得急躁，经常发脾气。我用本条方为他治疗，现在血压降至正常，头脑清醒了，性情温和，四肢麻木消失了，饮食也增加了。"

荐方人：黑龙江省嫩江农场　崔丙权

我用本方治愈了罗德音的双手麻木症

配方及用法：当归12克，桂枝6克，白芍12克，细辛3克，甘草5克，红枣5枚，木通10克，黄芪30克，鸡血藤30克，老鹳草30克。每日1剂，水煎服。

疗效：许某，女，成年。1981年5月6日诊。半年来双手麻木，夜间为甚，微冷，无红肿热痛，伴头昏，舌淡苔薄白，脉弦细。服本药5剂后，双手麻木减轻，续服5剂痊愈。（吕志连）

百姓验证：湖南怀化溆浦县水田庄乡曾社祥，男，49岁，教师。他来信说："罗德音，女，50岁。患双手麻木症，连筷子都拿不住，到处求医无效。

神经系统疾病

我用本条方为她治疗10次痊愈。"

引自:《湖南中医杂志》（1981年第6期）、《中医治愈奇病集成》

坐骨神经痛

> 坐骨神经痛是指沿坐骨神经分布区域，以臀部、大腿后侧、小腿后外侧、足背外侧为主的放射性疼痛。坐骨神经病多见于中老年男子，以单侧较多，起病急骤。

我用此针灸法在10分钟内治愈坐骨神经痛

我在实践中，每次针对不同的穴位为病人治疗坐骨神经痛，都收到理想效果。现将我的用穴经验介绍给医者和患者。

方法：①以短银针刺合谷向后一分（按第二掌侧骨诊疗法的划分，这里当属足穴），以痛侧为好，时间大约40分钟。②对承扶、殷门穴，用指头各点压4~5分钟。③直接指点或针刺坐骨神经穴3分钟。此穴是一经外奇穴，位于手背第四掌骨（即无名指指根处）外缘，我曾多次用此穴为患者治疗，效果很好。

百姓验证：陈某，男，46岁，1992年3月经人介绍来诊。据称双腿大面积全方位从腰到足剧痛，不能活动，越动越痛，在医院医治数月，既未见效，也没能确诊。以后几个月，病情不断加重，夜里痛得大声喊叫。我见后，确诊为重症坐骨神经痛。当即点了承扶、殷门、坐骨神经穴各约2分钟，同时按照我的老师李国普教的气功辅助治疗，总共不到10分钟病人已能丢掉双拐上厕所，不再言痛。（巍松）

我用生姜蘸火酒治好了坐骨神经痛

近年来，我的左腿膝盖时感疼痛，走路、上下楼梯很困难，上厕所时蹲下去就很难站起来。去年9月的一天，大女儿告诉我用生姜蘸烧酒可治愈坐骨神经痛，我就每天2次用生姜蘸烧酒按擦我的左腿膝盖疼痛处。没想到，只用了5天时间，疼痛就开始逐渐减轻，连续按擦10多天病痛就完全消失了。

百姓验证：广东广州市五羊新城寺右新马路13号彭宗堂，男，35岁，保安员。他来信说："我的同事坐骨神经痛很严重，到医院针灸、吃药，一次就花费300多元也未见好转。后来，我用本条方为他治疗20多分钟，然后让他躺在床上休息几个小时，再起床时一点也不痛了。真是一次治愈，达到神效。"

荐方人：云南普洱市思茅区计委　尹建强

我用三药一盐治坐骨神经痛有特效

配方及用法：川牛膝、五加皮、当归各25克，食盐250克，用火炒热，装入准备好的布袋内，外敷患处，每日3~5次，不必换药，冷却再炒。

我用此方共治疗坐骨神经痛患者25例，男19例，女6例，均获痊愈。

百姓验证：河南洛阳市民族路6号院雷振兴，男，80岁。他来信说："我患坐骨神经痛已有20余年了，痛苦至极，吃药、打针、理疗、针灸、按摩等均无治疗效果，治疗费用却花了很多。后来用本条方治疗近1个月，病痛便痊愈了。"

荐方人：河南开封　吴宗祯

辣椒茄子熏治坐骨神经痛效果较佳

配方及用法：取隔年辣椒棵、茄子干燥棵（未经雨淋为最佳）等份，放入大锅内煮1个小时左右。倒入脸盆内，人坐盆上边熏，用塑料薄膜围严，周围不要跑气，然后把从地里拾来的料姜石（要带刺的）放煤火中烧红，待水稍冷时放入盆内，可连续放两三块，水凉了可再热。如此每日3次，每次可换一二次辣椒、茄子棵。10日见效，一般病不重者，20日即愈。

百姓验证：茹父，患坐骨神经痛年余，四处求医，均不见效，病甚卧床不起。用此方治疗月余，未花分文，病彻底治愈。

说明：本方用辣椒、茄子干燥棵煎汤熏洗治疗坐骨神经痛效果较好。

因为坐骨神经痛属中医痹证范畴，多是风、寒、热、湿邪使经络气血不畅，痹寒不通而作痛。茄楷又名茄根、茄母，为茄楷植物，茄的根和茎性味甘、微苦、平，有祛风通络、止痛之效，主治风湿疼痛、手足麻木。《开宝重定本草》：辣椒楷，又名辣椒茎，为茄楷植物辣椒的茎，辛热。有祛寒湿，散瘀血之效，主治风寒湿痹。用2味煎汤熏蒸取汗，一则通经活络，二则散瘀止痛，故疗效甚佳。

荐方人： 河南平顶山市鲁山县化肥厂　茹海龙

半身不遂

半身不遂又叫偏瘫，是指一侧上下肢、面肌和舌肌下部的运动障碍，它是急性脑血管病的一个常见症状。轻度偏瘫病人虽然尚能活动，但走起路来，往往上肢屈曲，下肢伸直，瘫痪的下肢走一步划半个圈，这种特殊的走路姿势，叫做偏瘫步态。严重者常卧床不起，丧失生活能力。

我用此祖传药酒方治半身不遂症有特效

配方及用法： 生川乌15克，生草乌15克，蜈蚣3条，全蝎5个，蜜炙双花30克，豨莶草30克，忍冬藤30克。以上7味装入瓷坛内加入白酒1500毫升，将坛放在锅内加水至坛半腰深，然后盖上锅盖用火烧开后，再用文火炖1小时即可。在炖时酒坛不要加盖，不要使沸水进入酒坛，一小时后取出酒坛盖好待用（不要将药渣沥出，可长期泡在酒内）。每日服3次，每次服50毫升，饭后服为宜。如酒量小，可酌量少服，一般服完一料药酒即可痊愈。

百姓验证： 云南文山西畴县兴街镇黄传孝用本条方治愈了一名急性半身不遂患者。该患者病情非常严重，但由于家庭经济困难，无钱医治。黄传孝听说后，用本条方给他治疗了3天，之后奇迹出现了，患者的病情大有好转。

祖传秘方马尾千金草治半身不遂效果神奇

我曾多次进入广西花坪自然保护区采访，每次都有神奇的机遇和奇妙的收获。给我印象最深的还是刘老医师的神奇医术。林区陈技术员曾告诉我，刘老师治瘫痪和半身不遂有一绝佳的祖传秘方，着实令人叹为观止。

20世纪70年代，在林区附近的一个村子，有一农民因建房捡瓦补漏，不慎从三层高的房顶摔下，成了瘫痪。从此，这个农民在家一躺就是15年，每天上下床、吃饭、撒大小便都得靠别人服侍。有一天，刘老医师外出路过该村，进村讨口水喝，见到这位农民，便主动为其治病。那农民原本就不抱任何希望，他之前请了许多"神医妙手"医治自己，无一人能治愈此瘫痪，反倒使他欠了一千多元医疗费的债务。刘老医师很认真地给那农民做了一番按摩，接着给了两副药，并细心吩咐煎熬服法。患者依法行事，结果不到半月就出现了奇迹：瘫痪在床15年的患者，居然赶走了病魔，重新站立起来！仅过了一个多月时间，他便能爬山打柴，挑百余斤担子走个三五里地不成问题。

起初听到这事，我怎么也不相信，总认为是民间故事、夸张传说，并不以为然，听听而已。谁知，后来事实证明了这不是故事。这位刘老医师确有治疗瘫痪和半身不遂的秘方。与其说是秘方，不如说是绝方更恰当。因为这副药方并非他家祖传，更不是他家专利。花坪自然保护区甫主任也知晓这妙方的来龙去脉及炮制方法，他于20世纪50年代就尝试过这妙方的奇特功效。

那是20世纪50年末期的事，花坪林区初创，甫主任与另一个工人有一天进山勘探，深夜就住在密林深处的护林观察棚里，这是海拔1000多米的高寒山区，时值秋冬之季，深夜异常寒冷，两人的棉被根本不足以御寒。甫主任当晚深深感到寒冷刺骨的难受滋味，可与他同行的工人却一点也不觉得冷，相反还直感到浑身热血沸腾、暖气阵阵。甫主任深以为怪，探问何故。工人说晚餐时，他在锅里煮的山蛙汤里，加了一小截新采撷的绝妙草药煮吃，因此不畏严寒，浑身暖烘烘的。甫主任不信，次日晚餐也仿效试服之，果然神效奇特，不再畏寒。后来，他们又用此草药治愈了几位跌成重伤、瘫痪或半瘫痪的工人，其神速奇效实令人叹为观止。而那刘老医师治疗瘫痪和半身不遂的妙方，也主要是此药草。

那么，这是什么草药，这般神奇绝妙？

它叫马尾千金草，又名马尾伸筋草。全草属藤系，生长缠绕于古木大树或石壁上，因身长成一节一节伸缩状，首尾又呈马尾状，故名马尾伸筋草（俗称）。但此草是极难采撷到手的，目前亦稀缺，不易发现，故特别名贵珍稀。即使是在当年号称为马尾伸筋草的故乡的花坪林区这座绿色宝库，今天也是很难找到真品了。它与另一草药吊壁伸筋草有相似之处，极易被混为一谈，张冠李戴，这是要格外注意的。它们外形相似，但药效却相差甚远，不可等同之。

马尾伸筋草的药用泡制法比较简捷：一是泡酒法，用鲜草浸于白酒之中，数天之后取酒饮服；二是用鲜草煎水服，或者放在锅中拌青蛙或小鸡蒸煮饭食之。干草亦可按上法泡制、服用，但药效比之鲜草，却相差一筹了。

马尾伸筋草对瘫痪、半身不遂、跌打损伤、补虚壮阳及活络筋骨，实有不可言喻之奇效。

引自：《神医奇功秘方录》

肋间神经痛

肋间神经痛是指一个或几个肋间部位发生的经常性疼痛，并有发作性加剧。原发性肋间神经痛极少见，继发性者多与病毒感染、毒素刺激、机械损伤及异物压迫等有关。其疼痛性质多为刺痛或灼痛，并沿肋间神经分布。

我兄弟用此方治好了肋间神经痛

配方及用法：瓜蒌35克，五灵脂15克，没药15克，红花3克，白芍20克，甘草10克，水煎服，日服1剂。

疗效：一般用药1剂即愈。

百姓验证：广西钦州市灵山县人民银行宁胜群，男，60岁，退休干部。他来信说："我兄弟于2003年在灵山县人民医院确诊为肋间神经痛，经中西医结合治疗半年多效果不佳，又经草药、哈慈五行针针灸及多种治疗仪治疗均无效果。后来按本条方服药1剂治愈，至今未复发。"

引自：《实用民间土单验秘方一千首》

面　瘫

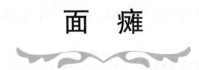

> 面瘫是以面部表情肌群运动功能障碍为主要特征的一种常见病，一般症状是口眼歪斜。它是一种常见病、多发病，它不受年龄限制。患者面部往往连最基本的抬眉、闭眼、鼓嘴等动作都无法完成。

生马钱子切片贴穴治面瘫效果特好

配方及用法：根据患病部位的轻重，寻经取穴，常用的穴位有地仓、下关、阳白、四白、翳风。首先将生马钱子用开水泡24～30个小时，取出剥去皮，再将马钱子切成薄片。根据外敷面积的大小准备胶布，剪成小方块（3厘米左右的方块胶布即可）。把切好的马钱子片放在准备好的胶布上，要放均匀（胶布的四边不要贴上马钱子片，以免贴不上，药漏掉），然后立即贴在选好的穴位上。7～10次为1个疗程。贴过马钱子的胶布一定用火烧掉（生马钱子有毒）。

百姓验证：黄婷婷，女，3岁。患儿于1993年12月从托儿所回家，路上遇风寒，次日突然出现口眼歪斜，流泪，鼻唇沟变浅等症。患儿母亲急得啼哭，不知如何是好，来院就诊，诊断为面神经麻痹。于是采用外敷生马钱子治疗。经一次外敷生马钱子片后，患儿眼睛基本闭全了，不流泪，口角基本不歪斜了，喝水也不漏了。外敷10天，中间休息1天。第二次继续外敷马钱子，10天后取下胶布，观察患儿颜面部，病情痊愈了。

按语：马钱子味苦，性寒，《中国药典》记载有大毒。我国临床医学研究报道马钱子为温性药，它可消肿散结，温通经络，尤其对风寒湿痹血瘀、肿痛效果甚佳。面神经麻痹大多因感受风寒较多，所以外敷生马钱子效果特好。马钱子还有兴奋的作用，增强骨骼肌肉的紧张度，改善肌肉无力状态，所以外敷马钱子的穴位上有发痒或蚁行感。当胶布取下，药变成了绿色效果更好。这种方法简单易行，无痛苦，不留瘢痕。但一定要注意，药有毒不能入口。

荐方人：辽宁锦州医学院附属第一医院主治医师　刘玉杰

我用黄鳝治面瘫效果好

配方及用法：活黄鳝1条，面粉适量。将鳝鱼头剁去，倒悬沥血，和面粉调拌成厚糯糊状的膏药。使用前，先取一小撮长发，取中段编成细辫，环耳后。嘴向左歪，环右耳后；嘴向右歪，环左耳后，使发之两头散于面庞上。然后，将调好的膏药敷上，外面再用一纸贴上，以保护膏药不被擦去。

疗效：数十年来，共治愈100多人。一般经3～5天即可恢复正常。如尚未复原，可再治疗一次。

百姓验证：重庆忠县石宝镇邓明材，男，84岁，退休。他来信说："坪山黄秀梅患面瘫，口鼻歪，流口水，吃饭受限，曾花40多元医治无效，我用本条方为她治愈。"

引自：《江苏中医》（1963年第8期）、《单味中药治病大全》

我用蓖麻籽仁贴手掌心治面瘫屡治屡验

配方及用法：蓖麻籽仁（红皮）10克，乳香3克，没药3克（一次量）。上药共捣烂加工成膏，摊布上，贴手掌心（劳宫穴），左歪贴右，右歪贴左，每晚1次，约5～10克，对口眼歪斜，屡治屡验。

百姓验证：陕西洛南县城关镇尖角崔楼才来信说："本镇牛湾村吕荣突然口眼歪斜，言语不清，到县医院诊断为面神经瘫痪。住院治疗1个多月，花了800元未愈。又到中医院治疗1个多月，再次花去了700多元，效果还是不明显。回到家里打针、吃药，又花去1000余元，仍然不见好转。出门常戴一大口罩来遮丑。后来我用本条方为她治疗，用药1次就大见效果，用药4次基本恢复正常，总共才花10多元钱。现在此人吐字清晰，也不用戴口罩了。"

荐方人： 山东曲阜市医院中医师　桂清民

引自：《当代中医师灵验奇方真传》

脑萎缩

脑萎缩是指由于各种原因导致脑组织本身发生器质性病变而产生萎缩的一类神经精神性疾病。脑萎缩包括小儿脑萎缩、成人脑萎缩。成人脑萎缩以老年人多见，多发生于50岁以上，病程可达数年至数十年，男性多于女性。

荣脑汤治疗脑萎缩痊愈率较高

配方及用法： 紫河车、龙眼肉、桑葚、赤白芍、太子参、茯苓、石菖蒲、丹参各10克，当归、生蒲黄各15克，远志、郁金各12克，熟地20克，炙甘草6克。上药煎20~30分钟取汁，约200毫升，日服2次，分早、晚服。兼见痰热者加竹茹10克，清半夏9克，胆南星15克；兼失眠者加酸枣仁30克，生龙齿15克；兼肢体活动障碍者加全蝎6克，瓜蒌10克；头痛重者加细辛3克，僵蚕6克。服药最少者24剂痊愈，最多者57剂。

疗效： 治疗25例患者，临床治愈20例，好转4例，无效1例。治疗时间最长者60天，最短者25天。

百姓验证： 王某，女，55岁，工人。有头痛病史3年，近两年记忆力逐渐减退，性格固执自私，待人淡漠，情绪易急躁，时哭时笑，反复无常，自言自语，身倦无力，伴失眠，经服中西药效果不明显。CT提示脑萎缩。经服用荣脑汤后，记忆力减退明显好转，判断、识别、分析能力明显提高，精神症状全部消失，语言流畅，睡眠恢复正常。经CT复查，脑沟变宽，脑室扩大，基本恢复正常。

荐方人： 陕西西安中心医院主治医师　李滋栋

我用鹿麻汤治脑萎缩3个月可收佳效

配方及用法： 鹿角9克，黑芝麻12克，生地30克，山萸肉12克，山药25克，云苓15克，丹皮10克，泽泻10克，何首乌15克，当归10克，菖蒲12克，枸杞子15克，菊花15克，远志10克，甘草5克。兼见痰热者，加竹茹、半夏、胆星；兼失眠者，加炒枣仁、生龙齿；兼高血压者，加石决明、决明子；兼肢体活动障碍者，加全虫、地龙、豨莶草；头痛重者，加僵蚕、天麻。上药用水浸泡20分钟，文火煎2次，取药液混匀后分成2份，早晚各服1份。

疗效： 治疗患者31例，治愈22例，好转8例，无效1例，总有效率96.8%。

按语： 脑萎缩主要包括老年性痴呆，脑动脉硬化，伴发精神障碍等慢性进行性神经衰退性疾病。综观本病，进行缓慢，以虚为多，尤以肝肾不足多见，部分病例属本虚标实。其虚在肝肾者，以脑虚不健为主；其虚在脾者，多生痰湿闭阻清窍，上实下虚。

在治疗时当补肝肾，方中鹿角、黑芝麻、生地等滋阴清热、补肾，山萸肉、枸杞、山药、何首乌养血活血，故而取效较佳。

百姓验证： 广东吴川市黄坡镇卫生站林顺余，男，62岁，乡医。他来信说："黄坡水潭村邓德盛常有短暂缺血性头晕，记忆减退，经市人民医院检查确诊为脑萎缩，住院治疗14天，花费2500元。出院后继续服用脑活素、复方丹参片等药治疗，不久病情加重。我用本条方为他治疗3个月后，恢复如常人，面色红润，能参加各种劳动，总共花费不到200元。"

荐方人： 山西运城市垣曲县医院　董俊峰

帕金森氏病

即震颤麻痹，多发生于中老年人，是中枢神经系统变性疾病。该病的主要临床特点为静止性震颤、动作迟缓及减少、肌强直、姿势不稳等。本病常发于50～60岁，男性多于女性，多缓慢发病，逐渐加重。

我用复方黄芪治好一患者的震颤症

一位姓张的男士，33岁，渔民。因常在冷水中作业，突患两手震颤，始于右手，渐及左手，有冷感，执笔摇颤，不能写字。静时双下肢也觉飘浮无力。曾在当地医院治疗3年，无效，而震颤愈甚。心中烦乱，忧虑重重，因而就诊于我。诊其脉沉迟无力，舌苔薄白，边有齿痕。辨证：气虚寒凝，瘀阻经络。治则：补气温阳，活血通络。

配方及用法：黄芪30克，白术12克，茯苓10克，炮附子12克，桂枝10克，白芍10克，秦艽10克，当归12克，穿山甲珠9克，川断12克，川芎9克，炙甘草6克，生姜4克，大枣3枚。水煎，分2次服，每日1剂。

二诊：服上方6剂，两手震颤大减，唯觉两臂发凉未解，患者甚喜。又将上方加狗脊10克，炮姜10克，服3剂康复。

按语：本例患者气虚脾虚，因寒凝而经络被阻，筋脉不能约束，虚寒之邪散于四末而手作颤。此疾青少年不多见，中年之后时有之，年老者多见，属缠绵难治之症。本病当以益气温阳，舒筋通络治之，多能取效。手颤动多为虚证，选方用药不可妄施。

百姓验证：四川省眉山市彭山区西铁分局陈上琼，女，72岁。她来信说："一老工人患震颤症3年多了，住院治疗花2000多元也不见效。后来我用本条方为其治疗，服药8剂就痊愈了，才花100多元钱。"

荐方人：河北沧州市中医院　许秀华

暖肝熄风汤治帕金森氏综合征10余例都有明显疗效

主治：帕金森氏综合征（震颤麻痹）、老年性震颤。

配方及用法：制附片（先煎）、白芍各12克，茯苓、生龙骨（先煎）、生牡蛎（先煎）各20克，丹参、白术各10克，肉桂（后下）3克。常规水煎服。制附片、生龙骨、生牡蛎先煎20分钟，肉桂后下（只煎5分钟即可）。

疗效：治疗10余例，都有明显疗效，部分患者痊愈。

按语：帕金森氏综合征、老年性震颤临床表现为四肢不由自主地抖动，属中医肝风内动范畴。

荐方人：江西省人民医院主治医师　潘少骅

引自：《当代中医师灵验奇方真传》

神经衰弱

神经衰弱以精神和躯体功能衰弱为主，精神易兴奋，脑力易疲劳，常伴情绪紧张、烦恼以及紧张性头痛和睡眠障碍等心理、生理症状。患者病前多存在持久的情绪紧张和精神压力。

练头脑保健操治好了我30多年的神经衰弱症

我患神经衰弱症已有30多年，经常失眠、头晕、头疼，久治未愈。1977年有一位同事将头脑保健操介绍给我。我照着去做，每天2遍，早、晚各1次，效果很好。现在躺到床上就能入睡，头也不疼了。现将其介绍如下：

（1）搓脸搓头：将两手掌搓热，然后用两手从脸部搓到后脑勺，连续36次。

（2）揉太阳穴：用两手拇指按两边太阳穴，顺时针旋转揉动，然后再逆时针旋转揉动各36次。

（3）揉动耳孔：用两手食指伸到两个耳孔中，像拧螺丝一样揉动36次。之后，两食指按紧两耳孔，少许拔出，连续3次。

（4）敲响天鼓：用两手掌按紧两耳孔，用中指敲打后脑勺36次。

（5）指肚梳头：用十个手指肚梳头36次，要按紧头皮，切勿用指甲。

（6）活动头脑：上下活动，左右摆动，左右旋转各36次。

经过我近20年的体验，此方不但能治神经衰弱，而且能防止脱发和脑血栓，并能延缓头发变白。（王建功）

引自：1996年11月20日《晚晴报》

失　眠

　　失眠是指入睡困难、睡眠中间易醒及早醒睡眠质量低下、睡眠时间明显减少，有严重的患者还彻夜不眠。长期失眠易引起心烦易乱、疲乏无力，甚至头痛、多梦、多汗、记忆力减退，还可引起一系列临床症状，并诱发一些心身性疾病。

我用麦地桑实汤治老年性失眠200余例效果均好

配方及用法： 桑葚30克，生地、丹参、酸枣仁各15克，首乌12克，灵磁石15克（先煎），灯芯草1尺。水煎服，每日1剂。

老年人的失眠症，多因肾精肝血不足，阴虚火旺而致。此方有滋阴化水、清热解毒、活血安神作用。我用此方治疗老年性失眠症200余例，取得令人满意的效果。

百姓验证： 一位男性老者，62岁，退休干部。患者退休2年来，由于工作和生活与从前不同，加之家庭琐事较多，变得忧郁寡欢，易躁易怒。近1个多月，心悸不宁，五心烦热，夜寝不寐，每晚只睡2~3个小时，晨起口干舌燥，腰背酸楚，大便常干结难下，舌红少津，脉细弱而数。本证属老年人肾精肝血不足，肾水亏乏，阴虚火旺之候。故用桑葚、丹参、首乌、生地等滋补肾水，润肠通便，养心阴以壮水制火，使水火相济；麦冬、酸枣仁以宁心安神，合灵磁石重镇安神定志；灯芯草淡渗清心，引热下行，邪有出路。诸药合用，相辅相成，水火相济，心肾相交。患者服6剂后，诸症悉平，再进3剂，以善其后。

引自：1995年3月5日《上海中医药报》

我老伴用橘皮枕芯治失眠很有效

老伴从报上读了《用干橘皮做枕芯可健脑清心》后，自去年冬天起，就将每天吃橘子扒下的皮在暖气片上烘干，攒起来，最后砸碎成荞麦粒大小的颗粒，装在我枕的枕头里。每当夜幕降临，头落枕上，就闻阵阵橘香从枕内徐徐散出，沁人心脾，催人入睡。（张健人）

百姓验证：贵州黔南惠水师范学校王兆美，男，65岁，教师。他来信说："我自1995年退休后经常失眠，多方治疗并服安眠药，收效甚微。近日试用本条方治疗，一用真灵，当晚见效，睡眠由2～4小时增加到6小时左右。长期花钱治总未解决的病，此次却一分钱未花，使顽固性失眠症大大得到缓解，并渐渐痊愈。此方太神啦！"

引自：1997年4月10日《老年报》

用王不留行贴压耳穴治神经衰弱性失眠 52 例全部有效

配方及用法：当归、丹参、川芎各200克，用75%酒精适量浸泡月余后，去渣取汁再浸泡王不留行，以药汁浸透为度，加少许麝香效果更好。

疗效：52例中，痊愈46人，均经治疗5～10天，睡眠正常，其他症状消失，1年后随访未复发；显效6人，均经治疗1～2个疗程，睡眠接近正常，其他症状消失。

百姓验证：李某，男，30岁，会计，1992年4月8日就诊。主诉：失眠数年之久，逐年加重，近3个月以来，经常彻夜不眠，偶尔能寐2小时，但噩梦纷纭，精神紧张，两目直视，目光呆滞，头昏头痛，疲惫心悸。曾在南京精神病院按顽固性神经衰弱住院治疗，用强力镇静剂安眠，但药停则病情复发，特来我科要求耳压治疗。刻诊：症如上述，舌质红，苔薄白，脉沉弦细数。经用上述耳压1次治疗后能沉寐3小时，且睡甜而香。5次后诸症消除, 睡眠7~8小时。为巩固疗效将1个疗程做完, 随访1年多未复发。

按语: 药理实验表明, 单味王不留行内含多种皂甙和葡萄糖醛酸、葡萄糖等, 但在干燥情况下, 较短时间内是很难分解或释放出来发挥其药理作用的。我从临床实践中观察到, 经3~6天在耳部失眠穴上 (用胶布固定, 每天要用手指捏压几次) 贴压的王不留行, 其硬度无变化, 种皮无脱落, 切开见种子内干燥。我为了进一步提高临床疗效, 使其内部多种有效成分得到充分发挥, 故将王不留行籽每次用两粒, 其中一粒压碎, 一粒完整。这样既能对耳穴产生物理压迫作用, 又能使有效成分尽快通过穴位经络渗透至体内, 到达疾病所在的脏腑, 从而有效地提高临床治愈率。

荐方人: 安徽滁州市第三人民医院　尚良翠

引自:《河南中医》(1997年第6期)

盗　汗

盗汗是中医的一个病名, 此病以入睡后汗出异常, 醒后汗泄即止为特征。"盗"有偷盗的意思, 古代医家用盗贼每天在夜里鬼祟活动, 来形容该病的每当人们入睡或刚一闭眼而将入睡之时, 汗液像盗贼一样偷偷地泄出来。

用糯稻根治盗汗自汗10余人均愈

配方及用法: 在农田中拾糯稻根去土晒干备用。使用时, 取干糯稻根50克左右洗净加冷水 (用什么锅都可以, 水的多少以盖住根即可) 同煮 (也可加几枚红枣), 待水煮成还有一碗时, 去掉稻根, 把水倒在碗中, 加些红糖温热时喝下, 上床休息一会儿 (最好睡觉前喝)。每日1次, 一般用3次。

我曾介绍给10多位患者皆治愈。(玉锦)

引自: 1997年8月12日《老年报》

我的家传秘方五倍子治盗汗有奇效

配方及用法： 五倍子10克，研末，加水少许搅成糊剂，睡前置患者肚脐中心，外用纱布固定。

疗效： 有效率100%，一般用1次即愈。

百姓验证： 河北唐山市滦南县柏各庄镇石各村赵信艳来信说："本村刘平有五六年的盗汗史，每到夜晚睡觉时，必汗流如洗，痛苦不堪。曾在县中医院用草药和谷维素、刺五加、人参生脉饮等治疗，效果不佳，花去药费几百元。后来用本条方治疗，只外贴1次，花了5角钱，当晚就明显见效；连贴3次盗汗症状全无，且至今未复发。"

荐方人： 福建龙岩　　张金鹿

引自： 广西医学情报研究所《医学文选》

癫　痫

癫痫即俗称的"羊角风"或"羊癫风"，是多种原因引起脑部神经元群阵发性异常放电所致的发作性运动、感觉、意识、精神、植物神经功能异常的一种疾病。癫痫是神经系统常见疾病之一，患病率仅次于脑卒中。

我老伴患癫痫20年用炸蚕蛹彻底根治了

我老伴患癫痫症20年，1973年底用单方治愈，到现在22年从未犯过。

在患病期间，她一遇冷、热、生气、劳累或是受点刺激就会复发。病发时，"哇"的一声跌倒在地四肢抽搐，上下牙齿开始咀嚼，有时舌头会被咬破口吐血沫，而后牙关紧闭，不省人事。经过一阵呼叫，牙齿放开呼出一口长气。这时弄得小便失禁，仍是昏迷不醒。轻时半天，重时几天才清醒过来。

后来，在湖南省工作的侄儿得知消息寄回一个单方：炸蚕蛹1剂6～7个，白冰糖50～100克，用水煎服后，连水带蛹一起吃下。最好在患者觉得有发病预兆时吃药。我让她一连吃了4剂，病就彻底根治了。

荐方人：河南平顶山市新华区焦店镇阎庄　曲晓东

服用酒精烧鸡蛋治癫痫病很少复发

配方及用法：用酒精100毫升，放入瓷杯内点火，然后再放入2个鸡蛋，当酒精燃烧完后，鸡蛋已熟，每日吃2个。每次发作之后睁开眼，立即吃酒精烧鸡蛋，便可延长下次发作间隔时间或停止发作。

百姓验证：郭某，女，19岁，家住山西太原市迎新街。自7岁时癫痫频繁发作，曾经用过扑痫酮、大仑丁，采用过割治疗法，均无效。在北京某医院做过脑电图和CT，都诊断为癫痫。为了得到有效治疗，多方求医，其结果无济于事。近几年发作频繁，发作时不省人事，尖叫，抽风。后来从香港捎来一治疗癫痫的偏方，用酒精烧鸡蛋热服或发作后立即服用，每日早晨吃2个，越吃发作次数越少，有时间隔一两个月。患者从不间断地吃了2年，再未发作。

引自：《偏方治大病》

一亲属患癫痫用本方治愈

用黄瓜藤可治疗癫痫，具体方法：将黄瓜藤晒干，去根、叶，用时每次取500克干藤切碎洗净，加水适量，熬出汁，分2天当茶饮。服完后继续取500克干藤熬水，如此连服6～8天。此方对癫痫病有效。如服后不见效，则为元气不足，可试按下方服药。

配方及用法：黄芪10克，防风10克，赤芍10克，水煎服，每日1剂，日服3次。

医者王清任认为，痫症是元气一时不能转入脑髓，故用补气活血之药，使周身之气常行而不滞。有人用上方治愈痫症10例，随访3年，9例未见复发。

注：本条方是两种治法，可分别单独使用。一般都是在用前方收效不显的情况下再采用后方治疗。

苘麻根煮荷包蛋可治愈抽鸡爪风病

配方及用法：苘麻根适量，三月三鸡蛋21个。所用的苘麻根，即从根部扒下的根皮，21个鸡蛋为1剂药，必须是三月三的新鲜鸡蛋。

把苘麻根皮放在药锅内用水煎开，然后用7个鸡蛋做荷包蛋，熟后捞出一次吃下。不能用任何作料，只干吃鸡蛋，1天7个，3天吃完1剂药，晚饭前吃，一般1剂药即可痊愈。为确保治愈，来年可再吃1剂。所用苘麻根皮及水不换，1剂药总用这一回水。

百姓验证：王海英的母亲患此病达10年之久，吃2剂药即痊愈。

荐方人：内蒙古通辽市开鲁县幸福乡幸福村　王海英

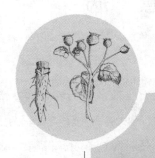

精神系统疾病

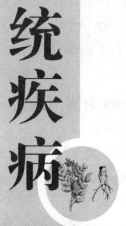

癔 病

是一类由明显精神因素如重大生活事件、内心冲突、情绪激动、暗示或自我暗示和作用于易病个体所导致的以解离和转换症状为主的精神疾病。临床表现多样，主要为急起的短暂的精神障碍和身体障碍，且无器质性基础。

用单药徐长卿治癔病很有效

配方及用法：夏秋季采集（以全草入药为佳），洗净晒干，加工粉碎过筛备用。炼蜜为丸，每丸含徐长卿粉5克。

百姓验证：一位姓高的女青年，23岁，1979年2月28日入院。患者于入院1周前，因精神刺激而频繁抽搐、失眠、哭笑无常。曾用多种西药镇静剂及针刺疗法均无效。体检无异常发现。入院诊断为癔病。投徐长卿丸剂，每次2丸，每日3次。服药3小时后，患者安静入睡。住院治疗至3月14日，抽搐再未发作，痊愈出院。随访2年，未再复发。

引自：《吉林中医药》（1981年第4期）、《中医单药奇效真传》

本秘方治癔病100余例，有效率100%

主治：癔病、歇斯底里。

穴位：主穴为天灵（脐上一寸内开五分）、平顶（膝下三寸胫腓骨之间）、阴委（股外侧腘窝横纹上一寸）、曲阳委（肘横纹端稍外方）。配穴为人中、合谷、涌泉、百会、太阳。

手法：癔病表现的症状各有不同，在治疗手法上也不同。一般情况，体壮病情严重者，给以泻法（重刺激）；体弱病情轻微者，给以补法（轻刺激）；一般体征、病情时重时轻者，给以平补平泻法（中等度刺激）。在行手法时，根据身体症状，给以强有力的正面言语刺激。

疗效：治疗100余例，疗效100%。

引自：广西医学情报研究所《医学文选》

老年痴呆

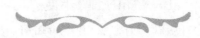

即阿尔茨海默病，是一种中枢神经系统变性病，起病隐袭，病程呈慢性进行性，是老年期痴呆最常见的一种类型。主要表现为渐进性记忆障碍、认知功能障碍、人格改变及语言障碍等神经精神症状，严重影响社交、职业与生活功能。

我用此方治疗老年单纯型痴呆获佳效

配方及用法：炒白芍40克，川芎34克，泽泻34克，茯苓22克，白术22克，当归20克。将上药烘干磨成粉，混匀，每日早、晚各服1次，每次10克，温开水送下。

此方对单纯型痴呆疗效最佳，这类病人表现为头昏、嗜睡、口齿不清、发音含糊、语言杂乱、记忆减退、行为幼稚等。（虞永水）

百姓验证：四川省眉山市彭山区西铁分局陈上琼，女，72岁。她来信说："我单位第一任书记的老伴，现年70岁，患了痴呆症，生活不能自理，多方治疗无效。后来我按本条方给她开了个药方，让中医师看看能否服用。事过一天后，书记告诉我，中医和西医都看过我开的这个方，都不敢说行与不行。书记最后表示，先服1剂药试试看。我说，可以先少量服药，如无大的反应，再多服一些。就这样，书记给他老伴服了5剂药后，老伴的病治好了。现在看见谁都认识了，到外面去不管走多远，回来时也能找到家了。"

引自：1996年6月26日《健康时报》

补肾活血汤治老年性痴呆32例疗效满意

配方及用法：黑附片（开水先煎2小时）12克，桂枝12克，干姜5克，炙

精神系统疾病

黄芪30克，潞党参20克，白术15克，川芎12克，白芍12克，熟地20克，淫羊藿10克，菟丝子、炒杜仲、石菖蒲各15克，甘草6克。开水煎服，每日1剂，煎3次。其中黑附片剂量应从小量（5~10克）开始，用量小才能适应于久用，逐渐增加，最大量可用到30~60克。黄芪生用走表，炙用走里，量小则升压，最大（15克以上）则降压。口角流涎、小便清长者加益智仁、桑螵蛸，肠燥便秘者加生首乌、肉苁蓉，阴虚火旺者加知母、黄柏、地骨皮。

疗效： 32例中，基本治愈12例，显效10例，好转8例，无效2例。

荐方人： 云南省玉溪市易门县中医院　善才人

每日一蛋可抑制痴呆症发生

1995年1月9日，我问许多老年人早饭吃什么，大多数说稀饭、馒头、小菜。问吃不吃鸡蛋，有的说不吃，有的即使吃，也把蛋黄给孙子，自己吃蛋白。殊不知，每日一蛋可抑制痴呆症发生。

据日本有关专家统计：60岁以上痴呆症的发病率为2%~4%，其中脑动脉硬化痴呆症占60%~70%，早老性痴呆症占30%~40%。这两种病病因不同，症状相似，即记忆力、理解力和综合分析能力极坏，但是神经元的树状突形成网络联系互相传达感官信息相同。一个神经元可以同1000个以上的其他神经纤维相通，这些神经纤维的传递物质，就是靠神经纤维髓鞘中的乙酰胆碱，若是乙酰胆碱转化酶下降50%~90%，传递信息变慢，记忆力的容量就下降。而另据日本蛋黄酱生产厂家的医学分析，蛋黄中含有一定的卵磷脂，使胆固醇颗粒变小呈浮悬状态，不易沉积在血管壁上，血流可不减少，也不易发生脑动脉硬化痴呆。乙酰胆碱转化酶可使磷脂成为磷脂酰胆碱，可抑制早老性痴呆病。

荐方人：《老年报》医药保健顾问　吴孝感

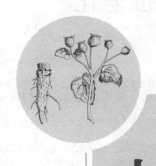

皮肤外科疾病

皮肤老化

　　皮肤老化是由自然因素或非自然因素造成的皮肤衰老现象。皮肤组织的成长期一般结束于25岁左右，自此后生长与老化同时进行，皮肤弹力纤维渐渐变粗，40～50岁初老期，皮肤的老化慢慢明显，但老化程度因人而异。

用鸡蛋粉治面部皱纹效果卓著

　　脸面上出现了小皱纹，这是皮肤老化征象，特别是对女同志来说，脸上有了皱纹就有些着急。女同志二十五六岁皮肤的生长就会停止，而渐渐的老化起来，这时皮肤水分和脂肪就会减少，就好比气球减了气的状态，年龄越大，皱纹就越多。小皱纹首先从眼尾纹开始，之后在额头和嘴角都相继出现。在门诊经常有些爱美的女同志来问皱纹多有方法治吗，皮肤干燥怎样才能变得又光又嫩。我给她们介绍的方法是蛋黄粉敷面和蛋白粉敷面。

　　配方及用法一：将一个鸡蛋黄打入容器内，加一匙蜂蜜和一匙半面粉，如果皮肤干燥就加入数滴橄榄油，充分搅拌即成。将蛋黄粉直接敷在脸上，经过10～15分钟，以温水洗净，洗净脸后上冷霜，以双手在与小皱纹成直角的方向上按摩5分钟，然后再用纱布擦掉，大约3个月左右皱纹就会消除。

　　配方及用法二：蛋白粉与蛋黄粉的制作方法一样，搅匀后等待使用。第一天用蛋黄粉敷面，第二天休息，第三天用蛋白粉敷面，第四天休息，如此交替作用，效果很好，3～4个月可使所有的小皱纹都消失。

　　按语：蛋白粉治疗面部皱纹的方子来自民间，其消除皱纹的机理是蛋白能使松弛的皮肤绷紧，蛋黄则能给予皮肤营养，如此交替进行，效果确实卓著。

百姓验证：王某，女，32岁，太原市晋剧团演员。患肺结核半年多，后来经过治疗，结核已经钙化，重新登台表演，随后面部的皱纹纵横而起，尝试各种化妆品也无济于事。每当唱腔和道白时，眼角的皱纹和额部皱纹就更加明显，面孔比以前看起来老了许多，给她带来了巨大烦恼。后来给她介绍了蛋黄粉和蛋白粉，经过坚持不懈的敷面，4个月后重新登台演出，面部表情不减当年，观众赞不绝口，她本人也重拾了信心。

引自：《偏方治大病》

黑红糖牛奶治皮肤黑确有卓效

人们常说"一白遮百丑"，可见，皮肤，尤其是面部皮肤的颜色直接关系到一个人的俊丑。

俗话说"生就的皮肤，长成的肉"。其实不然，黑皮肤是可以变白的。那么，到底怎样才能使皮肤变白呢？

黑红糖牛奶就有此卓效。

配方及用法：取20克黑红糖加热溶化，加入15毫升牛奶，充分搅拌均匀待用。将备好的黑红糖牛奶直接涂于脸上，经10～15分钟再以温水洗净。每天1次，连续30～50天，脸上的黑色素就会脱落一层，面色就会渐渐变白。

黑红糖加牛奶涂脸确实会使脸变白，正因为如此，一位外商得知此方后，制造了一种漂白皮肤的黑砂糖肥皂，畅销东南亚各国。黑红糖能漂白皮肤，牛奶能使皮肤白嫩，两者结合使皮肤变得既白又光滑。

百姓验证：李某，女，23岁。从小皮肤黑一点，谈恋爱时受到了挫折，因此很烦恼。中医辨证属气滞血瘀性痛经，予以活血化瘀、舒肝理气之中药治痛经，外用黑砂糖牛奶治面黑。坚持了近2个月，她完全变成了另外一个人，面白细嫩，容光焕发。

引自：《偏方治大病》

皮肤瘙痒

皮肤瘙痒症系指临床上无原发损害，且以瘙痒为主的感觉功能异常性皮肤病。在经过中由于搔抓可出现继发性皮肤损害，如抓痕、血痂等。

我用米醋泡大蒜治好了30多年的皮肤瘙痒症

我患皮肤瘙痒症长达30多年，开始是脚腕部位，以后逐年向上发展。进入老年以后，发展到全身，多是对称发作，越抓越痒，苦不堪言，抓后皮肤上起大量的似风疹样的小红疙瘩。每年秋季开始，到来年春季又渐渐好了。最近好友告知一偏方，按方用米醋泡大蒜涂抹患处，1周以后见效果，3周以后痊愈，而且没再复发。

配方及用法：米醋500克，大蒜4~5头。将大蒜捣烂，泡在醋中，装入玻璃瓶内，24小时后即可用。每日涂抹患处3~4次。（赵同林）

百姓验证：福建福清市李金祥，男，63岁，教师。他来信说："我的学生吴南珠患过敏性皮炎，皮肤奇痒，且越抓越痒，痛苦至极。我让她用本条方治疗，没想到很快就好了。"

引自：1997年1月14日《老年报》

我的皮肤瘙痒用樟树叶只治3次就基本好了

我已60多岁，近年来每到严冬和盛夏，由两腿或两臂开始逐步发展到全身瘙痒，病虽不大但十分难受，吃不安，睡不宁，就医治疗效果不明显。有一次，我老伴对我说："听人说过用樟树叶子能止痒，你到门口樟树上摘点叶子，放在锅内煮半个小时，用水洗患处试试。"我按此法一连洗了3次，就基本好了。以后我又将此法介绍给一位50多岁的外地老人，他也洗好了。

百姓验证：新疆吐鲁番火车站张玉厚，男，70岁。他来信说："家住四川宜宾市象鼻镇的凌禄均，患浑身瘙痒症，用各种药膏治疗不见效果。后来用本条方治疗，几次就好了。"

荐方人：安徽马鞍山市毛纺织厂　秦春兰

我患30年的皮肤瘙痒用本方1个疗程治愈

我患皮肤瘙痒30多年，经多方治疗不愈。去年9月，乐业县农经站韦明灵同志向我介绍了一位老中医献给他的处方，我按方服药1个疗程后，瘙痒痊愈，未再复发。

配方及用法：荆芥、银花、丹皮、桑叶、连翘、苦参、黄柏、地肤子各10克，白蒺藜、白藓皮各9克，蝉蜕3克，共放入砂罐内，加清水连煎2次。然后将两次药汁混合，按早、中、晚分3次服完。连服9剂药为1个疗程。

百姓验证：江苏通州市三余河东村季妙贤，男，54岁，乡村医生。他来信说："我村一患者患皮肤瘙痒症10余年，经大小医院治疗数次，仍常复发，无好转。后来我用本条方加减治疗，终于治好了他多年的皮肤病。"

荐方人：广西河池市　梁登仁

引自：广西科技情报研究所《老病号治病绝招》

风　疹

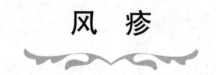

> 风疹是由风疹病毒引起的一种常见的急性传染病，以低热、全身皮疹为特征，常伴有耳后、枕部淋巴结肿大。本病具有一定自限性，部分患者可于1周左右之后症状自行缓解，但是近年来在风疹暴发流行中，重症病例屡有报道。

我小时身患风疹是用艾蒿熬水洗好的

过端午节，看到一些人往家里拿艾蒿，由此想到孩提时母亲用艾蒿熬水给我洗治风疹的事。那时，我身上常出风疹，但经母亲用艾蒿熬水一洗就好。

配方及用法：出汗受风，人们身上就会出风疹（风疙瘩），刺痒难忍，此时可取艾蒿两三棵，切成10厘米左右长，放入锅或盆里加适量的水熬，熬到一定程度，将艾蒿和水一起倒入脸盆里，凉到不烫手的程度捞起一把艾蒿蘸熬的艾蒿水反复搓洗风疹处（小孩子脱掉衣服站在盆里搓洗更好）。这样既减轻刺痒又能消除风疹。如此这般，经过两三次搓洗，一两天内即可解除风疹病痛。

百姓验证：黑龙江大庆市采油四厂李永超，男，32岁，工人。他来信说："我爱人患风疹，用本条方仅治2次就好了。"

引自：1996年7月13日《生活保健》

湿 疹

> 湿疹是一种常见的由多种内外因素引起的表皮及真皮浅层的炎症性皮肤病。其特点为自觉剧烈瘙痒，皮损多形性，对称分布，有渗出倾向，慢性病程，易反复发作。

我多年奇痒难耐的湿疹病竟用樟脑球除了根

我从1984年得了局部湿疹，奇痒难耐。尤其到晚上，症状加重，坐卧不安。为这点病，先后到北京五家大医院治疗，打针、吃药、抹药膏，用了许多方法，都不见效。偶然得到消息，说某地来了一位"神医"，专治皮肤顽症，我急忙登门求医，"神医"说保证能治好。1个月过去，"神医"给开的药全部下肚，而病情如故。江湖郎中，实不可信。从此，我对治疗这病失去信心。正在这时，得到一治疗奇痒方：用白酒500毫升，加24粒卫生球（樟脑球），放入耐高温的容器内用火加温，至卫生球溶化后，用干净的棉花蘸着擦患处，一般2~3次即愈。我只用50毫升白酒，2个卫生球，依法

常见病自我治疗秘验方

炮制，擦了不到10次，病就全好了。几个月过去了，长期忌口的酒、蒜、辣椒等刺激性食物，有意吃一些，也没有惹出复发的麻烦。

一个小偏方竟治好了我多年的顽疾，这才是真正的神奇。

百姓验证： 安徽合肥市望江路153号王瑞国来信说："我于1998年9月患了皮肤湿疹，很痒，曾用皮炎平等治疗未见效。后来我按本条方治疗，连续涂擦几次，就不痒了。可见，此条偏方治湿疹奇痒相当有效。"

荐方人： 国家新闻出版总署　翟富中

此方治顽固性湿疹 58 例全部治愈

主治： 一切湿热毒邪所致的疡疹疮毒经久不愈之疾患，如慢性湿疹、结节性痒疹、神经性皮炎破溃不愈、天疱疮、黄水疮、秃疮、湿性牛皮癣等顽疾。

配方及用法： 黄连、黄柏、青黛、血竭、儿茶各10克，蛇床子20克，冰片20克，麝香1.5克。先将黄连、黄柏、蛇床子、儿茶、血竭共研极细末，再放入青黛同研，最后放入冰片、麝香再研匀，储瓶密封备用。用时视湿毒疮疡面积大小，取适量，以鸡蛋油调糊状，先以生理盐水清洗患处，将能去之痂尽量去掉，再以脱脂棉擦干，将药涂上，不必包扎，干燥后可再涂，每日3～4次。无论何种湿毒疮疡，一般用药5～7天即可痊愈。

鸡蛋油制法：把鲜鸡蛋煮熟，取蛋黄，用小铁勺以中火煎炒，使蛋黄由浅黄色变为深黄色，再至黄褐色，待呈黑色微冒烟即有蛋油熬出，每个蛋黄可出油2毫升左右。

注意： ①必须确切掌握用药方法；②应辨证施治并考虑全面，在外治的同时，有必要者亦需内调脏腑机能，以求其本。

百姓验证： 宫武，男，28岁，承德市被服厂维修工人。1993年7月12日，两手背及手指起疱疹，干裂流黄水结痂反复已近2年，因奇痒难耐前来就诊，诊断为顽固性湿疹。曾在北京、上海、石家庄等地多方求治，耗资数千元。在我院皮肤科住院几次，均无显效。因疹疮满布两手，羞于外露，虽盛夏亦戴手套，交女友2人均因此疾而未成，十分痛苦。述因1990年4月去池塘捞水草后，初起小丘疹，奇痒，搔抓流黄水，渐发展成现症，伴食眠差，便干结数日一行，情绪烦躁。查见双手背及手指黄痂干裂皮损，少间

皮肤外科疾病

增厚粗糙之皮肤，舌质红，苔黄腻，脉弦滑，此属风寒湿毒外侵，郁久化热，为湿毒疹。投以此方1剂外用，内服防风通圣丸，每次1袋，日服3次。1993年7月17日二诊，皮疹大消，嘱继续用药。1993年7月20日三诊，皮疹消尽。病人十分感激，他说："我终于甩掉戴了2年多的手套。"1994年1月结婚，随访至今未复发。

荐方人：河北承德医学院　宋魁三

引自：《亲献中药外治偏方秘方》

荨麻疹

荨麻疹是一种变态反应性疾病，是由于机体接触一些内源性或者外源性的过敏原以后发生的一种过敏反应。该反应会引起皮肤、黏膜小血管的局限性水肿，累及皮肤表现为水肿性的红斑、风团，若累及胃肠黏膜者会引起腹痛，更严重者可累及呼吸道黏膜，引起喉头水肿而导致窒息。本病皮疹发展迅速，此起彼消。

我用韭菜根捣烂擦患处治荨麻疹很有效

我舅父系浙西山区名医，现已谢世。其子继承祖传，仍在故乡行医，也小有名气。我近年患荨麻疹，与表兄谈及此事，他赐民间验方一例，既简单，又方便，用后果然有效。现介绍给大家。

荨麻疹俗名鬼风疙瘩，初起时皮肤瘙痒难忍，可将韭菜根100克洗净捣碎，用白纱布包裹，擦患处，疙瘩会自行消退。城市找韭菜根不便，可用韭菜梗代替。（刘显昌）

百姓验证：辽宁大连瓦房店市永宁镇倪家村倪殿龙，男，71岁。他来信说："我爱人有一次突发风疹，左肩、背、腋窝及腰部出现大小不同的红色斑疹，奇痒难忍。我用本条方为她治疗，很快痒感减轻，3天后红疹基本消退，皮肤正常。"

神效奇方桂芪鳗鱼汤治急慢性荨麻疹屡收良效

主治: 急慢性荨麻疹。

配方及用法: 桂枝15克, 黄芪30克, 杭芍15克, 野生鳗鱼150克, 生姜、食盐、老酒各少许调味, 水适量, 炖服。

疗效: 治疗162例, 痊愈140例, 好转20例, 无效2例。总有效率98.8%。

按语: 本方系国家级著名老中医吴光烈之神效奇方。我用于临床, 屡收良效。

荐方人: 福建泉州南安市中医院　吴盛劳

引自:《当代中医师灵验奇方真传》

带状疱疹

> 是水痘带状疱疹病毒引起的急性疱疹性皮肤病。其特征为簇集性水疱沿身体一侧周围神经, 呈带状分布, 伴有显著的神经痛及局部淋巴结肿大, 愈后极少复发, 一般可获得对该病毒的终生免疫。

我用三黄二香散外敷治愈了带状疱疹

配方及用法: 生大黄、黄柏、黄连各30克, 制乳香、没药各15克。上药共研细末, 加浓茶叶汁调成糊状, 外敷患外, 干则易之。

疗效: 一般1~2日后结痂、疼痛消失, 4~6日痊愈。

百姓验证: 徐某, 女, 21岁, 学生, 1979年7月21日初诊。5天前, 右腰部突然出现成批集簇水疱, 渐次增多, 刺痛甚剧, 经校医诊为带状疱疹, 用抗生素治疗无效。经人介绍来诊, 诊见右腰(腰椎1~2节段处)、右腹部及背后可见大片成簇密集水疱, 皮肤灼红疼痛, 不敢碰触, 舌绛、苔净, 脉细。用三黄二香散60克外敷患处, 即日痛止, 2天后结痂, 4天全消而愈。

荐方人: 江苏淮安　殷大彰

引自:《新中医》(1987年第2期)

皮肤外科疾病

用仙人掌冰片治带状疱疹百例疗效颇佳

方法： 取新鲜仙人掌（视皮损面积大小而定量），去刺刮去硬皮，捣成糊状加冰片1~2克敷患处。每日1次，连续外敷3~7天而愈。

仙人掌、冰片性味均为苦寒辛凉，归心肺胃经，二者均具有清热解毒、凉血散血、行气止痛、通窍泻火、消肿之功效，黏膜皮下组织易于吸收，可用于神经痛及消炎。特别是对于初期皮损面积较小的带状疱疹最为适宜。对于中后期皮损面积较大者可配合中西药治疗，能明显缩短病程，缓解疼痛，促进皮损面的早期恢复。

临床实践证明，此法对急性腮腺炎、急性乳腺炎、淋巴结肿大、黄水疮及疮、疖、痈、肿等亦有特效。

荐方人： 河南新乡延津县医院　魏瑞英　魏翠英

血余炭调油治带状疱疹 2 次可痊愈

配方及用法： 取头发（以天然粗黑者为佳）10克，点燃，使之充分燃烧，研为细末，密封，贮有色瓶中。用时取麻油调为糊状，外涂患处，无须包扎。每日1次，一般1次痛止，2次可痊愈。

百姓验证： 赵某，女，48岁。右胁部出现不同程度的刺痛，灼热，瘙痒难忍，局部出现成片红斑，红斑上有密集成片的针头至绿豆大的丘疹，很快变成小疱，疱液透明。用血余炭麻油调糊涂之，1日痛止，2日结痂，3日而愈。

引自：《浙江中医杂志》（1991年第6期）、《单味中药治病大全》

瘢痕痒痛

我朋友患瘢痕疙瘩病多年，后用本方治愈

配方及用法： 取各种枯木、枯叶中的蚂蚁窝（蚂蚁尿、胎盘等物组成的黑色饼状物）0.5千克，研散，再剔除枯枝烂叶，放入锅中炒干。每次取100~150克加入少许熬热的芝麻油搅拌，做成比疤痕稍大的饼，趁热迅速

贴于患处，用干净布或毛巾外敷。24小时更换1次，一般用药3次即愈。

荐方人：湖南省益阳市安化县大福镇科委　孟国华

引自：广西科技情报研究所《老病号治病绝招》

用姜汁涂搽治瘢痕奇痒2周可愈

孙某，女，21岁，右手背近腕部患瘢痕疙瘩5年，常因奇痒刺痛而影响睡眠及工作。即取鲜姜250克捣碎，用布包拧取全汁盛杯内，再用10%盐水1000毫升洗净患处，擦干，然后用棉棒蘸姜汁反复涂搽，到姜汁用完为止，每周1次。1周后痒痛消失，2周告愈，追访2年余未复发。

引自：《四川中医》（1987年第5期）、《中医单药奇效真传》

鱼鳞病

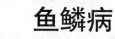

俗称蛇皮癣，70%属遗传，多于儿童时发病，好发部位为四肢躯干仰面。皮肤干燥粗糙，皮屑边缘略翘起，状似蛇皮，或汗毛孔有颗粒物堵塞，长不出汗毛，重者皮肤呈灰褐色鳞屑和深重斑纹，随着年龄增长波及全身。本病特点冬重夏轻。

本方治鱼鳞病70例，有效68例

配方及用法：生黄芪50克，黑芝麻40克，丹参、地肤子各25克，当归、生地、熟地、枸杞子、何首乌、白鲜皮各20克，生山药、苦参、防风各15克，川芎、桂枝、蝉蜕、甘草各10克。有心悸、失眠、健忘者等加炒枣仁、合欢花；纳呆者去生、熟地，加白术、鸡内金；便溏者去黑芝麻、枸杞子、生熟地，加白术、山药；气短、自汗者加党参。每剂煎3次，早、晚各1次，2日服完。小儿酌减。

疗效：治疗70例，有效68例，无效2例。治疗时间4～8个月。

百姓验证：江某，男，4岁。自幼发病，皮肤粗糙，色灰黑，干燥皲裂，遍及全身。给服上方，每半剂煎3次，3日分服。服药1个月后皮肤显著柔软，鱼鳞状皮肤基本消除。照原方续服，2个月后随访，皮肤柔润如常人。

引自：《中医杂志》（1980年第8期）、广西中医学院《广西中医药》（1981年增刊）

白癜风

白癜风是一种常见的后天性限局性或泛发性皮肤色素脱失病，由于皮肤的黑素细胞功能消失引起，但机制还不清楚。该病在全身各部位均可发生，常见于指背、腕、前臂、颜面、颈项及生殖器周围等。

用三黄散治白癜风78例，有效率97.4%

配方及用法： 雄黄8克，硫黄8克，石硫黄3克，密陀僧6克，补骨脂10克，麝香1克，轻粉2克，蛇床子10克，上药用纯枣花蜂蜜调匀外擦，每日早、中、晚各1次。对汞过敏者禁用，此药慎勿入口。

疗效： 78例患者中，2周内白斑消退者10例，3周内消退者50例，4周内消退者16例，无效2例，总有效率达97.4%。有效病例治愈后观察1~2年，未见复发。

百姓验证： 李某，女，26岁，患白癜风12年，久治不愈，故来我院求治。查体见额上一处白斑已有巴掌大一片，前胸数片大小不等；实验室检查血尿常规及肝功能检查，结果都基本正常。经上述方法治疗2周，白斑全部消退，随访半年未复发。

荐方人： 河南省许昌县五女店镇岗头卢村皮肤病医院　卢明

有一位妇女患白癜风3年，仅用硫黄豆腐2周治愈

丁某，女，45岁。颜面及两手患白癜风已3年有余，经外用药治疗不愈。取硫黄20克，豆腐250克，将硫黄研成极细末，掺入豆腐内搅匀，用温开水于每晚临睡前一次服下。连续服用2周后，病获痊愈。

引自:《浙江中医学院学报》(1984年第3期)、《中医单药奇效真传》

牛皮癣

> 又名银屑病,是一种常见的易于复发的慢性炎症性皮肤病,特征性损害为红色丘疹或斑块上覆有多层银白色鳞屑。青壮年发病最多,男性发病多于女性,北方多于南方,春冬季易发或加重,夏秋季多缓解。

我朋友患牛皮癣多年未愈,用醋疗5天就治好了

我有位朋友患牛皮癣许多年了,去过许多家医院,访过不少名医师,也花了不少钱,而医治效果都不尽如人意。有一次,我从单位开发办书库有关醋疗的资料上看到2条用醋治疗牛皮癣的方子,介绍给朋友试用。当天就解决了患处痒的问题,患处的银屑一搓就掉;3天后,患处斑痕面积减少,皮肤颜色接近正常;5天后皮肤颜色正常,解决了患者的落屑、痒疼之苦。

方法:①用棉球蘸5度食用醋,每天搽患处3~4次,5~7天即可。②用5度食用醋250毫升,加水250毫升,调成2.5度淡醋液,每天早、晚冲洗患处5~10分钟后,用清水洗干净即可,一般需坚持5~7天。两种方法任选一种使用便可见效。

百姓验证:广东广州市五羊城寺右新马路11号彭宗堂,男,35岁,保安员。他来信说:"我弟弟脖子上长了牛皮癣,到县第一人民医院治疗花费100多元也未见好转,反而又长出了新的牛皮癣。后来用本条方治疗,仅14天就治好了,至今未复发。"

荐方人:新疆五家渠酿造厂　白京松

我用鲜核桃皮汁治愈了自己的牛皮癣

50年前,我15岁左右,当时大腿弯处长了一块马掌大的牛皮癣,癣皮

皮肤外科疾病

硬、痒，很难受，直想用手来抓。无奈之时，我就拿起一把镰刀来到一棵核桃树下（当时是秋天，核桃八成熟），伸手摘下一个鲜核桃，将核桃皮削破漏出汁水，将癣皮用手抓破让其出血，然后用核皮汁水往患处反复擦几次。当时稍有点痛，过两三天癣皮治愈了。有没擦到之处，用同样办法处理，这样2次痊愈，没再犯。（王承礼）

引自：1997年9月13日《晚晴报》

我用斑蝥酊治牛皮癣20例个个痊愈

主治：牛皮癣。

配方及用法：斑蝥10克，加入75％酒精内，浸泡1周即成。用棉签或药刷蘸药液涂皮损处，一般涂药后24小时内起水疱，起疱后不要将其刺破，待3天内液体自行吸收，皮损结痂脱落。若仍有苔藓样变者，可再次涂药，一般每隔1周可涂药1次，直至病变组织脱尽为止。若有复发者，可再用此方。

疗效：治疗20例，经1次治疗痊愈者9例，经2次治疗痊愈者6例，经3次以上治疗痊愈者5例。（痊愈为皮损痒感完全消失，且在3个月内未见复发）

按语：本疗法是不针对其病因的极为有效的方法，不管是中医的风湿热蕴阻、血虚风燥、肝郁化火，还是西医的神经功能障碍，只要是确诊为此病，就可采用本方治疗。

斑蝥的发泡机理，主要与斑蝥所含的斑蝥素和皮肤中某种酶的参与有关。此作用可以加速皮损局部的血液循环，促进新陈代谢，从而改变局部营养，使苔藓样变的病理组织吸收消退。斑蝥的刺激性比较强烈，但对组织的穿透力却较小，因此，其作用比较缓慢，发泡时仅有轻微疼痛，通常不涉及皮肤深层，所形成的水疱很快吸收痊愈而不遗留疤痕。可以说，本方是比较安全、方便、经济、可靠的，值得一试。

百姓验证：广东广州市沙面大街6号李显勉，男，65岁。他来信说："患者李宇光患牛皮癣10余年，曾多方医治，始终未治好，已花钱很多。后来用本条方治疗10多天，仅花20元钱，牛皮癣痊愈，再未复发。"

荐方人：天津市蓟县医院　韩德宝

我用蒜泥敷灸法治牛皮癣竟获痊愈

李某，女，60岁。左前臂外侧近肘处患牛皮癣多年，经中西医多次治疗，时轻时重，不能除根。后来用蒜泥敷灸，初敷时，热辣难忍，但颇解痒，敷灸2次，竟获痊愈。随访2年，未见复发。

方法：艾条隔蒜泥温和灸。即取大蒜适量去皮，捣如泥膏状，敷于患处，厚约0.2～0.3厘米，上置艾条按温和灸法操作。每次施灸15～30分钟，或灸至局部灼痛热痒为度。每日或隔日灸治1次，7～10天为1个疗程。

百姓验证：广西玉林市东门路276号丘家旭，男，59岁，公务员。他来信说："我老伴脚趾上长了脚癣，每天晚上擦癣药水、皮康王等，一连2年多，就是治不好，而且还变硬变黑，特别难受。后来按本条方治疗，现在皮肤颜色正常，脚癣治好了。"

花斑癣

花斑癣又称汗斑，是马拉色菌属感染角质层引起的一种浅表慢性皮肤真菌病，因皮损出现白色或棕色斑片故名。发病男性明显多于女性，如出汗多而不及时换洗衣服和揩干皮肤，则很容易发病。

我女儿患花斑癣用本方治疗一次就痊愈了

方法：用杀鸡时烫鸡毛的水擦患处，不要怕脏，热擦洗2～3次可痊愈。

百姓验证：广西南宁市宾阳县新桥镇王世和，男，53岁，农民。他来信说："我女儿王婷在初中时染上了花斑癣，脸和颈部都有，很不好看，孩子非常着急。我用本条方为她只治疗一次，花斑不知不觉地就全部消失了，此方真灵。"

皮肤外科疾病

荐方人：云南普洱　段锦智

汗斑散外用治汗斑（花斑癣）21 例全部治愈

配方及用法：硫黄6克，土槿皮10克，密陀僧3克，土大黄25克。上药共为细末，用黄瓜蒂或紫茄蒂沾药末涂搽患处，每日2次，直至治愈。

疗效：治疗患者21例，用药3~7天后症状全部治愈（皮损消退，真菌化验检查为阴性），治愈率为100%。一般轻者2~3天即愈，重者5~7天治愈。

按语：汗斑为一种圆形马拉色菌所致的皮肤病，此病有一定的自身传染性，属西医皮肤真菌的范畴，方中硫黄、土槿皮、密陀僧、土大黄均有杀虫止痒、治疗癣之功效。全方配伍合理，立意深刻，据现代药理研究，上药均有较强的杀菌和抑菌作用，故临床收效甚佳。

荐方人：黑龙江省富锦市第一医院皮肤科主任　程震

引自：《当代中医师灵验奇方真传》

各部位癣症

> 癣症也叫浅部真菌症，是指由一组皮肤癣菌，主要由毛发癣菌属、小孢子菌属和表皮癣菌属引起的毛发、皮肤及指甲感染。常见的癣症有手癣、足癣、体癣、股癣、头癣等。

我用香烟灰治好了癣疮及伤口

我退休后回到农村，求医购药都不方便。近几年来，我发现用香烟灰可治多种疾病，非常方便。

治癣：我的手掌、手臂和头部都生过脱皮癣、铜钱癣（癣状成圆圈形），后来用香烟灰擦好了。其方法是：先用温开水或白酒擦洗，将癣表层的干壳洗净，稍干后，擦上香烟灰。结果，癣被治愈。

治疮：2年前，我左大腿一老伤疤上生了一个疮。这种疮，脓水很少，属干烂性的疮。我用白酒反复浸润后，用棉球把疮上的脓全部清洗掉，疮的中央现出一米粒大小的红圆洞。我将香烟灰擦在疮口上，第二天，疮四周的红肿现象开始消失。我又用同样方法治好了生在手、脚上的小疮。

治伤口：做农活、家务活时免不了被划伤，凡遇到这种情况，我立即在伤口上擦上香烟灰，伤口不红不肿，过两天伤口就好了。

另外，用香烟灰治烂趾丫效果也不错。

荐方人：四川垫江县沈家镇莲花村5社　周朝辉口述　周力整理

我患脚癣用弄破的番茄敷 2 次痊愈

我患脚癣，足趾缝起疱、流水、溃烂，又痒又痛。偶然一次，将一个番茄弄破了，连汁带瓤贴敷到患处，当天即觉痒轻；洗净脚，擦干，再贴1次，竟痊愈了。患有脚癣者不妨一试。

百姓验证：四川成都市张武刚，男，31岁。他来信说："我的工作要经常接触水，右脚水靴是漏的，一直穿了很久，后来就得了脚癣，很痒，起水疱，再后来发展到小脚趾缝裂开，而且非常疼，于是我就用本条方治疗，很快裂口就愈合了，也不疼了。可是我没有坚持治疗，以致发展到其他脚趾和趾缝都痒并起皮，还有像冬天冻伤后的小红包，又痒又痛。用三九皮炎平等药涂抹，一直不好。最后我仍用本条方治疗，在每晚看电视时，切点西红柿涂擦按摩，干后再进行；然后用纱布包上，到第二天洗澡时再打开。就这样，2天后大有好转，又包了一天就彻底好了。"

荐方人：河南省周口市挟沟县老干部活动室　穆立庵

我患脚气几十年，用自尿液浸泡 1 周痊愈

我患脚气几十年，曾用多种药物治疗，始终未根除。喜读《自身体液治脚癣》一文，立即照办。当晚小便于盆内，趁热浸泡双脚5分钟左右，再用热水洗净擦干。往日难耐的奇痒一扫而光，双脚顿感舒适。连续浸泡3次，1周后，脚趾缝中的溃疡面及小白疱均已消失，并且脚部皮肤光滑。

皮肤外科疾病

百姓验证：上海市徐汇区武康路393号李清军，女，23岁。她来信说："本人患有脚气，一直不能治愈，十分痛苦。后来我用本条方治疗，仅1次就彻底治愈了。"

荐方人：黑龙江教育学院　杜忠义

一妇女患足癣10余年，用樟脑豆腐治3天后痊愈

徐某，女，36岁，1984年5月2日就诊，有足癣病史10余年。半月前两足足趾间奇痒，继而两足足趾及足背、足底均肿胀糜烂，渗液淋漓，痛痒难忍。两腹股沟淋巴结亦肿痛，伴形寒发热，头痛，骨节酸楚。经抗生素、中药外洗等治疗收效不显。用樟脑3克，豆腐2块，同捣外敷，每日1次。2天后见渗液已除，糜烂面干燥，两足背肿势消退，予华佗膏外搽。3天后痒痛全消，行走自便。

百姓验证：四川省南充市营山县城管局姚代树来信说："我岳母脚颈长癣1年多，患处变硬发痒，开口流血和黄水，痛得不能行走，曾经县医院进行吃药和搽药治疗，花掉100多元也未见好。后来我用本条方为其治疗7天，仅花3元钱就治好了。"

引自：《上海中医药杂志》（1985年第5期）、《中医单药奇效真传》

灰指甲

灰指甲又名甲癣，是真菌感染侵犯甲板，导致指甲结构改变（指甲变形，增厚，容易脱落，分离）、颜色改变（呈灰白色，且失去光泽），并且相互传染的一种真菌性皮肤病，常由一个导致多个指甲被传染。

我的灰指甲是敷蒜泥治好的

我左手拇指曾患过灰指甲，几次用西药治疗均无效。偶然一次想到大蒜杀菌力强，即用大蒜试一试，不料竟治愈。

方法： 先把灰指甲用剪刀剪掉，或把灰指甲下边灰黑色的有害菌物用剪刀挖掉，然后捣烂一瓣蒜将蒜泥敷在患处，每日2~3次。（桂兴）

百姓验证： 四川省眉山市彭山区西铁分局陈上琼，女，72岁。她来信说："我脚上长有灰指甲，用本条方治两个星期就好了，至今也未复发。"

艾灸治疗灰指甲安全有效

灰指甲是甲癣的俗称。甲癣治疗方法不少，如煎药洗泡、包裹等。因其费事费时，病人很难坚持治疗，往往半途而废，收效甚微。多年来我采用艾条灸治疗灰指甲，方法简便易行，疗效显著。

方法： 先用刀片刮除病甲表层，然后点燃艾条在病甲上熏灸，调节艾火与病甲的距离，使温度适宜，以患者能耐受为度，要防止烫伤周围皮肤。每次灸15~20分钟，每天灸3~4次。一般连续灸15~20天。灸后病甲无须包裹，可照常进行日常活动。

百姓验证： 王某，男，34岁，货车驾驶员。患左手拇、食、中指灰指甲，甲板增厚，蛀空残缺，甲面无光泽，呈灰白色。曾用多种方法治疗过，但因经常出车，无法坚持治疗，故多年不愈。我嘱其按上法熏灸。1周后就见指甲根部长出一线新甲，坚持治疗15天后，新甲长出近半，病甲破碎脱落而渐愈。患者将此法传授多人使用，也都治愈。

按语： 本病的病因病机与湿邪相关，湿为阴邪，故缠绵日久不愈。治湿宜燥，艾叶苦辛湿燥，为纯阳之品，用于治疗甲癣，不论熏灸、浸泡均有效。

现代药理研究说明，艾叶有抗菌作用。艾熏法对多种致病性皮肤真菌也有抑制作用。而甲癣系由浅部真菌感染所致，故艾条熏灸有效。此外，艾火直接对准病灶，其高温也可直接杀灭不耐高热的真菌。艾灸还能促进甲下及其周围组织的血液循环，改善和提高局部营养，促进新甲生长、病甲脱落，新甲取代病甲。

艾灸治疗灰指甲安全有效，简便易行。艾条可随身携带，在单位、家里、宾馆，甚至乘车船途中的空闲时间都可随时自己施灸，不受条件限制，便于坚持治疗，且治愈率高，值得推广应用。

荐方人： 安徽中医学院针灸系　马仁智　孟云凤

皮肤外科疾病

甲沟炎

指甲的生长部称甲基质或甲根，它被皮肤覆盖。指甲的两侧与皮肤皱褶相接，形成甲沟。甲沟炎即指甲板两侧与皮肤皱褶结合部的化脓性感染，是临床常见的指（趾）部感染性疾病之一。致病菌为皮肤表面的金黄葡萄球菌，可发生于各种轻伤后。

我患指甲炎只滴浸红花油奇迹般地治好了

前些日子，我的右手拇指患了指甲炎，阵阵的肿痛常常使我难受得难以入睡。我无意间看见放在床头柜上的一瓶红花油，于是抱着试试看的心理，在指甲沟内滴入一些红花油，没想到这一滴让我夜里居然睡得十分安稳，次日早晨起来，红肿也已经减轻了许多。后来，我每天夜里临睡时都将一些脱脂棉球捻成指甲沟那么长、火柴棒般粗细的长条，然后用镊子夹着浸在红花油里，待浸透以后，将棉条放入指甲沟内，再用纱布轻轻包上，用胶布固定，这样连用了4天，指甲炎竟然完全好了。

荐方人： 河南信阳市潢川县南城转运站家属院169号　李凯

用烟叶治疗甲沟炎也有效

配方及用法： 取鲜烟叶（大而厚者佳）1块，去净泥沙，加食盐少许同捣烂即成。用前先将患处用生理盐水冲洗，如有脓必须把脓排出，冲洗干净，再敷上捣制好的烟叶，用纱布包好。早晚各换1次药。

疗效： 轻者2~3天痊愈，较重者5~6天即愈。

荐方人： 福建三明市尤溪县城区医院主治医师　王周法

引自：《当代中医师灵验奇方真传》

大黄栀子酒治200余例甲沟炎均有效

配方及用法： 大黄、栀子各30克，红花10克。大黄碎为豆粒大，栀子捣烂，与红花一起浸入75%的酒精1000毫升中，1周后（冬季15天）滤渣装瓶备用。

疗效： 此方治疗甲沟炎（未溃或甲下有少量脓液者）200余例，初起者一般2天即消，有少量脓液者用药后可自行吸收，免开刀之苦。

百姓验证： 一位姓梅的中年妇女，34岁，右手拇指红肿胀痛2天，经服抗生素及外涂碘酒无效。检查右手拇指红肿，指甲下有一绿豆大白点，舌红、苔黄，脉弦数，诊为甲沟炎。用大黄栀子酒100毫升浸泡患指，每天不少于10小时，翌日热痛大减，第3天红肿及甲下白点消失。为巩固疗效，继用1天，第4天患指恢复功能而痊愈。

引自： 《四川中医》（1990年第5期）、《单方偏方精选》

腱鞘炎

> 腱鞘就是套在肌腱外面的双层套管样密闭的滑膜管，是保护肌腱的滑液鞘。具有固定、保护和润滑肌腱，使其免受摩擦或压迫的作用。肌腱长期在此过度摩擦，即可发生肌腱和腱鞘的损伤性炎症，引致肿胀，这情况便称为腱鞘炎。若不治疗，便有可能发展成永久性活动不便。

我应用祖传四世秘方已治愈300多例腱鞘炎患者

配方及用法： 木耳30克，当归、半夏各10克，桂皮、佛手、川牛膝、木瓜各6克，桂枝5克。上药混合研为细末，分成12包，成人每天服1次，每次1包，儿童酌减。发于手者晚饭后服，发于足者饭前服，白开水送下。

禁忌： 服药期间忌食猪肉。

疗效： 治愈率达95%，已治愈300多人。

百姓验证：四川资阳市水利局丁光文来信说："有一年我脚脖子突然疼痛，在医院确诊为腱鞘炎。我用本条方治疗，同时外敷仙人掌，结果服药1剂就痊愈了。"

荐方人：河北　焦玉岭

引自：广西医学情报研究所《医学文选》

手掌脱皮

有些人一到夏秋季节，就会出现手掌、手指掌面脱皮的现象。开始时在手掌面出现一些小白点，以后小白点渐扩大，形成大小不一，像干涸的水疱一样的东西。表面是一层发白的角质层，角质层可以自然破裂，脱落下来像一层半透明的薄纸。如果不脱落，下面则会出现大片粉红色新生长的表皮。如果没有等到自然脱落而去撕脱，就会出现出血、疼痛。轻微的话一般不影响生活，严重的因手掌表皮少了表皮的角质层天然屏障，增加了一些病菌、病毒趁虚而入的接触性感染机会。

用本方泡茶饮1个月使手掌脱皮痊愈

配方及用法：生地30克，女贞子20克，元参30克，泡茶饮用。上药为1日量。饮1个月可愈。

说明：此方为滋阴凉血方剂，对阴虚血热患者效佳。

百姓验证：张同志用此方治疗30余例患者皆愈。

荐方人：河南商丘柘城县起台镇岳庄村　张立华

我用姜汁治手掌脱皮收到较好效果

方法：将一块鲜姜用刀切为两半，然后拿起一半，用有姜汁的一面擦拭手掌面，反复擦抹3分钟。每天擦3~5次，3~5天就不脱皮了。另外，每晚用热水一盆，水中浸泡几片鲜姜片，然后用此水泡手，治手掌脱皮同样有效。上述两种方法同时进行，效果更好。

百姓验证：江苏南通北濠桥新村255号徐以信，男，65岁，退休干部。他来信说："我孙女今年10岁，患手掌脱皮症2年，手掌瘙痒难忍，经本市第六医院治疗，好转又复发。后来我用本条方为其仅治疗5天，就把医院治不好的手掌脱皮症治好了，分文未花。"

手足皲裂

> 手足皲裂是指由各种原因引起的手足部皮肤干燥和裂纹，伴有疼痛，严重者可影响日常生活和工作。本病既是一些皮肤病的伴随症状，也是一种独立的皮肤病。

我用塑料袋包脚治愈了病程长达 20 多年的足跟皲裂

我长达20多年的双脚足跟皲裂现已痊愈，解除了我多年的痛苦。我曾几次到医院诊治，大夫也没有什么好办法，只是指点用防裂膏、胶布、软膏及膏药等维持。年复一年的足跟皲裂，使我疼痛难忍，尤其春冬更为严重。当我看到《辽宁老年报》刊登的王铁明同志介绍的治疗皲裂的方法后，立即照办。用薄塑料袋（食品袋最好）套在脚上再穿上袜子，只用1周，足跟呈现柔软状态，不仅皲裂症状好了，而且脚也不干燥了，真是好极了。

百姓验证：湖南郴州市永兴县金龟镇曹生军，男，53岁，农民。他来信说："我患足跟皲裂40余年，用本条方治愈。"

荐方人：辽宁沈铁分局工务段离休干部　周世文

我用维生素 E 涂患处治好了手脚裂口症

我手脚每年入秋开始裂口，用药膏治一段时间即好，但着水（洗衣服、洗菜）就复发。后来我试着用维生素E涂抹患处，效果很好。

方法：将维生素E丸用针扎一个眼，把油挤在患处涂抹（一个丸可用多次）。每次洗手后涂抹，愈合后也要常抹，不会复发。

百姓验证： 山东威海市谢振刚，男，33岁，工人。他来信说："由于我常年在室外工作，手指有两处经常裂口，用胶布包几天就好了，可过几天又复发。后来我按本条方治疗，只用2丸药就愈合了。至今未再发作。以后又把此条方告诉了同行工友，他们用了也同样有效。"

引自： 1997年1月2日《益寿文摘》

我应用本方治皮肤开裂愈后不再复发

配方及用法： 取生盐1000克，清水3000毫升，将水烧开煮化盐，以盐水浸泡患处20分钟。不需将水倒去，留至下回可再用，如此连续泡洗七八日，从此永不再开裂，也不发痒。

百姓验证： 广西玉林市博白县国税东平分局冯巨峰，男，50岁，公务员。他来信说："我县绿珠镇农民庞秀兰，双足患周边开裂症，经常出血痒痛，不敢用手搓擦，非常难受，已好几年了。用皮康王、肤轻松等药物治疗均不见效，已严重地影响工作与生活。后来我用本条方为其治疗8天，只花2元钱就痊愈了。"

引自：《神医奇功秘方录》

头皮屑

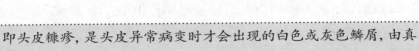

即头皮糠疹，是头皮异常病变时才会出现的白色或灰色鳞屑，由真菌感染引起，属于皮肤疾病范畴。这种鳞屑颗粒较大，附着在头皮表层或头发上，梳头或搔抓时极易脱落到肩部衣服上。

我侄媳严重的头皮屑用陈蛇粉解除了

去年夏天，我的侄媳去山上背麦捆，刚来到地里，忽然来了急雨，被淋得如落汤鸡一般。后来她慢慢地觉得浑身僵直，特别是头皮上起了一层厚厚的白屑，痒得难忍，一搔，头皮屑像下雪似的，一层又一层。吃了好多中西药，也无济于事。一次，她妹妹把她的病情告诉了公公，老头子迟疑了半晌，取出了一条二尺长的蛇，说："这条蛇在火炕的烟囱里熏干后存放了3年，快拿去给你姐吃，她的病会治好的。"果然，这条放了3年的陈蛇治好了她的病。

具体方法：将蛇放在瓦片上，将瓦片放在小火上，待蛇焙干后研末，分6份，早晚各服1份，开水冲下，3天服完。（杨景讳）

引自：1996年5月27日《家庭医生报》

洋葱汁揉擦头皮止痒除头屑效果好

方法：将一个捣烂的洋葱用消毒纱布包好，轻轻地反复揉擦头皮，使洋葱汁充分渗入，待24小时后，再用温水洗头，即可止头痒和除尽头皮屑。如持续治疗多次，效果更佳。一般治疗一次，可以在10天左右有效地抑制头屑过多的皮肤病。

脱　发

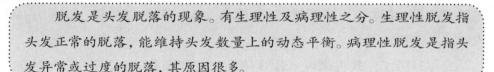

脱发是头发脱落的现象。有生理性及病理性之分。生理性脱发指头发正常的脱落，能维持头发数量上的动态平衡。病理性脱发是指头发异常或过度的脱落，其原因很多。

我用柚子核生姜治好一位患者8年的脱发症

发黄、发落（包括斑秃），可用柚子核25克，开水浸泡，每日2~3次涂拭患部。若可配合生姜汁涂擦，既可固发，又可加快毛发生长。我曾目睹一位50岁开外的老人，落发严重，多次进医院，花不少钱仍大量落发。采用本法治疗，只花点生姜钱，不仅落发停止，还长出了新发，至今5年仍保持正常。

百姓验证：贵州贵阳市小河区黄河路12号刘振山，男，66岁，退休。他来信说："我用本条方为他人治疗脱发，用药8天开始长出新发。"

复方侧柏叶治脱发 28 天可恢复正常

配方及用法：侧柏叶、当归、女贞子、旱莲草、何首乌、枸杞、菟丝子、柏子仁各12克，生地18克，藕节30克，川羌活6克，木瓜9克。每日1剂，7天为1个疗程。见新发生长时，每剂药加黄芪18克。

疗效：2个疗程见新发生长，4个疗程恢复正常。

引自：《实用民间土单验秘方一千首》

老年斑

学名脂溢性角化病，是一种临床最常见的皮肤病。具体是指在老年人皮肤上出现的一种脂褐质色素斑块，多见于高龄老人，人们又称其为"寿斑"。好发于面头部、背部及手背等部位。

我的老年斑涂抹康齿灵牙膏消失了

我和老伴王淑英都已76岁。从70岁开始，我俩后背、手腕和面部相继出现老年斑，由淡黄逐渐变黄褐色，由小变大，有的像黄豆粒大，用手触摸有高出皮肤的感觉。

去年3月上旬，我将康齿灵牙膏抹在手背和手腕的黄褐斑上，每晚睡前抹一次，第二天早晨洗除，3天后见到黄褐斑萎缩，褐色变黄淡，10天左右，黄褐斑表面脱掉一层皮屑。我继续往面部黄褐斑涂抹，收到同样效果。以后每隔10天左右，就将少许康齿灵牙膏挤在手掌上，加点水调稀，抹在手背和面部，第二天洗除。我老伴也用此法抹面部老年斑，收到同样效果。从去年7月份起，我先后向几位老同志介绍此法，他们用后都觉得效果很好。现在，我每隔半个月左右仍抹一次。

注意：每抹一次后，必须反复揉搓一段时间，这是见效的关键。

擦沙拉油可使老年斑消失

我是部队在职女医务人员，今年52岁。近2年脸上长出了大小不等的十来块老年斑，双手背上也各有两块。我看到沙拉油含有皮肤所需要的营养成分，就试着早、晚在脸上和手背各擦1次。2个月后老年斑全消失了，而且皮肤变得有弹性，干燥现象也有好转，皱纹变得几乎看不见了。

方法： 早、晚饭后洗完脸，用食指蘸少量沙拉油往脸上、手背上擦，有老年斑处要多擦点，1瓶沙拉油可用1年。（一平）

引自：《北京老干部》

雀　斑

　　雀斑是发生在面部皮肤上的黄褐色点状色素沉着斑，系常染色体显性遗传。日晒可诱发和加重皮损。

用生姜酊1个月使10余年的雀斑全部消失了

仇雁子，男，33岁。患面部雀斑10余年，经医院多方治疗效果不佳。后用生姜酊（鲜姜50克，去掉杂质洗净，待晾干后装入瓶中，然后加入白酒或50%酒精500毫升，加盖密封浸泡15天即可）外擦治疗半个月，面部色素逐渐变浅。继续治疗半个月后雀斑完全消退，无其他痕迹。2年后随访未见复发。

引自：《新疆中医药》（1988年第2期）、《中医单药奇效真传》

黄褐斑

黄褐斑俗称"蝴蝶斑"、"肝斑"或者"妊娠斑"。主要发生在面部，以颧部、颊部、鼻、前额、额部为主。为边界不清楚的褐色或黑色的斑片，多为对称性。

我用祖传秘方五白粉治黄褐斑 1 个月内消退

主治：黄褐斑。

配方及用法：白及、白附子、白芷各6克，白蔹、白丁香（即雀粪）各4.5克，密陀僧3克。上药共研细末，每次用少许药末放入鸡蛋清或白蜜内搅调成稀膏，晚上睡前先用温水浴面，然后将此膏涂于斑处，晨起洗净。

疗效：一般1个月内斑可消退。

百姓验证：陕西宝鸡牟掌权，男，56岁，退休。他来信说："我女儿牟海宁患黄褐斑3年，曾在市医院、县医院治疗，花钱许多却未治愈。后来我用本条方为她施治，仅3个疗程就治好了，现在她脸上很白、很光。"

荐方人：山东潍坊临朐县　吴绍伯

引自：广西医学情报研究所《医学文选》

辛芷柿叶膏治褐斑症 6 例全部治愈

配方及用法：细辛10克，白芷25克，白丁香30克，干柿叶50克。将上药研极细粉末，选用北京日化一厂生产的奥琪牙膏和上药调匀成膏状。再将澄清石灰水300毫升加温后加入陈醋10毫升。用石灰水洗净褐斑处，待晾干5分钟后将药膏适量涂匀于褐斑上。每日早晚各1次，10日为1个疗程，3~5个疗程褐斑即消退。

荐方人：山西省孝义市中医师　翟忠德

引自：《当代中医师灵验奇方真传》

黑　斑

黑斑可分为先天性与后天性两种。先天性色素斑有一大部分就是胎记，另外一部分是发生在东方人脸上的色素沉淀症，它虽然也是先天性的，但不是一出生就有，要在成年后约20～40岁才会慢慢浮现，会受到怀孕、荷尔蒙失调等体内因素或阳光照射等外在因素影响而加深颜色。

桃花蜜治面部黑斑 1 周见效

配方及用法：桃花、冬瓜仁、蜂蜜适量，一同捣烂涂患处即效。

百姓验证：许昌县灵井镇鲁湾村一女青年，脸上长黑斑，用此方又加入未开放（含苞）杏花，早晚各抹1次，1周左右即愈。

荐方人：河南濮阳县户部寨乡　高书文

痤疮（青春痘　粉刺）

痤疮是一种常见的皮肤炎症性疾病，以粉刺、丘疹、脓疱、结节、囊肿及瘢痕为其特征。常伴皮脂溢出。多发生于青春期男女。

我用单药白果浸酒精搽痤疮 15 天获愈

简某，女，20岁。患脸部痤疮3年，曾使用"暗疮特效霜"等药物治疗无效，后改用白果30克压碎，放于100毫升70%酒精中浸泡一星期，过滤后取药液搽患处，每日2～3次。用药15天痤疮消失，又继用10天巩固疗效，随访观察半年无复发。

皮肤外科疾病

百姓验证：河北石家庄藁城区南孟镇南乡村孟花改，女，32岁，农民。她来信说："朋友患痤疮，经我用本条方试治，1个星期就有了明显效果。"

引自：《新中医》（1985年第5期）、《中医单药奇效真传》

我用山楂粉调黄酒外敷使手挤痤疮所留下的瘢痕消失

武某，男，20岁，学生。1983年3月因手挤面部痤疮，感染化脓，治愈后留一瘢痕。1983年8月求诊，经用山楂粉调黄酒外敷，半个月后瘢痕消失，患处皮肤光润如常。

百姓验证：辽宁沈阳市汽车桥厂张伟，男，26岁，工人。他来信说："王某患面部痤疮瘢痕，我用本条方为他治愈。"

引自：《四川中医》（1987年第5期）、《中医单药奇效真传》

用荸荠片贴鼻尖两侧1个月治愈鼻部痤疮

我从《瓜果疗法》一书中看到"荸荠能治寻常疣等皮肤病"后，决定用荸荠试着治治我的痤疮。

我把洗净的荸荠切为两半，然后用切面紧贴鼻尖、鼻翼两侧等部位涂擦，直到把荸荠的白粉浆涂满鼻子的表面，感觉凉丝丝的舒服极了。就这样我每晚坚持涂抹，1个月后鼻部的痤疮逐渐消退，瘙痒也不复存在。

荐方人：江苏南京52中学　张晓玲

狐　臭

即腋臭，俗称狐臭，主要症状是腋窝等褶皱部位散发难闻气味，影响患者的社会生活，严重者可以导致患者心理障碍。

我孩子的狐臭用明矾水治1个疗程就见效了

我的孩子患腋臭，1993年曾接受激光治疗，花了不少钱，但效果不佳。狐臭给孩子身心带来很大痛苦。正当为此苦恼之时，偶得明矾水擦洗疗法，仅1个疗程，就获得很好的疗效，现在他腋下已无臭味了。我愿将方法介绍给病友，以利康复。

方法：取5%明矾水20毫升，直接蘸取擦洗患部，每日2~3次，10日为1个疗程。擦洗后，最好用爽身粉搽扑，利于患部祛湿护肤，润滑爽身。此疗法对腋臭有明显疗效。

此法尚不能根除，一旦发现腋下有异味要继续擦洗。（边文波）

引自：1996年3月26日《老年报》

一妇女患双侧腋臭多年，用壁虫搽患部5天获愈

蒋某，女，31岁。双侧腋臭已数年，气味冲鼻难闻，尤以夏天为甚。曾用多种方法治疗，无明显好转。取壁虫2~3个，用泥包裹放火炭中烧至泥微焦，取出加冰片少许，共研细末，搓擦腋窝，每晚1次（洗澡后用药效果更佳），治疗5天获愈。

注：壁虫又称壁钱，为壁钱科动物壁钱的全虫。采得后，用开水烫死，或晒干，或炒用。咸平无毒，治疗腋臭、喉痹、牙疳等症效佳。

引自：《广西中医药》（1981年第3期）、《中医单药奇效真传》

扁平疣

疣子的一种，为人体在虚弱时感染乳头瘤病毒引起的赘生物。常对称性发于颜面、手背及前臂等部。表现为正常肤色或淡褐色帽针头至扁豆大小的圆形、椭圆形或不规则形扁平丘疹，表面光滑，质硬，散在或密集，亦可融合成小片状，可因抓痕呈串珠样排列。

我手术无效的扁平疣只吃海带治愈

扁平疣的症状是皮肤上出现跟正常皮肤颜色相同或黄褐色的突起，

表面干燥而粗糙，多长在面部或手背处，不痛不痒。虽说无异常反应，但影响形象。我曾因手背、小腿处长有扁平疣，采用过手术切除、药物治疗等方法，均不见效，且愈长愈多，心理负担也愈来愈重。

一位朋友告诉我，吃海带可治愈扁平疣。我抱着试试看的心理，连续吃了半个多月。1个月后，疣自然消失且不留任何痕迹，效果很好。其方法很简单：根据个人的喜好，将海带洗净后，炖、炒、拌着吃均可（做下饭菜）。连续吃一段时间，即可见效。此法简便易行，有同类病情的患者不妨一试。

荐方人：四川省简阳市阳安中学　张淑兰

薏苡仁加白糖服治愈医院都未能治好的扁平疣

张某，女，21岁。双手背患扁平疣半年，后发展到面部，曾到多家医院治疗无效。遂用薏苡仁50克，煮熟（薏苡仁刚裂开）后，加白糖少许，与水同时服下，每日1剂。服15剂，大部分疹块脱落，再服5剂，疣疹消失而愈。

引自：《湖南中医杂志》（1987年第1期）、《中医单药奇效真传》

寻常疣（瘊子）

是由人类乳头瘤病毒感染所引起的一种皮肤良性肿瘤。好发于青少年，多见于手指、手背、足缘等处。皮肤和黏膜的损伤是引起感染的主要原因。初期表现为硬固的小丘疹，呈灰黄或黄褐色等，表面粗糙角化。本病发展缓慢，可自然消退，亦可采用局部的药物方法和手术方法治疗。

我手脚长瘊子、鸡眼多个，只搽煤油10天而平复如常

我曾手上长瘊子，大趾上长鸡眼，多方治疗无效。偶见一书上介绍：

"用布头或棉花蘸煤油（汽油也可）在疙瘩上反复摩擦，每日数次，每次几分钟，10天左右，患处平复如常，无丝毫痕迹，永不复发。"试之，果然神效。

引自：1996年1月11日《益寿文摘》

我利用鲜芝麻花治刺瘊痊愈快

方法：采鲜芝麻花二三十朵，将其逐一揉碎于刺瘊表面，要多搓揉几下，不必包扎。每天揉1次（时间早晚不限），大约揉10次可治愈。

以上方法在治疗过程中不疼不痒，愈后患处无疤痕。

注：每揉1次即需要二三十朵芝麻花。

百姓验证：湖北武汉市青山区白玉山95号罗春莲，女，51岁，工人。她来信说："我颈部和前胸处长有5个瘊子，因觉得不碍事，一直未在意。但后来却越来越大，洗澡擦身都非常不方便，我便用本条方治疗，仅1周时间，5个瘊子就全部消失了。"

荐方人：河南焦作中站区化工厂　新古椿

雄黄散外搽治瘊子15天左右全脱落

配方及用法：雄黄、鲜茄子适量。茄子切片，雄黄研细末。患部用温水洗净，用消毒刀将寻常疣蓬松面修平，以不出血为度。用茄片蘸雄黄末外擦2～3分钟，每天1次。

疗效：此方治疗寻常疣，一般外擦2～5次，15天左右即可全部脱落而愈。

百姓验证：张某，女，10岁，学生。左手背及下肢长瘊子30多个，小如黍米，大如黄豆，表面蓬松，形似花蕊，有触痛感。曾用鸦胆子仁外敷，因疼痛而停用。用上方治2次，15天后瘊子全部脱落而愈，随访未复发。

引自：《四川中医》（1984年第3期）、《单方偏方精选》

用新洁尔灭液治寻常疣100例全部治愈

配方及用法：先用2%高锰酸钾溶液清洗患处，然后用棉签或火柴梗蘸少许5%新洁尔灭液点于寻常疣上（切勿涂在正常皮肤或黏膜上）。一般每日点1次或2日1次，共计3～12次即可。

疗效：1990年第1期《临床皮肤科》杂志报道100例，7～14天全部治愈。

引自：《实用西医验方》

鸡　眼

为足部皮肤局限性圆锥形鸡眼状角质增生损害，其发病与局部长期机械性摩擦、压迫、足部畸形骨刺等有关。

我以蓖麻籽治脚鸡眼几天就好了

取1～2粒蓖麻籽在火上烧烤，变酥脆后去外壳，将白色仁捶碎趁热敷在患处，用胶布封好。2天后打开胶布，用刀片轻轻地刮掉上面的角质，当削下最后一层时，可见有一圆形浅凹，再在上面贴一块胶布，3～4天后，皮肤长好，胶布脱落即愈。

百姓验证：吉林梅河口市金成业，男，68岁。他来信说："我用本方治好脚上的鸡眼。"

我用葱白外层皮治鸡眼10余天就痊愈了

我脚底曾长了2个鸡眼，走路的时候，稍不留心，踩在小石子上，就像被铁钉钻了一下，即使走在平路上，也有疼痛感觉。有一次，在邻居退休的王医师家闲坐，谈起患鸡眼的病痛，她给我介绍了一种治鸡眼的方法，治好了我的鸡眼。

方法：先用热水洗脚，擦干，然后剥下一块葱白外层的薄皮，贴在鸡眼上面，用胶布固定好，每天换一次。约10天鸡眼周围的皮肤发白变软，再过3天鸡眼自行脱落。

现在我走路稳健舒服。这个方法花钱极少，简便易行，疗效显著，的

确是灵验的方法。（黄皖江）

百姓验证： 山东威海市谢振刚，男，30岁，工人。他来信说："我父亲患鸡眼已30多年，按本条方只治疗5次就好了。"

我的鸡眼用斑蝥嘴贴敷得到根治

我曾因脚板上长鸡眼，走路时特别痛苦而开刀去除，但开刀后不久又长出。一友人告诉我用全斑蝥治鸡眼不仅能得到根治，而且永不复发。

方法： 全斑蝥1个，将其嘴部对准鸡眼，外用纱布和胶布固定好，24小时后去掉，鸡眼会很快脱落，不仅不会复发，而且毫无痛苦。

百姓验证： 福建三明市尤溪县溪尾乡埔宁村纪儒，男，27岁，医生。他来信说："我用本条方治好多名患者的鸡眼，均花钱不到1元，贴上药几天鸡眼就自行脱落了。"

引自： 1996年11月6日《安徽老年报》

我用豆腐片贴鸡眼几日便可连根拔除

方法： 晚上洗脚后，用一块厚1厘米的豆腐片贴于鸡眼处，再用塑料布包好，次日晨拿掉豆腐，清洗患处，连续几天便可治好。

百姓验证： 辽宁鞍山化工厂陈雷的母亲患脚鸡眼，走路十分疼痛，贴了许多鸡眼膏也不见效。用此方几天，便见到了效果，走路时脚不疼了，鸡眼也连根拔除了。

用消毒后的缝衣针刺鸡眼中心，鸡眼几天后就可脱落

方法： 取缝衣针（最好是中医用的三棱针）1根，消毒后对准鸡眼中心扎进去，深度以出血为度，拔出针后挤出一点血，几天后鸡眼便会自行脱落。

百姓验证： 河北唐山丰润区卫生院赵士良，男，62岁，医生。他来信说："村民黄维南患有脚鸡眼，走路很痛，我用本条方为他治疗，仅1次鸡眼就自行脱落了。"

皮肤外科疾病

过敏性皮炎

过敏性皮炎是由过敏源引起的皮肤病，主要是指人体接触到某些过敏源而引起皮肤红肿、发痒、风团、脱皮等皮肤病症。

磁铁帮李医生治好了过敏性皮炎

李秀玉是我校离休的医生。一次，我们到苏杭旅游，我问她怎么不吃鱼，她说患了过敏性皮炎，不敢吃。这病很讨厌，她两次住院也没治好。

当时我告诉李医生，备一块磁铁，磁疗很有效。磁铁的磁力能消除风湿热邪，促进气血运行，增加肌肤失去的营养，从而达到活血化瘀、祛风消炎止痒的作用。后来，李医生依法治疗，1个月就彻底治愈了过敏性皮炎。

百姓验证：黑龙江虎林市云山农场欧日超，男，67岁，退休教师。他来信说："我经常因气候寒冷患过敏性皮炎，每次都用本条方治愈。"

荐方人：山东省委党校　张明

神经性皮炎

又名慢性单纯性苔藓，和中医所谓的"牛皮癣"、"摄领疮"相似。是以阵发性瘙痒和皮肤苔藓化为特征的慢性皮肤炎症。病因尚不明确，一般认为与长期搔抓、摩擦和神经精神因素及某些外在刺激因素有关。

陈醋木鳖酊治神经性皮炎 36 例均痊愈

配方及用法：木鳖子（去外壳）30克，陈醋250毫升。将木鳖子研成细末，放陈醋内浸泡7天，每天摇动1次。用小棉签或毛刷浸蘸药液涂擦受损之皮肤，每天2次，7天为1个疗程。

疗效：此方治疗神经性皮炎36例，均痊愈。

百姓验证：杨某，男，34岁，农民。2年前发现左侧颈部有一片皮肤状如皲裂，日渐增厚，脱屑甚痒，经用肤轻松软膏外涂无效，诊为神经性皮炎。用陈醋木鳖酊外涂，每天2次，4次痒止，经治1个疗程痊愈。

引自：《陕西中医》（1988年第7期）、《单方偏方精选》

我老伴用冰片樟脑治神经性皮炎1次即愈

配方及用法：冰片、樟脑各等份，共研细末，装瓶备用。将患处洗净，药粉撒于患处，外用纱布包扎。

疗效：1次即愈。

百姓验证：河南郑州市政七街李树彬，男，74岁，离休。他来信说："老伴患有神经性皮炎，用本方1次治愈。"

引自：《实用民间土单验秘方一千首》

稻田皮炎

> 稻田皮炎是指农民在稻田工作时，由于禽类血吸虫尾蚴或其他理化因素所致引起的皮肤病的总称。以皮肤瘙痒、发热，继发丘疹、水泡，甚则糜烂、渗液等为特征。

此方预防稻田皮炎很有效

配方及用法：凡士林500克，松香、雄黄粉各90克，樟脑60克。将凡士林加温熔化，入松香粉末不断搅匀，待松香完全熔化后，离火降温至40～50℃。再投入雄黄、樟脑充分搅拌，在冷凝中，温度越降，搅拌越勤，以雄黄、樟脑不沉淀为止。下水田前，涂手脚，上下午各1次。

疗效： 把20人平均分成擦药组和不擦药组（即对照组），结果擦药者只有1人感染，对照组10人全部感染。

引自： 广西医学情报研究所《医学文选》

头皮脂溢性皮炎

> 皮肤皮脂腺分泌皮脂是一种正常生理功能，但如果皮脂腺分泌功能亢进，皮脂排出过多，在皮肤上堆积，在堆积处就会出现慢性皮肤炎症。头皮脂溢性皮炎发生于头皮部位，开始为轻度潮红斑片，上面覆盖灰白色糠状鳞屑，伴轻度瘙痒，皮疹扩展，可见油腻性鳞屑性地图状斑片。

单用猪胆治脂溢性皮炎 31 例全部有效

配方及用法： 猪胆1个。将猪胆汁倒在半面盆温水中，搅拌后洗头（或洗患处），把油脂状鳞屑清除干净，再用清水清洗1次，每天1次。

疗效： 治疗脂溢性皮炎31例，治愈25例，好转6例，有效率100%。

引自：《新医学》（1984年第4期）、《单味中药治病大全》

用侧柏叶酊治头皮脂溢性皮炎 60 例全部治愈

我自制复方侧柏叶酊外用于头皮脂溢性皮炎60例，病程在10天至20年，1个疗程治愈者39例，2个疗程治愈者18例，3个疗程治愈者3例。

配方及用法： 取鲜侧柏叶50克，加入75%酒精150毫升，浸泡7天后，榨取酊剂100毫升，加入水杨酸粉1克，雷锁辛4克，装瓶备用。用棉球蘸药液均匀地搽于头皮上，每日2次。用药期间忌食辛辣物，部分较重病例适当口服维生素B_2、B_6片，每10天为1个疗程。

荐方人： 山东省即墨市第三人民医院皮肤科　霍焕民

毛囊炎

即整个毛囊细菌感染发生化脓性炎症。初起为红色丘疹，逐渐演变成丘疹性脓疱，孤立散在，自觉轻度疼痛。在成人主要发生于多毛的部位，在小儿则好发于头部，其皮疹有时可互相融合，愈后可留有小片状秃发斑。

蛇蝎液治毛囊炎 35 例全部治愈

配方及用法： 蛇皮1张，全蝎2个，蜂房1个，共泡入180毫升醋中，24小时后可用（时间长更佳）。纱布蘸药敷患处，每日2次。用完可再加醋1次。

疗效： 治毛囊炎35例，均治愈。1～5日愈者33例，8～14日愈者2例。

引自：《常见病特效疗法荟萃》

搭背疮

民间对后背痈疽疮的俗称，意为患者本人反手后背能够着的地方出现的疮疖。搭背疮因生在背部肌肉及脊椎神经较密集的地方，所以破坏性较大，初起会出现红肿热痛，后逐渐化脓突起直至溃破，应及时治疗。

我以老鹳草膏治搭背疮效果显著

本方系程挚桂老中医使用了50余年的临床经验方。以本方治疗搭背疮，10多天可痊愈。本方治疗患者200余例，效果显著。

配方及用法： 鲜老鹳草2棵（约60克），儿茶10克，血竭花10克，轻粉

5克，红粉4克，冰片6克，大珍珠（煅）2粒，真铜绿5克，朱砂5克，猪板油120克。将儿茶等8种药研成细面，同鲜老鹳草、猪板油调在一起，用铁锤捣烂调匀如糊状，即成为老鹳草膏。将此膏分成两份，摊于两块布上，每块膏药贴7天。第一块贴后，会有大量脓液流出，红肿即消散，疮面可收缩一半；换第二块，再贴7天后，疮面即收口愈合。痊愈后忌刺激性食物。

百姓验证：患者程某，男，60岁，农民。右背部患搭背疮月余，经多方治疗效果不显，疮面扩散如碗口大，病情险恶，脓血淋漓，疼痛难忍，昼夜呼号，寝食俱废，脉象洪数有力。遂为其制作老鹳草膏一料，分为两贴。第一贴敷后，流出大量脓液，7天后疮面收缩如核桃大，红肿消失，疼痛停止；敷第二贴，7天后疮面全部愈合。

引自：《全国名老中医验方选集》

川椒粉治"搭背"愈合效果好

中医称生在背部的痈叫"搭背"，也叫"搭手"。川椒粉（又名花椒粉）50克，用水棉球清洗患处并剔去烂肉，用干净棉球蘸川椒粉，塞入"搭背"洞中，即可止痛。每日1次，连续使用7次后长新肉，"搭背"合口结盖。无任何副作用。

下肢溃疡（臁疮）

> 下肢溃疡是外科常见病、多发病，特别是慢性下肢溃疡更属于疑难病症。这种溃疡长期不能愈合或愈合后仍反复发作，严重影响人们的正常生活和工作，有些溃疡甚至会癌变或需要截肢。

我使用蛋黄油搽剂治下肢慢性溃疡近 300 例均痊愈

配方及用法：蛋黄1个，松香3克。将蛋打破去清取黄，放入铁勺或铜勺内用文火熬化呈油状，放凉后把备好的松香研成末加入搅匀即可。用盐水清洗疮面，用棉签蘸药涂于患处，每日3次。疮口不必包扎，以暴露为宜。5～7天后疮面干净无渗出物时，去松香单用蛋黄油涂搽至疮口痊愈为止。

疗效：涂搽5～6天后，疮口的白色脓痂消失，疮面红润，较脆易出血，并有少量清水样渗出液。7～10天后疮面干净无渗出物，疮口周边开始发痒，随之疮口逐日缩小。一般经14～20天均能痊愈。治疗患者近300例，全部治愈，其中只有6例用药超过20天。

按语：蛋黄油性甘温，有生肌止痛、疏风去湿作用，与松香同用有排脓去湿、生肌止痛之功效。

百姓验证：浙江湖州长兴县横山乡季凤山来信说："我村郑保林因下肢内踝外损伤引起感染，疮口久不收口，经当地医院治疗几个月，花钱数百元，也没有治愈。后来，经我用本条方治疗半个月痊愈，没花一分钱。"

荐方人：福建省福州市医院　张香梅　何文通

引自：《当代中医师灵验奇方真传》

我配制槐柳膏治臁疮50例均有效

配方及用法：当归15克，生地15克，防风10克，双花10克，连翘10克，透骨草15克，穿山甲15克，轻粉30克，五倍子30克，铜绿30克，乳香15克，没药9克，血竭15克，麻油500毫升，黄丹120克，槐枝、柳枝若干。将以上药（黄丹除外）放入麻油中，文武火煎至药枯去渣，入黄丹，炼制软膏，放罐内备用。将药膏涂在消毒纱布上，盖贴于疮面。换药时，先洗净疮面，脓腐较多2～3日换药1次，脓净肉芽红活可4～6日换药1次。

疗效：临床治疗臁疮50例，治愈48例，好转2例，总有效率100%。

按语：槐柳膏是我院已故著名老中医刘华明先生所献之方，属外用药软膏类，临床用于治疗臁疮多获良效。

百姓验证：重庆市忠县石宝镇邓明材来信说："本县涂井乡江书祥患臁疮3年多，右下肢脚胫慢性溃疡，不断流黄水。他本人是医生（西医），

皮肤外科疾病

自己用了许多西药，就是不能治愈。后经我用本条方治疗1个月痊愈，至今未复发。"

荐方人：山东省德州市医院主治医师　霍爱民

引自：《当代中医师灵验奇方真传》

我利用砂糖豆腐治臁疮病有神效

配方及用法：鲜豆腐渣250克，白砂糖100克调匀，涂疮面。每日换药3次，3日后疮面缩小，鲜肉芽齐生。敷5日后，再取干柿叶若干烧灰存性，研末，撒在疮口上，每日1次，不用包扎可愈。

百姓验证：黑龙江齐齐哈尔市龙江县济沁河乡王万顺的邻居患臁疮病，两腿以下全呈紫黑并肿大，在多家医院均认为无法治愈。后来用此方治疗，仅3天就大见功效，基本消肿了。

荐方人：河南省镇平县高丘乡　刘炳坤

褥　疮

> 又名压疮，系身体局部长期受压使血液循环受阻，而引起的皮肤及皮下组织缺血而发生水疱、溃疡或坏疽。多见于久病卧床者。

我采用马勃粉治褥疮很有效

配方及用法：马勃适量研成极细粉末状，经干热灭菌后，置消毒容器中备用。以生理盐水清洗疮面，剪除坏死组织，拭干后将马勃粉均匀撒在疮面上，厚度约1毫米，上面敷盖消毒纱布，每日用药4～6次。

疗效：治疗35例，治愈34例，治愈率97.1%。治愈病例疗程为2～15天，平均5.8天。

百姓验证：辽宁省抚顺市清原县湾甸子镇王安才，男，53岁，农民。他来信说："村民刘俭海的父亲因脑出血症瘫痪在床，时间一长得了褥疮。

我按本条方为其治疗，他的褥疮10天就好了。"

荐方人：福建泉州南安市医院　　陈志英

引自：1997年第1期《福建中医药》

艾灸治褥疮胜良药

一位42岁的女患者张某（中风病人），住院查体发现腰骶部褥疮4厘米×3厘米，疮口有渗液及结痂，经外科换药，庆大霉素敷料覆盖等方法，虽疮面没扩大，但疮口持久不能愈合。后应用艾灸法治疗：先去除脓、痂，用生理盐水清洗疮面，然后点燃艾条一端，熏疮面，每日2次，每次20～30分钟，灸后用无菌纱布敷盖，胶布固定，以防感染。施灸第三天疮面红润，第五天疮口周边有新生肉芽，治疗8天后痊愈。

久病体弱、长期卧床病人，每日灸1次，每次15～20分钟，可预防褥疮。

引自：1994年9月5日《中国中医药报》

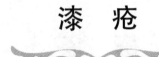

漆　疮

> 即油漆皮炎，系接触漆树、天然漆液引起的急性皮炎。多发病于露出部位，以颜面、颈部、腕关节周围、手背、指背为多，以后迅速蔓延，可扩展至外阴、胸、腹、腰、四肢（多见于小腿）等部位，背部及手掌发病者少。

我使用螃蟹韭菜汁治好了漆疮

主治：因中漆毒而致的漆疮。

配方及用法：螃蟹2只，韭菜30克（洗净）。将上二味放在锅中干炒，取汁，用汁涂擦患处。

按语：相传明代王思中曾在海盐县治愈了这样一例病人，海盐彭氏的儿媳，新婚就得了重病，心中烦懑，气不接续，诸医都不识病原及治法。王思中诊后，让家人把新房中的家具搬走，密取了螃蟹的肚脐焙干、研末，掺于粥中让新媳妇服下，很快诸症皆消。别人问他得病的缘故，他说这是中了新漆家具的漆毒所致。

清代崔默庵曾治一少年，新婚未久出痘，遍身皆肿，头面如斗。诸医束手无策，请默庵诊治，诊脉平和，稍虚，急然不得其解。当时乘轿远道而来，腹中饥饿，即在病者床前进食，见病者用手撑开眼皮，观其饮食，盖目眶尽肿，不可开合，便问其想不想吃食。病者说："很想，无奈医生让我戒食。"默庵说："此症无妨碍于食。"遂命进食，饮食甚快，越不得解。沉思良久，视室中，其床榻桌椅，漆气熏人，忽然大悟。速令将病人另迁一室，用螃蟹数斤，生捣遍敷其身。一二日肿即消，痘出，原来病者是漆气中毒也。

百姓验证：贵州纳雍县饲料厂李元发，男，52岁，工人。他来信说："前不久，邻村一少年误触漆树而患漆疮，面目肿得非常厉害。我用本条方为他施治，2天后消肿痊愈。"

引自：《小偏方妙用》

疥 疮

系由疥螨引起的接触传染性皮肤病，可通过衣服、内衣、毛巾而传播，易在家庭及集体中传播。发病多从手指间开始，好发于手腕屈侧、腋前缘、乳晕、脐周、阴部及大腿内侧。

陈毅用单方治好警卫员的疥疮

1935年秋天，陈毅同志的警卫员钟久志生了一身疥疮，奇痒难忍。陈毅同志知道后，十分关心。当时，敌人封锁很严，缺乏药物。一天，他捉到一条蛇，立即请炊事员帮助做清炖蛇汤。蛇汤做好后，他对钟久志说："蛇汤清凉解毒，是治疗疥疮的特效药。你把这碗蛇汤喝了，病就会慢慢

地好的。"钟久志激动不已，怀着感激的心喝下了汤药，不久，身上的疥疮果然好了。(陈修生)

煎五味治疥疮1周可愈

配方及用法： 白矾、食盐各62克，苍耳子、蒺藜子、地肤子各31克。上5味水煎，加水5碗，煮沸半小时后，去药渣，倒入盆内，擦洗患处，每日3次。

百姓验证： 冯妻患疥，四方医治无效，后用此方，1周而愈。

荐方人： 河南漯河市郾城区教育局　冯茂林

冻　疮

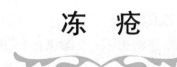

皮肤外科疾病

冻疮是由于寒冷引起的局限性炎症损害。冻疮是冬天的常见病，尤其是儿童、妇女及老年人。冻疮一旦发生，在寒冷季节里常较难快速治愈，要等天气转暖后才会逐渐愈合，欲减少冻疮的发生，关键在于入冬前就应开始预防。

我用秋后茄秧秆煮水洗冻疮果见奇效

我在山西插队时由于住的房子没有取暖，睡的又是凉炕，因而每到冬天都要冻脚，而且冻的面积一年比一年大，每当遇热时冻脚奇痒。后来，有老乡告诉我一偏方：冬天的时候到地里将已摘完茄子且叶子也已掉光的光秃的茄秆连根拔起，回家后放脚盆中加水煮一会儿，等水温低点儿后泡脚。我试着洗了几次，冻疮就洗好了，几年都没有再犯。(高学冬)

百姓验证： 黑龙江大庆市采油四厂李永超，男，32岁，工人。他来信说："我用本条方仅3天就治好了自己的脚冻疮。"

我的冻疮是用揉耳法治愈的

过去我每到冬季气温降至0℃以下，室外结冰时，两只耳朵边就被冻伤

（俗称"烂耳朵"），晚上睡觉常把枕巾染得血迹斑斑，要是遇到热气又痛又痒，这样一直要延续到第二年的春暖花开时，冻伤才能结痂好转。

一次我在报纸上看到揉外耳部可以预防耳朵冻伤，于是我在每年初冬，就开始用两手揉搓两只耳朵边，每天早晚各1次，每次揉80~100下，以刺激耳部周围神经，加强血液循环，直至耳红耳热，就这样我的耳朵已有2年没有冻伤，避免了皮肉痛痒之苦。

据资料介绍，这种揉耳方法可以刺激听觉器官血液循环，改善老人听力下降。听力开始减退的老人，只要坚持用此法，可以收到恢复听力的效果。

荐方人：安徽马鞍山市含山县经委退休干部　谷业茂

我用猪血治冻疮1次除了根

杀猪刀口放血流尽时，速将患手（手部患有Ⅰ~Ⅲ度年年复发的冻疮）送入刀口内，停留3~5分钟后取出，用热水将手洗净，可一次根除。

百姓验证：辽宁营口盖州市九寨镇政府赵润廷，男，60岁，退休。他来信说："我孙子手背冻疮，用本条方仅治一次，就根除了原来年年复发的冻疮。此方治疗冻疮有特效。"

荐方人：山东省莱阳市莱阳医院　姜占先

黄水疮

黄水疮是指脓疱疮，是一种常见的急性化脓性皮肤病。具有接触传染和自体接种感染的特性，易在儿童中流行。夏秋季节气温高、湿度大，皮肤浸渍等，都易使病菌侵入皮肤繁殖，为促发本病创造有利条件。

用黄水疮软膏治黄水疮40例全部治愈

配方及用法：黄芩、黄柏、双花、苦参各5克，野菊花3克，犀黄丸6克，白矾、冰片、青黛各1克，樟丹0.5克，呋喃西林粉10克，红霉素软膏2支，凡士林适量。先把黄芩、黄柏、双花、苦参、野菊花晒干压碎过筛，犀黄丸、白矾、冰片用乳钵研细，以上药物细粉加呋喃西林、青黛、樟丹再共同过筛，使之均匀，加红霉素软膏，再加适量凡士林调成稀膏状即可。用消毒棉棒蘸取软膏涂抹患处，每日2次，治疗期间停用其他药物。

疗效：40例患者全部治愈，经随访均无复发。一般用药后立即止痒，48小时后脓水流干结痂，继日痂皮脱落，仅留淡红色斑，5天后不留痕迹。

百姓验证：患者李莉，女，1周岁，周身发痒，起脓水疱4天，体温37.8℃，全身皮肤布满红斑、丘疹及脓水疱，疱壁薄而松弛，破裂，流出黄水脓水，用软膏涂抹2次即愈。

荐方人：山东省东营市垦利县人民医院　姜延德

引自：《亲献中药外治偏方秘方》

单用苦杏仁治脓疱疮 40 余例均治愈

配方及用法：苦杏仁适量，火炙成炭存性，研成细末，用香油或豆油熬开调成稀糊状备用。用时先以淡盐水将污痂洗净，然后将上药涂患处薄薄一层，可用干净纱布或软布覆盖，以防药物脱落。每日或隔日1次，1~2次脱痂，3~4次痊愈。

疗效：治疗40余例，均愈，治愈率100%。

百姓验证：李某，女，8岁，头面渐患脓疱疮已2个多月，用上药外涂2次脱痂黄水止，共用4次痊愈。

引自：《山东中医学院学报》（1980年第3期）、《单味中药治病大全》

樟脑红霉素治黄水疮有显效

配方及用法：酒精500毫升，樟脑10克，红霉素（针剂）50万单位。混合化开，稍加温涂患处，每日数次。

百姓验证：刘某患此病，局部起疙瘩，流黄水，久治无效，后用此方治愈。

荐方人：河南周口淮阳县王店乡政府　刘成启

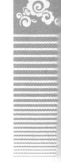

痈疽疮疖毒肿

痈发于肌肉，红肿高大；疽发于骨之上，平塌色暗。痈疽证见局部肿胀、焮热、疼痛及成脓等。疮疖，多因天气炎热，烈日暴晒，感受暑毒蕴阻于皮肤，或生痱子后被抓破感染所致。现代医学痈疽疮疖毒肿均解释为皮肤的毛囊和皮脂腺成群受细菌感染所致的化脓性炎症。

我以赤小豆粉治疗热毒痈肿扭伤疗效迅速

配方及用法： 赤小豆适量，研成粉末，用蜜糖或冷开水调敷患处。对于已溃烂的疮疡，要将赤小豆粉敷在疮口周围，暴露疮口以便排脓，每日2次。

百姓验证： 张某，女，30岁。左手无名指内侧患有3厘米×1.5厘米大脓肿，已溃，经服中药及外敷其他药无效而就诊。经用赤小豆粉外敷，约2小时后稠脓直流，肿痛热脓减，治疗6天疮口收敛而愈。

体会： 本方有排脓消肿、止痛消炎和化瘀的作用。

荐方人： 四川南充营山县卫生所　廖玉春

引自：《新中医》（1976年第2期）

我家祖传单方治痈肿恶疮有特效

取棉油脚（越陈越好）或多年存放的棉油（以可调成糊状为限），再取3~5个不带毛茬的（干湿不拘）鸭子的嘴壳放在瓦上焙干，研成灰末，然后将二者放在一起调匀备用。先用茶水洗一下伤口，再用药糊涂擦患处，不到10分钟，毒液便被此药拔出，随之流出黄色脓水，擦去脓水后再上新药，每日4~5次。坚持用药半年，即可将病治好。

荐方人： 安徽桐城天城中学　毛国材

引自： 广西科技情报研究所《老病号治病绝招》

蜂蜇伤

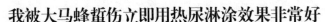

我被大马蜂蜇伤立即用热尿淋涂效果非常好

即使是城里人，也难免碰上被蜂（黄蜂或马蜂）蜇伤的事。蜇伤后患处疼痛难忍，个别过敏体质者甚至发生休克并因此而丧命。那么，被蜂蜇伤后如何来进行快速而有效的治疗呢？下面我就介绍一个确有奇效的简便疗法：我本人年少时在山上被一大马蜂蜇伤后，由一牧马人指点用热尿淋涂患处多次而治愈。前两年在南京，爱人在五楼阳台上晾被子，不小心也被钻在竹竿里的黄蜂蜇伤，我当即招来小儿，撒尿淋在他妈妈的手伤处，也立见效果。至于被蜜蜂蜇伤后这样做是否也有效果，由于未经实践不敢肯定。

百姓验证： 北京怀柔团泉村肖连祥，男，50岁，农民。他来信说："我们这里是山区，上山下地时经常被马蜂蜇伤，只有挨痛忍受。自从用本条方治疗后，效果很好，而且用药方便及时。我被刺蛾蜇伤，也是用此条方治疗，效果特佳。"

荐方人： 江苏南京市卫生局　胡波

我用人奶汁为母亲治蜂蜇伤迅速止痛消肿

配方及用法： 取新鲜人乳适量，涂于蜇伤处。如毒刺留于伤口内，应先将其拔出。

疗效： 治马蜂蜇伤13例，可迅速止痛消肿。

百姓验证： 贵州安顺市平坝区刘鸣菊，女，工人。她来信说："我母亲有一次在菜地边被马蜂蜇伤了，肩膀红肿疼痛，我用本条方为她治疗，很快就消肿了，3天后痊愈。"

引自：《江苏中医药》（1976年第5期）、广西中医学院《广西中医药》（1981年增刊）

皮肤外科疾病

蚊蠓叮咬

防蚊蠓叮咬妙方

配方及用法：粗茶500克，木贼250克，雄黄200克，共研细末，醋弹丸子大，每晚烧一个，蚊蠓闻者去之，不去者亦不复咬人。

荐方人：山西　邵观文

引自：广西医学情报研究所《医学文选》

用柴油预防蚊虫叮咬效果好

预防方法：劳动时将柴油薄薄涂抹于暴露部皮肤。

预防效果：观察约一万人，效果很好，亦未见过敏反应。

引自：《常见病特效疗法荟萃》

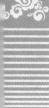

异物入肉不出

用活蝼蛄糖治竹木刺入足肉内残留有效

配方及用法：活蝼蛄6只，红糖15克。将蝼蛄洗净，与红糖一起共捣烂成泥膏状，外敷伤口处。3～6小时后，竹刺或木刺可自行退出。

百姓验证：徐某，男，31岁。足面被刺入木刺，用手拔后，有一截仍留在皮内，无法取出。敷上药3小时后退出约2.5厘米和1.6厘米长的木刺2枚。

引自：《上海群众医学》（1977年第4期）、广西中医学院《广西中医药》（1981年增刊）

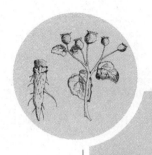

肛肠外科疾病

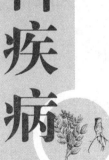

痔 疮

痔疮是人体直肠末端黏膜下和肛管皮肤下静脉丛发生扩张和屈曲所形成的柔软静脉团。成年人中十分常见，多见于经常站立者和久坐者。

我患痔疮 50 余年喝猪苦胆汁治愈

我于1952年由修筑成渝铁路军工部队转业后，回乡从事教育工作，已退休多年，如今73岁。我被痔疮折磨了50余年，做过2次手术，年年就医治疗，年年复发。今年3月从报纸上看到《猪苦胆治痔疮有显效》一文后，就按里面讲的方法，每次喝1个猪苦胆汁，隔5天喝1次，连续喝了4个猪苦胆汁后果有显效，现在我的痔疮基本痊愈了。

注： 在喝猪胆汁的同时，为了加强疗效，还可以外涂胆汁。

百姓验证： 四川绵阳市高水中街118号李如俊来信说："我妹妹患痔疮20多年。长期服药不愈，先后花费5000余元，却连行走都很困难，十分痛苦。后来用本条方治疗，服用2剂药，只花5.6元钱，痔疮就好了，至今也未复发。"

荐方人： 湖北省黄冈市英山县国营林场　张士美

我 10 余年的痔用五朵云方彻底治愈

配方及用法： 将五朵云62克切碎（全株），酸江草16克切碎，鲫鱼250克，三样共煮不放盐，只吃熟鱼，喝点药汁送服，每天早饭前服1剂，轻者3~5剂痊愈，重者7~10剂必愈。

百姓验证： 我曾患内痔10余年，解大便时常出血，就是吃本方治愈的。（前面的药量是鲜草量，如用干草，量可减少一半）

荐方人： 四川省资阳市安岳县李家镇中心小学　周俞全

我两次手术未愈的痔疮竟然吃香蕉皮得到根治

我是痔疮患者，今年80岁，曾做过两次手术，但不能彻底解除病痛。后来有人告诉我，香蕉皮晒干后煨吃，用白酒做引，能治好痔疮。我觉得这个方法没有什么副作用，平时又可多吃香蕉，就去试验，几个疗程以后，果然见效。过去每到春、秋两季痔疮经常复发，而且便后血多。最近几年来一直没有发作。（巍山　谢毓铭）

引自： 1996年12月12日《云南老年报》

我患痔疮用冷水浴肛法治好了

10多年前，我患痔疮，便后出血不止，严重时走路、骑车痛苦不堪。为了免去开刀之苦，我一方面尽量多吃粗纤维类蔬菜，如韭菜、青菜、白菜、地瓜等，以求大便通畅；另一方面坚持便后用热水洗涤肛部。采取以上措施后，每次便后甚觉舒服。有一次，家中无热水，只得用冷自来水洗肛。谁知洗后，竟觉格外清爽。以后，一直坚持便后用冷水洗肛门。这个土办法竟治愈了我多年的痔疮、肛裂、便后出血。

细想起来，冷水浴肛有增强肛部血液循环的作用。冷水洗时，肛部肌肉受冷的刺激会收缩，继而又"复原"。如此经常地刺激，自然可保持肛肌"活力"，富于弹性，血流畅通，有利于痔疮痊愈。

荐方人： 江苏省南通市如东县于港13-7组退休教师　徐亚军

我使用老中医献出的治痔疮方治痔疗效神奇

重庆璧山区大路镇团坝村八旬老中医伍济生，临终时传治痔疮的特效单方，经该村傅相仲等10多位痔疮患者验证，疗效很好。现将配方及用法介绍给大家。

方法： 取中药马钱子20克，用1:1酒醋250毫升浸泡，擦痔疮，每天擦3～4次，直至痔疮根脱落。此方无副作用。

百姓验证： 广东广州市五羊新城寺右新马路113号彭宗堂，男，35岁，保安员。他来信说："我有位司机朋友患痔疮（外痔），连坐都不能，到医院检查，医生说需手术切除。因怕受罪，他就来找我，我用本条方为他治疗，现已彻底治愈。"

肛肠外科疾病

注：马钱子药物有毒，不宜口服。

荐方人：山东省淄博市周村区王村镇王洞村　王冲

我用无花果治痔疮 27 例无一不愈

配方及用法：鲜无花果10枚。上药放入砂锅（或铝锅）内，加水2000毫升，文火煎煮。沸后再煎30分钟，至药液约1500毫升。然后倒入干净盆内，捞起熟果盛于碗里备用。上药为1日量，分2次，用脱脂棉蘸药液洗敷患处，每次20分钟，同时食煮熟之无花果5枚。一般连用3～4剂见效。禁忌辛辣刺激食物。

疗效：治疗27例混合痔，均治愈，治愈率100%。

百姓验证：湖北广水市余店镇古井村付立国，男，49岁。他来信说："我最近突然患痔疮，痛得连走路都非常困难。于是我就用本条方治疗，仅用4天就治好了。"

引自：《新中医》（1985年第3期）、《单味中药治病大全》

肛瘘（痔瘘）

> 肛管直肠瘘主要侵犯肛管，很少涉及直肠，故常称为肛瘘。是与会阴区皮肤相通的肉芽肿性管道，内口多位于齿线附近，外口位于肛周、皮肤处。发病率仅次于痔，多见于男性青壮年。

我患 20 余年痔瘘用此祖传秘方根治

本人患痔瘘20多年，经多方治疗无效。1985年秋天，一老中医告诉我一祖传秘方，经治疗5年来未复发。为了使患者早日解除痛苦，现将此方介绍如下。

配方及用法：干蒜瓣200克，在水边生长的鲜柳树须根150克，水适量，煎40分钟。煎好后倒入脸盆或洗衣盆内，稍凉坐上，让蒸气熏患部。水稍凉后，用药棉或纱布洗，或者坐入水中烫洗。每晚1次，3日即愈。

疗效： 治疗26例，治愈率100%。

荐方人： 内蒙古锡林郭勒盟镶黄旗　杨德明

引自： 广西科技情报研究所《老病号治病绝招》

肛 裂

> 肛裂是齿状线以下肛管皮肤全层的小溃疡。其方向与肛管纵轴平行，长0.5～1.0厘米，呈梭形或椭圆形，愈合困难，是中青年人产生肛管处剧痛的常见原因。

单药白及膏治肛裂效果好

取白及200克置铝锅内，放入适量的清水（约药物体积的3倍），在煤炉上煮沸，待药汁呈黏稠状时，将白及滤出，用文火将药汁浓缩至糊状，离火，再用煮沸去沫的蜂蜜50克，兑在一起搅拌均匀，待冷后放入膏缸内即成。患者于每日大便后用温水坐浴，取侧卧位，再用1：1000新洁尔灭溶液清洗肛门及裂口处，用小棉签将白及膏涂在患处，盖敷料，胶布固定，每天换药1次。如有便秘情况还需服用通便润肠药物纠正便秘。

疗效： 先后用白及膏治疗50例肛门破裂患者，其中，男性21例，女性29例，病史最短的15天，最长的达3年之久。初期肛裂27例，二期肛裂23例，用药后疼痛逐渐减轻，一般涂用5～10次后肛裂全部愈合。

引自： 《江苏中医杂志》（1980年第6期）、《中医单药奇效真传》

脱 肛

即直肠脱垂，是指肛管、直肠甚至乙状结肠下端向下移位突出于肛门外的一种病理状态。

我用此二方治脱肛 17 例全部治愈

肛门直肠脱垂（俗称脱肛）是一种夏季常见病。我们部队在南京驻防，不知何故，全连竟有17人患有此病，严重影响了部队战斗力。我当时在连里任卫生员，对这严重的病情束手无策，只好向警司门诊部求救。曾当过少帅张学良的保健医生，后来起义加入我军的雷医生，向我推荐了下面两个处方：

方一：先找一块瓦片（砖头也可）洗净晾干，然后用火烤热（以手背能承受为宜），再将甲鱼（鳖）的颈部用刀砍掉，用瓦片蘸其鲜血，触及脱垂的直肠，肛门受热刺激后，会本能地收缩，顺势托住直肠缓缓送入。

方二：取七叶一枝花根茎，用醋磨汁，每日1~3次外涂患部，接着用纱布压送复位。

我采用以上方法配合治疗后，全连17人全部治愈，无一复发。

荐方人：河南洛阳科技学院副教授　刘世德

明矾鸡蛋治直肠脱垂（脱肛）40 例全部有效

配方及用法：明矾2.2克，鸡蛋7个。明矾研末，分成7包。每晨取鸡蛋1个，顶端开一小孔，将1包明矾装入鸡蛋内稍搅拌，用湿纸封好，蒸熟，空腹时用米汤送下，7天为1个疗程。

百姓验证：黄某，男，40岁，患脱肛病年。检查：贫血面容，脱肛并见黏膜有10余处溃疡点，其中4处少量出血。经用本方1个疗程痊愈，5年未复发。

引自：《广东新医药资料》（1978年第1期）、广西中医学院《广西中医药》（1981年增刊）

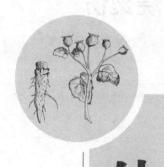

外科其他疾病

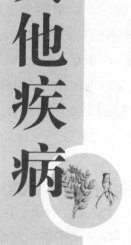

烧烫伤

烧烫伤，是生活中常见的意外伤害，沸水、滚粥、热油、热蒸气烧烫是常会发生的事。

我用自尿冲洗治好了腿部烫伤症

去年夏天，我提茶壶到茶炉房打开水，打完开水提着正朝前走，茶壶提手后边螺丝掉了我没发现，开水顺右小腿下边浇下来，把右脚脚趾烫伤。赶快回屋用自尿浇冲烫伤的脚，第一次尿浇得热疼热疼的，到晚上睡觉前发现烫伤的右脚没有起水疱，我想此方对症。所以每天早晚坚持，没去医院，也没花分文，10天左右右脚和左脚皮肤颜色一样。经我亲身体验发现，自尿确能治开水烫伤。

百姓验证：江苏宿迁市埠子镇敬老室张昆，男，69岁，医生。他来信说："我孙子去年夏天不慎被开水烫伤手面，整个手被烫掉一层皮，手肿得像馒头一样，手面起了很大一个水疱，整天哭闹不安，当时打消炎止痛针也不管用。我用本条方为他治疗，用药仅几分钟，小孩就不哭闹了。第二天水疱消失，又继续用药3天创面愈合，愈后也没有留下疤痕。"

荐方人：河南省平顶山矿务局工程处　　张春健

用高粱米饭治烫伤有特效且无疤痕

多年前，我听一位老人说，有个小孩误踩进饭锅里，烫得满脚大疱，哇哇直哭，当时大人将高粱米干饭咀嚼成糊状，敷在水疱上（注意勿挑破水疱），小孩就感到不疼了。3天后水疱消失获愈，而且不留疤痕。

听到此方后，我将信将疑。有一次，我被饭锅蒸气烫伤食指，起了一个约50毫米×8毫米的大水疱。抱着试试看的想法，我依方治疗，没想到敷用后仅30秒钟就不疼了。第二天水疱消失，也没留疤痕。（赵连璞）

我父传授的这个治疗烧烫伤秘方特别有效

我父亲从事外科医疗工作55年，他传给我一治烧烫伤秘方。

方法：将老南瓜瓢、籽晒干，用瓦烧烫烤干打成粉，加菜油调和成糊状涂局部烧烫伤处，每日3～4次，一般3日可治愈，愈后无伤疤。如找不到老南瓜瓢、籽，可将嫩南瓜切成薄片沾上菜油贴于伤处，也同样有好的效果。

我近2年先后治疗烧烫伤患者18例，例例效果好。如南津街一居民王某，女，45岁，熬猪油时油溅在左脸上，3小时后起疱，疼痛难忍，用本方3日治愈。又如某厂修理车间卞某，男，26岁，打铁时不注意有烧红铁体掉在右脚背上，30分钟后起了鹅蛋大的疱，疼痛难忍，去某诊所治疗，花钱105元没治愈，流脓不止。后经我采用本方治疗，只花0.5元，6日治好了烫伤。

百姓验证：广西南宁市宾阳县新桥镇王世和，男，54岁，农民。他来信说："我的侄儿王启精，6岁。于1998年9月25日下午4时，被正在燃烧中的汽车轮胎胶灰烧烫成重度伤，双腿膝盖以下出现水疱，有成人拳头大小，好多人见状不敢看。当时，他家离我家较远，烧烫伤后的第三天我才知道。我随后按本条方配药，第四天晚上开始涂搽，第六天所有水疱全部消失，第七天生新肌，第十天痊愈，可以穿鞋袜随便行走了。痊愈之后，未留疤痕。"

荐方人：四川合川市清平镇医疗站　邓增惠　邓碧兰

疝气症

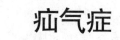

> 疝气，即人体组织或器官一部分离开了原来的部位，通过人体间隙、缺损或薄弱部位进入另一部位。常见的有脐疝、腹股沟直疝及斜疝、切口疝、手术复发疝等。

我生吃西红柿治好了疝气症

我16岁时，因在打麦场扛麦子用力过猛，得了疝气。后听邻居说生吃西红柿治疝气，我就生吃了一星期的西红柿，每天吃1千克，没吃任何药，疝气就好了。患有疝气者不妨一试。

百姓验证：江苏张家港市锦丰镇锦花路164号杨发祥，男，40岁。他来信说："我的一位朋友患腹股沟疝气，我用本条方为他治愈。"

荐方人：河南开封尉氏第三中学　郭池

我的孩子患疝气用此方治疗4天便痊愈了

我的孩子在3岁时身患疝气病（又名"小肠气"），请老中医开了一个处方，服了3剂药，第四天就痊愈了。

配方及用法：川楝子10克，大茴香9克，小茴香10克，广木香6克，炒山楂6克，赤茯苓6克，林通6克，吴茱萸2克，荔枝核9克，青皮3克，肉桂2克，没药2克，乳香2克，甘草3克，金樱子3克。水煎服。

荐方人：陕西省商洛市柞水县派出所　曹方华

来源：广西科技情报研究所《老病号治病绝招》

炒小茴香治腹外疝5次可消失

梁某，男，17岁。近1个月来左侧阴囊肿大，并有坠感而来就诊。阴囊左侧胀大，皮色正常，透光试验阳性，舌苔薄白，脉象正常，诊为腹外疝。炒小茴香60克，研为细末，分为8份，每次用1份，加入少许食盐，放入两鸭蛋搅拌后用食油炒成鸭蛋饼，每晚吃1次，4次为1个疗程。停服2天，再继续服用。共服用5次，腹外疝完全消失。

引自：《中医单药奇效真传》、《河北中医验案选》

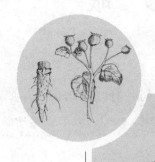

五官科疾病

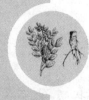

沙 眼

沙眼是由沙眼衣原体引起的一种慢性传染性结膜角膜炎。因其在睑结膜表面形成粗糙不平的外观，形似沙粒，故名沙眼。

用公鸡冠血点眼可治愈沙眼

配方及用法：公鸡冠血适量。用浸过食盐水的针刺破公鸡冠，让血滴进干净的小瓶内（一次放血够两天用即可）。用小竹棍蘸血，每日3次点眼，每次2滴，点后闭目10分钟，连点15天左右，沙眼即可治好。

百姓验证：侯某患沙眼，几年来到处求医，效果不佳。后来本村老中医介绍此方，试点公鸡冠血10多天，明显好转。经眼科大夫检查，沙眼基本痊愈。

荐方人：河南周口淮阳县曹河乡侯家村　侯新胜

老花眼

随着年龄增长，眼调节能力逐渐下降，从而引起患者视近困难，以致在近距离工作中，必须在其静态屈光矫正之外另加凸透镜才能有清晰的近视力，这种现象称为老视，即俗称的老花眼。老花眼是一种生理现象，不是病理状态，也不属于屈光不正，是人们步入中老年后必然出现的视觉问题。

我常吃生花生治好了350度的老花眼

沈阳蓄电池厂74岁退休干部张中山，从43岁时眼睛开始老花，先戴

150度花镜，后发展到350度。1982年初，每日喝酒时抓15克左右生花生米吃，从未间断。1983年冬，视力彻底恢复，能看报了，现已11年了。

荐方人：贵州铜仁市江口县农经委　胡定绶

我400度老花眼用冷洗热敷及眨眼法治好了

我今年已60多岁，过去由于自己不太注意对眼睛的保护，视力早衰，老花镜已戴400度，离开深度的眼镜就什么也看不清，麻烦不少。

近几年来，我因写稿，参阅学习了不少有关保健书刊资料，采用自我治疗的方法进行防治，获得了意想不到的效果。近几个月来我有时只带100度的老花镜也能看书，并可以在光线充足的地方摘掉老花镜看书报、写稿等，眼病也很少发生，真是受益匪浅！在高兴之余，我愿意将治老花眼的保养和治疗方法贡献出来。

（1）冷水洗眼法：每天早晨起床后，坚持用冷水洗脸、洗眼。首先将双眼浸泡于冷水中1～2分钟，然后擦洗脸部及眼周围眼肌，最后用双手轻轻搓揉20～40次。

（2）经常眨眼法：平时一有空就利用一开一闭的眨眼方法来刺激、维护眼肌，与此同时，用双手轻度搓揉眼睑，滋润眼球。

（3）热敷眼部法：每天晚上临睡之前，用40～50℃的温热水洗脸。洗脸时先将毛巾浸泡在热水中，取出来不要拧得太干，趁热敷在额头和双眼部位，头略向上仰，两眼暂时轻闭，约12分钟，待温度降低后再拿开洗脸。

以上方法，既不花一分钱，又简单方便，而且行之有效，一般只要坚持半年左右，就会收到良好效果。（广西　徐淑娴）

百姓验证：新疆十月拖拉机厂朱奉慧，男，61岁，退休。他来信说："我的眼睛昏花，戴250度老花镜已近10年，只有戴上花镜才能看书、写字。用本条方治疗1个多月就见效了，现由原来250度的眼镜降至100度，而且没花一分钱。"

姜腾芳老人用茶水熏眼治愈昏花眼

山东省莱州市姜家村的姜腾芳老人，21岁起就在村里制笔厂从事笔杆刻字工作。当时老人年轻要强，每天工作达14~15小时，别人每天刻三千字，他每天刻一万八千字。一年后由于用眼过度，老人的眼睛开始感到疼痛昏花，以至5米以外的物体也分辨不清。一位朋友告诉老人一个治疗和保护眼睛的秘方，即茶水熏眼法：把一杯刚刚沏好的浓茶放在桌上，眼睛似睁非睁地靠近杯口，同时用手捂住杯口，以防热气过快散失。过热而无法忍受时，可稍休息，但熏的时间一定要保证在10分钟左右，并要经常做。老人试用此法后疗效显著，现在老人已是75岁的高龄，但视力很好，看书写字都不用戴眼镜。

飞蚊症

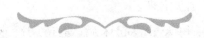

> 飞蚊症，眼前见黑点飞舞，犹如飞蚊故名。一般是由玻璃体变性引起的，是一种自然老化现象，即随着年纪老化，玻璃体会"液化"，产生一些混浊物。因而，飞蚊症正式的名称是"玻璃体混沌"或称"玻璃体浮物"。

晴明饮治眼前飞蚊症22例痊愈21例

配方及用法：生地、茯苓、当归、青箱子、夜明砂各15克，山萸肉10克。每天1剂，水煎服。

疗效：此方治疗飞蚊症22例，治愈21例，无效1例。

百姓验证：倪某，女，51岁。自述2年来左目视区外侧有一黄豆大阴影上下移动。诊见面红目赤，溲黄便秘，舌红、苔黄，脉弦有力。治宜滋肝阴、泻阴火。以上方加山栀子6克，牛膝9克，大黄15克。服11剂后，阴影缩小大半，目赤消失，二便如常，舌淡、苔薄，脉缓。再以上方加杞子10克滋养肝肾，服10剂后病愈。

引自：《湖北中医杂志》（1990年第3期）、《单方偏方精选》

眼底病

眼底由视网膜、眼底血管、视神经乳头、视神经纤维、视网膜上的黄斑部，以及视网膜后的脉络膜等构成，这些部位的病变统称为眼底病。眼底病对人的危害主要是影响视觉能力，严重的可致盲。

六虫散治眼底病 30 例全部有效

配方及用法： 土鳖虫、壁虎各10克，麝香0.1克，金蝎6克，蜈蚣2条，白花蛇1条。上药共研细末，每天服2次，每次5克，以温开水冲服。

百姓验证： 徐某，女，35岁。因感冒右眼突然雾视片刻，以后视力骤降，并伴头晕目胀，经西药治疗病情好转，停药2周后视力剧降。右眼底视网膜以视乳头沿静脉分支有大量放射状出血，直至周边。动脉细，静脉明显怒张、弯曲、色暗，部分血管被出血遮盖，中心凹光反射消失。西医诊断为视网膜静脉阻塞。以本方治疗1个月后右眼视力恢复，眼底复查出血完全吸收。

引自：《陕西中医》（1991年第111期）、《单方偏方精选》

睑缘炎

睑缘炎是睑缘皮肤、睫毛毛囊及其腺体的亚急性、慢性炎症。发病诱因主要为理化因素、屈光不正、不良卫生习惯等。

苦黄汤治睑缘炎极其有效

配方及用法： 苦参20克，黄连6克，黄柏10克。水煎，用棉球蘸药水洗涤眼睑缘患处，每剂洗2次，每天洗3次。若睑缘奇痒，加花椒3克。

禁忌： 用药期间，注意眼部卫生，禁止揉擦，忌烟、酒、辛辣及其他发物。

疗效： 治疗215例，痊愈206例，显效8例。

引自：《四川中医》（1987年第4期）、《实用专病专方临床大全》

红眼病（结膜炎）

> 眼科的常见病，俗称红眼病。由于大部分结膜与外界直接接触，因此容易受到周围环境中感染性（如细菌、病毒及衣原体等）和非感染性因素（外伤、化学物质及物理因素等）的刺激，而且结膜的血管和淋巴组织丰富，自身及外界的抗原容易使其致敏。

本方治流行性红眼病屡用屡效

配方及用法：

（1）内服方：板蓝根15克，金银花15克，连翘10克，野菊花10克，木贼草10克，蝉蜕6克，薄荷3克，黄芩10克，生甘草5克。每日1剂，水煎，分2次服。

（2）外用方：板蓝根15克，金银花15克，野菊花15克。用纱布将药包扎，置搪瓷缸中加清水浸泡20分钟后，水煎。煎成后将纱布袋提出，用药液趁热熏洗眼睛。下次使用时，再将纱布包扎之药置缸中，换清水浸泡，再煎，熏洗。每日1剂，每剂可熏洗2～3次。

疗效： 治疗84例，全部治愈。轻者2～3天痊愈，重者4～6天痊愈。

百姓验证： 患者，男，43岁。1994年6月10日初诊。自诉昨日下午，两眼灼热痒痛，怕光，流泪；今晨起床时，两眼分泌物多，胶粘睫毛不能睁眼，两眼红赤，且感全身不适伴低热，脉浮数，苔薄黄。诊为红眼病（外感风热型）。遂以红眼病方加蒲公英10克水煎内服。配以外用方熏洗两眼。1剂后身爽热退，局部症状好转，3剂后痊愈。

按语：本方以清热解毒、疏散风热为其治则，且随症加减应用于临床。1994年夏季，蚌埠市发生"红眼病"大流行，我们采用此法治疗，屡治屡验。

荐方人：安徽省蚌埠医学院附属医院　陆文生
　　　　　安徽省蚌埠市小蚌埠医院　陆军

邱林用花椒酒治红眼病2天就好了

四川江津东关6队邱林，用花椒酒治疗红眼病，效果较好。1989年3月，邱林患了红眼病，痛痒难忍。他买了氯霉素眼药水、金霉素眼膏点擦，均不见好转。后又买了病毒灵眼药滴眼，仍时时反复。邻居陈大娘告诉他用花椒泡酒治疗有效。老邱就买了25克花椒放入250毫升白酒内泡3天后，用棉签蘸擦眼角，早晚各1次，2天后红眼病就好了。

百姓验证：北京市延庆区延庆镇李淑秀，女，46岁。她来信说："邻居谢枝秀得了红眼病，我用本条方仅2次就为她治好了。"

荐方人：四川省江津外贸公司　夏国忠

引自：广西科技情报研究所《老病号治病绝招》

近视眼

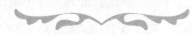

也称短视眼，因为这种眼只能看近而视远不清。处在休息状态时，从无限远处来的平行光，经过眼的屈光系统折光后，在视网膜之前集合成焦点，在视网膜上则形成不清楚的像，远视力明显下降，而近视力正常。

我按本祖传秘方服药治近视眼疗效好

主治：近视眼（先天性近视眼亦可）。

配方及用法： 石菖蒲6克，党参5克，远志6克，云苓12克，盐知母6克，盐黄柏6克，生地、熟地各15克，菟丝子、茺蔚子、五味子、车前子、枸杞子各10克，水煎服。

加减法： ①伴有多梦多惊者加磁朱丸10~15克。②伴有复视症状者加羌活6克，防风6克，细辛0.5~1克。③伴有失眠者加柏子仁、薏米、枣仁。④伴有肺病者加天冬、麦冬。⑤伴有头晕、头痛、眼前发花者加石决明15~30克，杭菊花10克。

疗效： 平均6~10剂痊愈。

百姓验证： 福建莆田仙游县游洋镇政府唐日珍，男，45岁，干部。他来信说："我镇陈明加患近视已5年之久，戴400度近视镜。用本条方治疗9天后，经眼科医生检查，近视已由原来的400度降到100度了。现已摘下了近视镜，药费才花35元。"

荐方人： 河北　郝德新

引自： 广西医学情报研究所《医学文选》

耳穴贴压王不留行籽治青少年近视眼30例均有效

主治： 青少年近视眼。

配方及用法： 王不留行籽。将麝香虎骨膏或关节止痛膏剪成长宽为1.5厘米大的四方形状，取王不留行籽先固定在胶布上，对准穴位左、右耳的眼、肝穴进行贴穴固定。嘱患者每隔1小时按摩耳穴固定穴各11次。要求按摩耳穴至有酸、麻、胀的感觉为宜。3天换药1次，10天为1个疗程。

疗效： 本组30例，一般经贴穴治疗3个疗程。眼视力为0.5的可提高到0.9，眼视力为0.7的可提高到1.5。

荐方人： 福建莆田仙游县中医院中医针灸医师　黄金全

引自：《当代中医师灵验奇方真传》

我用搓手捂眼法保持了良好的视力

当你因长时间地看电视、读书报或者操作电脑等引起眼球疲劳、头晕眼花、视力不佳时，干脆放下工作，静心坐在凳上，全身心放松，眼睛微闭，用力把两手搓热搓烫，用空手心掌轻轻地捂在眼部。这时，搓热的手所产生的高电位与眼部的低电位能"滋润"眼球，使其明亮起来。隔半分钟或1分钟搓1次手，续捂4~5次。最后把手放下，慢慢睁开眼睛，往远处看一会儿，看得越远越好，会感到两眼比原来亮多了，也轻松舒服多了。经常这样持之以恒地搓捂，不仅能保护眼睛，还会预防近视，提高视力。

荐方人：四川成都龙泉驿平安乡顶佛寺村　蒋康键

白内障

蝉蜕治早期白内障 51 例全部有显效

配方及用法： 蝉蜕9克。每天1剂，温开水或黄酒送服。

疗效： 治疗51人，服药1个月左右，视力都有不同程度的提高。

百姓验证： 张某，男，62岁。患早期白内障，双眼视力均为0.4。经服本药2周，左眼视力增至0.7，右眼增至0.6。继服本药，视力继续好转，左眼增至0.9，右眼增至0.8。

引自： 《医药卫生》（1976年第6期）、广西中医学院《广西中医药》（1981年增刊）

常饮五味枸杞水治老年性初期白内障绝对有效

配方及用法： 枸杞子、麦门冬各50克，五味子30克。将上述3味药品用凉水洗干净后，放入茶壶中，用开水冲泡，每日饮用5次。

注意： 本方法适用于老年性白内障初发期，对于成熟期无效，可以考虑手术治疗。

百姓验证： 郝某，男，68岁，工人。患白内障3年，视物不清，曾点眼药水，效果不佳。改用本方，服用1年后，自觉视物较清，病情好转。

引自：《灵验偏方治百病》

常饮海藻决明水有利于老年性白内障视力好转

配方及用法： 海藻、草决明各30克。将海藻、草决明去尘土，清洗干净，放入壶中，开水冲泡，每日饮水5次。

注意： 目前治疗本病，只能控制病情不再发展，长期治疗可提高部分视力，改善视功能，并可以起到抗衰老、明目的作用。

百姓验证： 白某，女，57岁。经眼科检查患双眼白内障，因家中无能力长期服药治疗，嘱长期饮用本方，2年后视力好转。

引自：《灵验偏方治百病》

青光眼

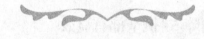

青光眼是指眼内压间断或持续升高的一种眼病。持续的高眼压可以给眼球各部分组织和视功能带来损害，如不及时治疗，视野可以全部丧失而至失明。青光眼是导致人类失明的三大致盲眼病之一，总人群发病率为1%，45岁以后为2%。

车前子汤3剂治愈青光眼

配方及用法： 车前子60克，加水300毫升，一次煎服。

疗效： 用此方治疗青光眼有良好的疗效。

百姓验证： 陈某，女，39岁。急性充血性青光眼，起病3天。诊见头痛，双目胀痛，痛甚则呕吐，视物不清，伴口干、尿赤，便秘3天未行，舌红、苔薄黄，脉滑数。检查巩膜充血，瞳孔散大色绿，视感满眼云雾。证属绿障，乃肝胆火热炽盛，痰湿郁于目轮。治宜清热泻火利水湿。服此方1剂后，小便增多，大便泻下2次，头痛目胀减轻，翌晨目能识人辨物。继服2剂后，瞳孔收缩正常，视力增加。后改用一贯煎加减善后。

引自：《浙江中医杂志》（1986年第1期）、《单方偏方精选》

云翳目疾

> 指患黑睛星翳后，遗留大小不等、形状不一的瘢痕。本症因瘢痕大小、厚薄、形态、色泽不同而有种种名称。

我利用此秘方治好本村曾维的目中云翳症

主治：目中云翳。

配方及用法：当归10克，怀生地12克，黄芩10克，栀子6克，蝉蜕6克，谷精6克，杭菊花10克，川羌6克，防风6克，柴胡6克，青皮10克，胆草6克，水煎服。

加减法：口渴加麦冬10克，花粉12克；眼珠憋胀加石决明10克，杭芍10克，粉丹皮6克。

疗效：用此方40余年，共治此病患者7000多人，治愈率80%。

百姓验证：湖南怀化涂浦县水田庄乡曾社祥，男，49岁，教师。他来信说："本村曾维突然嘴歪，下眼皮翻下，眼中白云，脸发肿。我用本条方为他治疗，吃5剂药痊愈。"

引自：广西医学情报研究所《医学文选》

猪胆丸纳目中去白翳神效无比

配方及用法：不落水猪苦胆1个，以小刀刮开取出苦水，弃去胆囊，将苦水置于铜勺内，在炭炉上煎干，即为小丸如菜籽大，候冷，纳入目中，遇热仍化为水，能去翳障。早晚各纳2丸，丸尽即愈，神效无比。

引自：广西医学情报研究所《医学文选》

迎风流泪

在正常情况下，由泪腺分泌的泪液，一部分被蒸发掉了，一部分便通过泪道流入鼻腔内。但有些人对寒冷刺激比较敏感，当眼睛受到冷空气的刺激，泪腺分泌功能便增强，眼部的括约肌发生痉挛性收缩，这样，本来就比较细的泪小管就不能把过多的泪液马上排出去，便出现了流泪现象。实际上这种现象是泪腺对寒冷刺激所产生的一种保护性生理反应。

猪蹄冰糖奇迹般地治好了我的迎风流泪症

迎风流泪是中老年人的一种常见症，它虽无致死之虞，却令人十分痛苦。去年，我的两只眼睛先后迎风流泪，一天到晚，泪流满面，令人不安。当时，我去县医院，先后接受西医和中医治疗，不仅没有奏效，反而日趋严重，后来竟连看报、写字也难以进行了，严重影响了工作和生活。今年2月初，我因公出差，在乡下听一老农介绍，用冰糖炖猪蹄治疗迎风流泪有奇效。我回家后马上试了一试，果然名不虚传，而且至今未复发。患此病者不妨一试。

配方及方法：备肥壮的猪蹄（后脚）7只，冰糖350克。每天用1只猪蹄加冰糖50克，放适量水，置高压锅内煮成稀烂，一次连汤服完，或分早晚2次服，连服7天即愈。如没有根治的话，可再服7天。（林锦全）

引自：广西科技情报研究所《老病号治病绝招》

黑豆黑芝麻可治愈迎风流泪症

配方及用法：黑豆、黑芝麻各50克。将黑豆和黑芝麻研细成末，每日冲服10克，白开水送下，分2次服。

注意：用本方时忌食生蒜、生葱、生姜、辣椒等刺激性食物。

百姓验证：杨某，女，56岁。双眼经常流泪，见风更甚，尤其冬季流泪更为严重。检查泪道通畅，用本方治疗12天，流泪已止。

引自：《灵验偏方治百病》

夜盲症

> 顾名思义，夜盲就是在暗环境下或夜晚视力很差或完全看不见东西。俗称"雀蒙眼"。

猪肝野菊花治夜盲症7天内可痊愈

配方及用法：野菊花叶12克，鲜猪肝60克。野菊花叶研为细末，装瓶备用。猪肝清蒸，熟后口服，每次15克，与3克野菊花叶末同服。

疗效：3~5日痊愈，最长不超过7天。

引自：《实用民间土单验秘方一千首》

针　眼

> 针眼是指胞睑边缘生疖，形如麦粒，红肿痒痛，易成脓破溃的眼病。可单眼或双眼发病。主要多因内热外毒攻窜上炎导致。

三黄汤治针眼166例，治愈率100%

配方及用法：黄连、生大黄各10~15克，黄芩15克。每天1剂，水煎，取1/2药液待温内服，余下药液趁热熏蒸敷洗患处。若热重者加金银花30～60克，血瘀者加红花、赤芍各10克，眼痛牵引致头痛者加川芎、菊花各10克。

疗效： 此方治疗麦粒肿166例，经1～2剂治愈者61例，3～5剂治愈者105例，治愈率100%。

百姓验证： 张某，女，23岁。右上睑内眦角处长出一粒小白点，感羞明并疼痛。曾外用氯霉素眼药水和金霉素、红霉素眼膏，并肌肉注射青霉素治疗无效，特来求诊。诊见右眼下侧角膜充血，呈红、肿、热痛，眼痛牵引致头痛。予本方加金银花30克，红花、菊花、川芎各10克，水煎2次共取400毫升药液，用200毫升分2次服，200毫升熏敷患处。共进3剂而愈。追访半年未见复发。

引自：《湖北中医杂志》（1990年第2期）、《单方偏方精选》

眼中异物

我用本方清除眼中沙石获得了好效果

方法： 沙石如果进入眼中，不要乱搓，可用清水一盆，将有沙石的眼睛浸入水中，先用劲睁大眼睛，然后快速闭上，如此反复数次，便能将沙石清除出眼。

百姓验证： 福建三明市尤溪县溪尾乡埔宁村纪儒，男，27岁，医生。他来信说："有位40岁的张石匠，因一时不慎将碎石崩入眼内，采用了多种方法都未能取出。后来找到我，我用本条方为他施治10分钟，两粒残石从眼眦处流出，眼能闭合，红肿消退而愈。"

荐方人： 辽宁省本溪市恒仁检疫站　孙志和

我用本方治火爆伤目一星期就痊愈了

如眼睛被火爆伤，可用三七叶捣汁，点眼数次之后便可痊愈；或者用三七磨水，滴入眼睛之中，其效神奇。

百姓验证： 山西晋中市榆次区王玉仪，男，51岁，工人。他来信说："本人在一次工作中，不慎被飞溅的铁渣烫伤眼睛，用本条方治疗一星期痊愈。"

引自：《中国秘术大观》

中耳炎

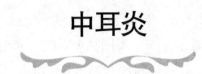

> 中耳炎是累及中耳全部或部分结构的炎性病变，绝大多数为非特异性炎症，尤其好发于儿童。可分为非化脓性及化脓性两大类。

我和孩子的中耳炎都是用明雄黄白矾治好的

配方及用法： 明雄黄（雄黄）2克，白矾2克，捣碎成粉末。用香油或菜油调均匀，然后用火柴棒缠上一点药棉，蘸上药将棉球放进耳朵内，不要轻易取出，待稍干后取出，这样放进2～3次见效。一般药棉球放进后，在鼓膜会结上药痂，感到不舒服，千万不要乱捣，实在不行，用手在耳外揉搓几下。

我患中耳炎几十年，整天脓流不止，西安多家医院都去过，就是治不好。后经用此方，只点两三次，脓就止住了。几十年过去了，我再也没患过中耳炎。我的孩子患此症，也是用此方治好的。

荐方人： 陕西西安市莲湖区西关正街9号　李事斌

我用猪胆明矾治好了久治不愈的慢性中耳炎

本人左耳曾患慢性中耳炎多年，并经常复发，久治不愈，时常发生耳鸣、头昏、耳道流脓等症状，听力也随之逐渐下降，十分痛苦和烦恼。

有一同学向我介绍此方，我就照着试治，用药仅4天，耳道内流脓即被止住；用药7天后，耳内完全干燥，因而就停药；半个月后耳鸣、头昏等症状也随之消失，后来听力也逐渐恢复。我患的慢性中耳炎已治愈3年，至今不曾复发过。这则验方我曾向多人介绍，他们采用后，效果也很令人满意。

配方及用法：取猪胆1个（猪胆不能破裂，原胆汁要保留在内），在胆上部开一小口，塞入一些明矾（医疗、化工商店有售），使明矾全部浸没在胆汁里，然后用线在开口处扎牢，再把猪胆挂在通风处阴干。经过一段时间，待胆汁干了后，就把胆内的明矾倒出，研成粉末，即成"明矾散"。使用时，取一段空心麦草秆，在麦草秆中放入少许药粉，叫另一人把麦草管的一头伸进患者的耳道里，另一头用嘴吹，把麦草管内的药粉吹入耳道深处。每天吹药2～3次，直到耳内没有脓液、耳道内干燥为止。

百姓验证：江西九江武宁县罗溪乡小学叶礼忠，男，48岁，教师。他来信说："本村叶发成之子患中耳炎4年多，到医院治疗只能维持一星期左右。后来我用本条方为他治疗2次见效，现已痊愈。我村邹叶华之子患中耳炎，也是用本条方治愈的。"

荐方人：浙江省杭州市余杭区乾元村　杜应松

引自：广西科技情报研究所《老病号治病绝招》

用韭菜汁治中耳炎效果非常好

我游泳时两耳因进水患了中耳炎，耳道经常流黄水、流脓，多方诊治就是不好。有人告诉我一则单方，按方治疗，效果非常好，我只用1次就好了。

方法：鲜嫩韭菜适量，将其捣烂取汁，再用药棉蘸来苏水或生理盐水，将耳内脓水清理干净，韭菜汁滴入耳内即可。

荐方人：山东省聊城市冠县一中　蒋春亮

马钱子油塞耳可治愈中耳炎

吴某，男，32岁。左耳流脓20余年，脓液清稀，听力减退。即用马钱子1粒，打碎，放入碗中，加入茶油少许，用文火炖数十沸制成马钱子油，配油30毫升。用时先将耳内脓液揩拭干净，然后用药棉蘸马钱子油塞入耳中，早晚各换药1次，治疗1个月告愈。

引自：《浙江中医杂志》（1987年第11期）、《中医单药奇效真传》

耳聋　耳鸣

耳聋，是指耳的听觉失聪，不能听到外界声响。轻者，听而不真，称为重听；重者，不闻外声。

耳鸣是累及听觉系统的许多疾病不同病理变化的结果，病因复杂，机制不清，主要表现为无相应的外界声源或电刺激，而主观上在耳内或颅内有声音感觉。在临床上它是许多疾病的伴发症状。

我用此方治好了神经性耳聋耳鸣病

近年来，我双耳患神经性耳鸣疾病，右耳由耳鸣导致耳聋，听力严重衰退，与人交谈有诸多不便。我多次到医院检查治疗，但一直未能根治，十分苦恼。真想不到，如今我耳鸣耳聋完全消除，听力恢复正常了。这是怎么回事呢？

多年来，我养成了坚持每天读报的习惯。去年秋天，我看到《人民日报》海外版"健康"栏上介绍治疗神经性耳鸣的配方：灵磁石30克，五味子10克，龙胆草6克，生地黄30克，山药12克，山茱萸12克，泽泻10克，丹皮10克，茯苓10克，水煎服。先将灵磁石煎15～20分钟，然后再和其他药共煎20分钟，即可服用，每日1剂，早、晚各服1次。我连服7剂，效果很好，耳鸣耳聋病状迅速消失，恢复并提高了听力。至今耳鸣没复发，自觉听力良好，这显示了疗效的稳固可靠性。

百姓验证： 贵州纳雍县饲料厂李元发，男，52岁，工人。他来信说："朋友张某患神经性耳鸣，左耳听力严重减退，与人交谈非常困难，为此他很苦恼，求治于医院也未能治愈。后经我用本条方治疗，病告痊愈，直到现在也未复发。"

荐方人： 安徽合肥曙光新村　促冲

我应用此民间验方治愈许多耳聋患者

配方及用法： 瘦猪肉500克（切丝），豆腐250克，大葱250克，石菖蒲200克。上4味煮在一起，熟后吃肉、豆腐并喝汤。每次适量，一次食不完可分次服。一般连食3剂即获显效。

说明： 本方疗效可靠。因为方中瘦猪肉、豆腐含蛋白质，为补虚佳品，石菖蒲、生葱宣气透窍，4味同煮，共奏补虚、通窍之功，故而疗效显著。

注意：

（1）吃药过敏的人不可用此方，因过敏者吃后上吐下泻，起反作用。

（2）石菖蒲并非有毒中药，每剂药石菖蒲为200克，是特殊用法。服后如有反应，可以将药量减少或停服。

（3）此方不要加油、盐及其他作料，以免影响疗效。

（4）每日早、中、晚三餐饭后服用此药，食肉、吃豆腐、喝汤，每次适量，一般1剂药可吃3天。

（5）每次需加热后温服。

（6）方中石菖蒲属于芳香开窍药，久服易泄人元气。一般连服3剂即获良效，服药3剂无效者不必再服用。

（7）体质虚弱的老年人应慎用此方。

百姓验证： 辽宁省抚顺市清原县湾甸子镇王安才，男，53岁，农民。他来信说："我因小时患麻疹症导致多年来耳聋，曾在多家有名的大医院治疗，花钱无数均无效果。后用本条方治疗，服药5剂就恢复了一定的听力。"

河南南召县板山坪乡武装部部长的8岁女儿患耳聋，雷声都听不见，服用此方后，口利耳聪。

荐方人： 河南南阳南召县板山坪乡华山村　　周德昌

引自： 1984年4月1日《农民报》

仙鹤草止聋方治链霉素所致耳失聪有效验

配方及用法： 新鲜连根仙鹤草150克。每天1剂，加水浓煎频饮。

疗效： 此方治疗肌肉注射链霉素致耳失聪，收效满意。

百姓验证： 段某，女，42岁。患者因浸润性肺结核，每天肌肉注射硫酸链霉素1克，连续1个月，耳渐失聪，近日加剧，听觉丧失。停用硫酸链霉素，以本方治疗，连服10剂，听力复常。

引自：《中医杂志》（1992年第9期）、《单方偏方精选》

高血压引起的耳鸣用饮食疗法很有效

因高血压及耳本身疾病所引起的耳鸣，对症治疗可收效。对耳鸣比较有效的食物是核桃、黑豆、栗子等。

核桃：核桃有补肾作用。中医认为耳鸣因肾阴虚所致，所以，常用核桃治疗。当核桃剖开时，夹于核桃仁之间的褐色木质部分称分心木，治耳鸣便用分心木部分。分心木5克，加水稍煎，代茶饮用。

黑豆：黑豆是养肾的重要谷物。对肾机能低下、夜间小便频数及耳鸣的人存效。黑豆60克，羊肉500克，一起煮熟吃。

栗子：干栗子15克，加水600毫升，煎至半量，每日3次，空腹时饮用。

（田永军）

引自：1997年4月23日《晚晴报》

鼻息肉

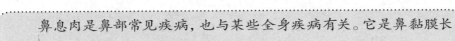

> 鼻息肉是鼻部常见疾病，也与某些全身疾病有关。它是鼻黏膜长期炎性反应引起组织水肿的结果。

我用清凉油治鼻息肉有奇效

鼻息肉，医院常以手术治疗，但常常割而复长，长大再割，循环往复，徒增痛苦。我说服2位患者，各买上一盒清凉油，每日涂搽鼻翼，奇迹居然出现了：一位鼻子已堵塞一大半的患者用药1周，息肉便稳定不长，第二周开始萎缩，第三周渐趋消退，4周后已如常人。观察4年，再无复发。另一名患者也同样取得了满意效果，清凉油只用了半盒，就治好了外科医生感到头痛的鼻息肉。

百姓验证：四川省成都市金牛区马鞍西路刘辉锷来信说："我患鼻息肉，好几次去医院做手术，但总是不能根除。后来我用本条方治疗，去医院检查发现鼻息肉没有了。"

荐方人：江苏省盐城市阜宁县水利局　李绍同

我用手脚穴位按摩法治鼻息肉有良效

脚部选穴：6，13。（见图10）

按摩方法：6穴先用拇指捏揉，后用艾柱灸，双脚取穴，每次每脚每穴先捏揉5分钟，后灸2～3分钟。13穴用按摩棒小头点按，双脚取穴，每次每脚每穴点按5分钟。每日按摩数次。

手部选穴：1，3，61，22，26，42，43。（见图11）

按摩方法：按压42，43两穴点，每手每穴3分钟。用香烟灸1，3，22，26，61各穴点，每手每穴3分钟。每日数次。

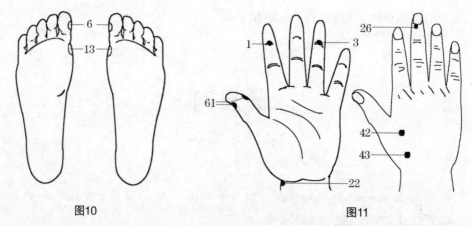

图10　　　　　　　　　　　　　　图11

百姓验证：湖南省郴州化肥厂罗慎初说："我患鼻息肉多年，先后动手术切除过4次，切而复长，苦不堪言。1992年10月又长很大，呼吸困难，打算去医院再受一刀之苦。进医院之前，我抱着试试看的想法，按压手部42，43两穴点，用香烟灸1，3，22，26各穴点，并配合按摩脚部6穴点，每穴点施治3分钟，每天早、中、晚各按摩1次。到第四天，奇迹出现了，呼吸自如，到医院一检查息肉消失了。没花一分钱，没吃一片药，治好了鼻息肉，我异常欣喜。"

鼻　炎

鼻炎是鼻黏膜或黏膜下组织因为病毒感染、病菌感染、刺激物刺激等，导致鼻黏膜或黏膜下组织受损，所引起的急性或慢性炎症。鼻炎常导致产生过多黏液，通常引起流涕、鼻塞等症状。

我的鼻炎症用藿香猪胆土方治好了

我是一名鼻炎患者，经一位配药40多年的老中医介绍采用土方治疗，近1个月就把这烦人的病给治好了。

配方及用法：取藿香（最好是根部）30克，猪胆5克，分别研成粉末，然后将两者混合，放入3~4颗泡煮烂熟的红枣，共捣烂至黏稠，搓捏成小丸后服用，每日2次。一般患者服半个月即有效。病情严重者可延长服药时间。

引自：广西科技情报研究所《老病号治病绝招》

我患慢性鼻炎5年竟然用热掌熨鼻法治好了

我过去患慢性鼻炎，每日打喷嚏、流清鼻涕，反复发作数次，特别是清晨起来更为严重，给工作学习、社会交往均带来不便。后从一本杂志上学了一手，坚持做了45天，鼻炎竟然治好了。

具体方法：双手合掌，互相搓热，然后双手放在鼻的两侧，从下往上来回搓50下，而后揾鼻1分钟左右，早晚各做1次，持之以恒，效果很显著。（王东升）

引自：1996年9月13日《老年康乐报》

我吃炖乌龟治好了10多年的过敏性鼻炎

我患过敏性鼻炎已有10多年，中西医治疗都无效果，曾做了一次激光治疗也无效，晚上睡觉鼻子不通，很难受。去年在老年刊物上看到乌龟可以治疗过敏性鼻炎，我抱着试试看的心态，在市场上买了一只2千克左右的乌龟，杀后洗净，把内脏挖出来，加上猪肉250克，大料10多个，大葱60~90克，置锅内添上水，炖得很熟。早晚各吃一碗汤和肉，连吃了一个星期，我的鼻炎好了。从去年到现在一直没有犯。（林振礼）

引自：《晚霞杂志》（1996年第9期）

鲜蜂蜜点鼻孔治萎缩性鼻炎确有疗效

配方及用法： 鲜蜂蜜适量。用洗干净的眼药瓶，装入鲜蜂蜜，睡觉前、起床后各点鼻孔1次，10日可见效。

百姓验证： 本县邮电局朱某，女，患萎缩性鼻炎2年余，经常头痛，多方医治无效，用此方20天痊愈。

荐方人： 河南固始县委宣传部　李纯修

维生素 E 溶液治萎缩性鼻炎，有效率 100%

配方及用法： 以复方维生素E溶液滴鼻，5周为1个疗程，每周用药2瓶（每瓶10毫升）。

疗效： 有效率100%，一般用药4瓶可显效。

引自：《实用西医验方》

鼻窦炎

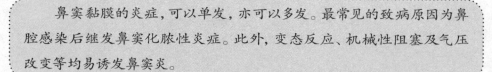

　　鼻窦黏膜的炎症，可以单发，亦可以多发。最常见的致病原因为鼻腔感染后继发鼻窦化脓性炎症。此外，变态反应、机械性阻塞及气压改变等均易诱发鼻窦炎。

我患了43年的鼻窦炎用精盐水点鼻法治好了

配方及用法： 精盐50克，开水50~100毫升。可随便配制，没有严格要求，病重浓度大点，病轻浓度小点。把泡在盐水中的药棉拿出来塞在鼻孔内20~30分钟，此时不要仰卧。轻者3~5次，重者5~7次可治愈。不愈者多用几次，有特效。

我今年67岁，患鼻窦炎43年，左侧偏头痛，淌黄脓，恶臭异常，特别难受。夏天好一些，冬季易犯。经沈阳二四五医院治疗无效，需手术切除，但是并不保愈。后来我自制精盐水点鼻，仅几次就治好了患了43年的鼻窦炎。盐家家都有，少花钱能治愈大病，这真是个好秘方。

百姓验证： 广东江门市蓬汇区白沙长安里87号马春花，女，63岁，退休。她来信说："我患慢性鼻炎50多年，经常鼻塞流涕头痛，感冒时更为严重，口干，睡觉不能平卧。后来到医院确诊为上颌鼻塞，中西药吃了不少，一直是时好时坏，晚上经常鼻塞。后来用本条方治疗一星期，鼻子特别通畅，晚上睡觉也好多了，而且很少鼻塞，嗅觉也好了。"

荐方人： 辽宁沈阳市大东区　宋洪刚

鼻出血

我用蒜泥敷涌泉穴治鼻出血特别灵验

方法： 大蒜数枚，去皮，捣烂如泥状，制成直径约2厘米，厚度约0.2厘米的饼子敷在足心（涌泉穴）。若左鼻孔出血，贴左足心；若右鼻孔出血，贴右足心；若两鼻孔均出血，同时贴两足心。

百姓验证： 辽宁鞍山岫岩县政府办公室张德珍，男，70岁。他来信说："我女婿经常出现不明原因的鼻出血，曾多次在县医院及卫生所治疗，均无效。我用本条方为他治疗，用药当晚就见效，鼻子不再出血了。"

荐方人： 福建省南平市浦城保健所　李圣融

用此民间验方治鼻出血有独特效果

鼻衄出血量一般不多，但因反复发作，可引起继发性贫血。我偶得一民间验方，几年来，临床上用于治疗鼻衄。该方以独特的食疗方法，取得十分满意的效果，可谓简、便、验、廉之方。

配方及用法： 鲜猪鼻1个，约15~20克，水400毫升，煮烂吃肉喝汤，3天1剂，3剂为1个疗程。

百姓验证： 郑某，男，10岁。1995年9月12日初诊，患儿于6岁时因外伤引起鼻出血，此后反复发作。1年来，每月均发作，甚则一日发作数次，常于上课时突然出现鼻出血。发病以来，曾多次求治于西医、中医，均效不佳。遂予本方治疗，3剂后愈，随访1年未复发。

荐方人： 福建泉州市鲤中卫生院　林惠珠

引自：《中国民间疗法》（1997年第3期）

我用荷叶冰糖治好鼻出血

王某，男，9岁。鼻出血反复发作4年。常在夏秋季节发作，多于夜寐时发病，自觉鼻腔燥热。经检查除贫血外，余均正常。于是，取浮于水面之鲜荷叶（干品也可）1张，冰糖30~50克，加水3小碗，煎至两小碗。每次服一小碗，早晚各服一碗，连服3天。服1个疗程（连服3天）后，鼻衄消失。次年夏秋季节再服1个疗程，现已2年未再复发。

百姓验证： 广东云浮市云安区六都中学徐利群，男，37岁，教师。他来信说："我患有鼻炎症，经常流鼻血，大约已有2年时间了，中西医都治过，均不能根治。后来我用本条方自治1个疗程，才花2元钱，至今未见复发。"

引自：《广西中医药》（1986年第2期）、《中医单药奇效真传》

食道内异物

我用本方治鱼刺卡喉效果很好

吃鱼时万一不慎，鱼刺会被卡在喉咙里，咽不下，吐不出。曾有人喝醋，企图使鱼刺软化、溶解，以消除痛苦。其实，此法效果不佳。因为鱼刺的成分不全是碳酸钙，不能被醋酸完全溶解。如果找西医，必须用医疗器械将鱼刺取出，这样会使病人感到痛苦。我曾用几样中草药煎成汤，像喝茶一样，慢慢咽下，当最后一口药汤下肚，鱼刺也就被清除掉了。既不使人感到痛苦，效果又很好。

配方及用法：威灵仙、草果各45克，砂仁30克。将上述草药加水两碗，文火煎熬，当熬至约有一大茶杯时即可。放凉后，在20~30分钟内慢慢饮完，鱼刺即可被软化，顺流而下。

百姓验证：云南红河州弥勒县朋普镇政府郑荣，男，54岁。他来信说："邻居小张在吃鱼时不慎鱼刺卡喉，到卫生院看后也未能取出，回来后求助于我。我用本条方为他煎药内服，很快就治好了他的鱼刺卡喉。"

荐方人：河南省漯河市漯河高中　陶菊欣

我小时被鱼骨卡喉仅取深井水一次顿服就好了

这件事发生在我5岁的时候。有一天，我吃饭时不小心被鱼刺卡喉，母亲叫我吞下好几口干饭也无济于事。听说大理城内一位大爹对此治疗有方，父亲就带我前去求治。说明来意后，大爹只顾和父亲闲聊，好像把我给忘了。约半小时后，有人来大爹门前的水井里汲水。大爹叫人取来一个大瓷碗，顺手从人家刚提出井口的桶里盛了一碗水。大爹把那碗水放在桌上，然后闭目端坐，用右手食指在碗上方比划。父亲悄悄地告诉我，大爹是在画"佛章"。过了好半天，大爹睁开双眼，命我把那大碗水一次喝下去。说来也奇怪，回到家后，我的喉咙里没有了异物感，也不痛了。以后，我一直深信是那"佛章"起了作用。

长大之后，我当了医生，不再相信是"佛章"的作用，但却解不开这个谜。前不久，我在图书馆查阅资料时发现，在一本专门介绍单方验方的医学书上竟然明明白白地写着："鱼骨鲠喉的治法，取深井水1~2大碗，一次顿服。"虽然书上未说明疗效和机理，但对其疗效我不是早已验证过了吗？

吞咽动作是通过食道肌肉一连串交替收缩完成的。由于大量冷水的刺激，食道肌肉的收缩增强，使得刺入咽部或食道壁上的鱼刺脱落。简单的道理，古朴的方法，只是画"佛章"使之带上了神秘的色彩。

五官科疾病

百姓验证：广西南宁宾阳县新桥镇王世和来信说："我儿子在一次吃鱼时，不慎被鱼刺卡住了喉咙，我见后急忙用本条方试治，结果只喝了几口水，鱼刺就下去了。"

咽　炎

> 咽炎是咽部黏膜、黏膜下组织的炎症，常为上呼吸道感染的一部分。依据病程的长短和病理改变性质的不同，分为急性咽炎、慢性咽炎两大类。慢性咽炎是一种病程发展缓慢的慢性炎症，常与邻近器官或全身性疾病并存，如鼻窦炎、腺样体残留或潴留脓肿、咽囊炎等。

我患咽炎服本方2剂即愈

我因常患咽炎而苦恼，虽经医生多次治疗，亦未痊愈。常在吃饭、喝水时咽喉疼痛，并伴有干咳。

去年春天，我幸得一个验方，连服2剂，病即除，且至今未复发。此方花钱少，效果好，特提供给患有慢性咽炎的老年朋友。

配方及用法：胖大海、玄参、桔梗各10克，生甘草3克，泡水代茶饮。

百姓验证：河南郑州市政七街31号常正光来信说："我老友张浩由于感冒引起咽喉肿痛，吃饭喝水都有障碍。我用本条方为他治疗，服药3剂，仅花5元钱，咽喉炎即愈。"

荐方人：安徽安庆市宿松县　石月娥

引自：1996年12月11日《安徽老年报》

治咽喉炎一特效绝招

患者坐椅子上，仰头，嘴巴向上张开。用一根竹筷蘸点水，在食盐中沾上盐，轻轻地在患者咽喉上点一下，令患者闭上嘴，患者会感到很咸，慢慢分数次咽下，轻者1次即愈，重者2~3次，多喝淡盐水。

我家人患咽炎均用本方治愈，亲戚朋友和邻居患咽炎也多用本方，从不去医院，百治百愈，分文不花。

荐方人： 江苏镇江市谏壁布鞋厂　蒋洪顺

我老伴患了7年的咽炎用本方治疗3天痊愈

我老伴患咽炎，症状是嗓子紧，像贴片树叶，声音嘶哑，说话费劲，病顽持久。7年来，总是麦梢黄开始，立秋后渐轻。为治病，请中医，拜西医，远近医院去了不少次，结果疗效甚微。

前年，朋友来家言传秘方，结果真神，用药后，2天见轻，3天痊愈，至今未再复发。以后此方传递几人，皆药到病除。

配方及用法： 干桑木柴500克，开水500毫升，白砂糖50克。将烧成的火炭（桑木）放进盆或锅内后，立即把开水浇到火炭上，并加盖闷气。待水温时去渣放糖，一次饮完，每日1剂。

百姓验证： 江苏启东市聚南乡15组陆红菊，女，28岁。她来信说："我患咽喉炎2年多，说话嘶哑费劲、咽痛。去医院治疗过，输过液，吃过中药，结果是当时有好转，过后就复发。后来我用本条方自治，3天便见轻，4天痊愈，花钱不足2元。"

荐方人： 河南南阳宛城区黄台岗镇高堂村　林齐庆

我久治不愈的咽炎服此方1剂痊愈

我于1990年患咽炎，久治不愈，后得一方，服用1剂即愈，至今未复发。

配方及用法： 白砂糖、蜂蜜、芝麻油各500克；八角茴香7个，碾碎；鹅蛋1个，去壳与上药混在一起拌匀，如蒸馍一样蒸熟备服。每日3次，每次3小勺，开水冲服，服完为止。轻者1剂治愈，重者连服2剂即愈。

百姓验证： 新疆奎屯市127团孙占武，男，56岁，干部。他来信说："酒厂退休工人马梅患咽喉病多年，复发时，吃饭饮水特别困难，疼痛难忍。经团医院诊断为咽炎，服消炎药阿莫西林和注射青霉素等均无效，花药费百余元。后按本条方治疗，只服1剂药就治好了她多年的咽炎。"

荐方人： 河南省南阳市镇平县劳动局　张伯揆

引自：《老人春秋》（1997年第4期）

五官科疾病

倒 牙

在医学上被称为牙齿感觉过敏。是指在牙本质部分暴露或者机体抵抗力下降时，牙齿遇到在通常生理范围内不致产生反应的外界刺激时出现异常酸痛感。其最典型的发病特征为发作迅速、疼痛尖锐、时间短暂。

我食酸"倒牙"用本方2分钟就治好了

倒牙，系属牙齿过敏症。老年人要注意保护牙齿，平时多吃些含钙高的食物，如牛奶、豆类等，少吃含酸和含糖多的食物。如果吃酸东西"倒牙"，可冲些小苏打水，含在口里1~2分钟后，将水吐出，牙齿就不那么疼了。

百姓验证：广西河池地区配件公司陈远忠，男，67岁，干部。他来信说："我有一次'倒牙'，用本条方仅含1次就好了。"

引自：1997年1月4日《晚晴报》

各种牙痛

我用本方治龋牙痛有特效

配方及用法：黑松（也叫油松）节（就是剪下的松树分权节部分），剁成小块，取50~100克，用搪瓷缸装水，文火煮半小时，口含松节水漱口20分钟。

此方我已应用10余年，先后为10多人治虫牙痛均痊愈。

百姓验证： 安徽合肥余萍，女，38岁，公务员。她来信说："我龋牙特多，经常疼痛，采用本条方治疗，仅几次就不疼了。我儿子也经常牙痛，我用此条方为他治疗痊愈，至今未听到他说牙痛。"

我用韭菜籽香油治蛀牙疼痛特别灵验

配方及用法： 韭菜籽25克研成末，与香油25毫升混合，放杯内，用火在杯内烧，至发出香气。再将葱或竹管一头放到蛀牙处，用嘴吸香气，20分钟即可。

百姓验证： 辽宁凌源市沟门子乡毛丈子村毛东组杨永利用此方治好了本村一位男孩的虫牙痛。

我用土豆片贴腮治虫牙痛很有效

我以前常因牙有小洞疼痛难忍。有时牙根也肿起来，不敢吃东西。吃药也不见效，输液也没解决问题。后来采用土豆片贴腮法治疗，果然见效。

方法： 将生土豆片在凉水中泡一会儿，贴于患牙根腮帮部位，反复换两三次就能止痛消肿。

百姓验证： 江苏连云港市勘察设计院朱红一，男，38岁。他来信说："我侄子来我家，正好患虫牙痛，我没有送他去医院，而是用本条方为他治疗，用药不到半个小时，他的牙就不痛了。"

荐方人： 辽宁沈阳辽中区城郊镇离休干部　　王凤言

我用本方给一火牙痛患者治疗果见神效

我在行医治牙痛病时，曾遇见一高人赠方于我。

配方及用法： 生鸡蛋破壳加一匙白糖，另加醋1~2匙，搅匀服下，几分钟痛止。

百姓验证： 辽宁瓦房店市永宁镇倪殿龙，男，73岁，离休。他来信说："邻居王庆禄因家庭琐事患了火牙痛，痛得不能吃饭。我用本条方为他治疗，半个小时痛止，连服2次痊愈，而且至今未犯。"

荐方人： 黑龙江齐齐哈尔市依安县　　高洪川

五官科疾病

母亲用竹叶绿豆荷包蛋治牙痛1次即愈

配方及用法：竹叶15片，绿豆50克，与鸡蛋同下锅，煮荷包蛋三四个，一次吃完。

我母亲因牙疼不能吃饭，用此方治1次就好了，特别有效。

百姓验证：广西南宁市陈敬忠，女，68岁，干部。她来信说："我用本条方治疗亲家母的牙痛病，仅1次就不痛了。"

荐方人：河北承德县三家乡中学　刘建国

我用花椒粒止牙痛每次都有效果

花椒止牙痛疗效甚佳。

方法：用干花椒1～2粒，去籽放在患处（如手放不方便，可用舌尖舔到患处）。花椒放在患处约1刻钟，即发挥效用，感觉患处及患处附近肌肉有麻木感，此时疼痛即减轻，随着药效继续发挥，疼痛即可停止。花椒入嘴后产生的唾液，可以吐出也可咽下，对人体均无妨碍。我用此单方，每次都有效。

百姓验证：陕西西安市新城区西五路交大二院26号李生才，男，70岁，离休。他来信说："我孙子常患牙痛，又不愿去医院治疗。我用本条方为他仅治疗半个小时，未花一分钱，他的牙就不痛了。"

荐方人：安徽合肥三里庵邮电所　连方

我的牙痛病是用茄子皮灰治愈的

去年秋季，我牙痛一直不好，后经人介绍一方治好了我的牙痛病。现将此方献给大家。

方法：用生茄子皮化灰，放于避风处过夜去其火气，与蜂蜜拌匀，涂于痛处，立即见效。

百姓验证：广西柳州融水县委组织部韦绍群来信说："我应用本条方不但医好了自己的牙痛病，也医好了我老伴的牙痛，就连我3个女儿及外孙的牙痛都医好了。我还经常用此条方免费为别人治疗牙痛。"

荐方人：河南周口市西华县　何永全

我老伴用红皮大蒜敷虎口穴彻底治愈了牙痛

我老伴突患牙疼,唉声不止,饭、水不入,半边脸浮肿。后得一方试之,效果很好。用红皮大蒜一头,剥皮捣成蒜泥,敷至右手虎口穴处,用纱布缠牢。第二天除掉,会有水疱生起,越起越大。这时不要害怕,2天后水疱老化成熟,用穿线大针横穿拉过去,随即黄水溢出,水疱消失,牙疼病除。

本方分文不花,一劳永逸,不会再犯。此方传给乡邻4人皆有效验。（贺培银）

引自: 1996年12月7日《晚晴报》

本验方已治愈 20 余名牙痛病人

我最近结识了一老农,他向我介绍了用烟油治牙疼的验方,而且还带我走访了用本法已治愈的20多名患者,他们都说此法效果好且不花钱。

具体方法: 找一个经常用旱烟袋吸烟的人,把烟杆里的烟油弄出来,让患者把嘴张开,将烟油放于痛处,四五分钟后疼痛即可减轻并逐渐好转。疼痛消除后,可刷牙把烟油清除掉。

荐方人: 山东济宁市梁山县　孙常君

引自: 广西科技情报研究所《老病号治病绝招》

牙周脓肿

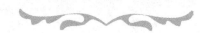

> 牙周脓肿并非独立的疾病,而是牙周炎发展到晚期,出现深牙周袋的一个常见的伴发症状。它是位于牙周袋壁或深部牙周组织中的局限性化脓性炎症,一般为急性过程,并且可自行破溃排脓和消退,但若不积极治疗,或反复发作,可转为慢性牙周脓肿。

冰辛花散治牙周脓肿 31 例全部治愈

配方及用法: 冰片、细辛、花椒等量。上药研末,置器具中加热,取盖内表面升华粉末备用。使用前用3%过氧化氢（H_2O_2）冲洗牙周脓肿的牙周袋，取探针蘸少许丁香油，再沾上药散，送入牙周袋中，可以重复放置。

疗效：此方治疗牙周脓肿31例，用药1~4次，均告痊愈。

百姓验证：刘某，男，59岁。左下后牙肿痛3天，未做任何治疗。检查左颊侧牙龈肿胀、充血，牙周袋深6毫米且溢脓，叩痛"+"。应用上法局部治疗1次痊愈。

引自：《陕西中医》（1989年第5期）、《单方偏方精选》

固牙法

我和老伴的固齿妙方是用盐水漱口

8年来，我和老伴都坚持用盐水漱口，取得良效。

方法：每日三餐，餐前餐后均用凉开水化碘盐漱口。餐前，先漱一口吐掉除脏，再喝一口吞下肚垫胃底；餐后先漱一口清洗牙缝残存物，再吞一口舒肾。

疗效：食中有味，食后舒化，又固齿。我和老伴如今都已64岁了，胃好，牙齿齐全，还能吃硬食物。

百姓验证：广西桂林市关彩文，男，59岁，工人。他来信说："我牙齿经常有松动的感觉，按照本条方坚持每天用淡盐水漱口刷牙，现在感觉很舒服，牙齿也不松动了。"

荐方人：安徽安庆市枞阳县函山镇退休干部　陶筱亚

常练"咬牙功"对护齿固齿大有裨益

以前，我的牙齿状况很糟糕：牙龈萎缩，牙齿经常酸痛，每次刷牙都要出血，不能咬硬东西。到医院看过多少次都毫无效果。有的医生甚至说我的牙龈萎缩严重，到40岁左右牙齿就会掉光。为此我非常苦恼。

一次，朋友的外公给我介绍了一种他坚持了40多年的"咬牙功"，我按他介绍的方法坚持练习，也取得了很好的效果。牙龈萎缩已痊愈，牙齿再也不酸痛了，刷牙时也很少出血。"咬牙功"简单易行，不分男女老幼都可练习。

方法： 每次大小便时，用力咬紧牙齿，舌尖轻抵上腭，意守齿龈，到大小便结束时为止。

初练时下颌骨会感到酸胀（肌肉疲劳所致），坚持一段时间后就适应了。平时再配以叩齿，特别是早晚各叩1次（每次叩60~100下，多者不限），效果会更好。

荐方人： 空军86397部队　丁小松

牙龈炎

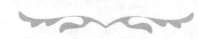

> 牙龈炎是指发生在牙龈组织的急、慢性炎症。牙龈是指覆盖于牙槽突表面和牙颈部周围的口腔黏膜上皮及其下方的结缔组织。牙菌斑是牙龈炎的始动因子，牙龈炎常见表现为牙龈出血、红肿、胀痛，有可能向深层发展导致牙周炎。

我的牙龈炎用本方治愈至今未复发

我20多岁时患牙龈炎，一次到江阴县交林乡出差，一同事见我痛得不能吃饭，告知一法。将一块瓦片在火中烧红，放上一撮韭菜籽，待韭菜籽"噼噼啪啪"跳起来时，浇一匙麻油，立即用漏斗罩住热气，对准牙痛处"咝咝"地吸（如漏斗颈太短，可用纸卷加长，不要使热气太烫），反复吸几次后，至少三五年内不痛。回家后，我按他介绍的方法去做，20多年过去了，牙痛居然未再复发过。

荐方人： 江苏常州武进区洛阳镇　朱永清

引自： 广西科技情报研究所《老病号治病绝招》

口腔溃疡

是发生在口腔黏膜上的浅表性溃疡。诱因可能是局部创伤、精神紧张、食物、药物、激素水平改变及维生素或微量元素缺乏。发作时疼痛剧烈，严重影响饮食、说话，给日常生活造成极大不便；可并发口臭、慢性咽炎、便秘、烦躁、发热等全身症状。

常见病自我治疗 秘验方

我饮绞股蓝茶治好了口腔溃疡顽症

我患口腔溃疡7年之久，曾在哈尔滨、长春、北京等地医院求治，都不见好转。有一次，因陈旧性中耳炎服食四川青城山绞股蓝茶，半年之后，不但中耳炎痊愈，还意外地治好了口腔溃疡顽症。

荐方人：黑龙江哈尔滨市 苑振忠

我严重的口腔溃疡只喝核桃壳汤 9 天痊愈

2个多月前，我患了严重的口腔溃疡。正当我病痛难熬时，《老年报》"送"来了一个良方——核桃壳煎汤治口腔溃疡，这真是雪中送炭。于是，我就按报纸上介绍的方法，每天取核桃壳10个左右，用水煎汤口服，每日3次，连续服用。我连服9天，溃疡痊愈。

百姓验证：湖北武汉市青山区红钢城182街吴志恩，男，65岁，退休。他来信说："我患有严重的口腔溃疡病，先西医治疗没有好转，又转到中医治疗，每天吃消炎片、牛黄解毒片、知柏地黄丸等药物，一天不吃药病就复发，治疗半年时间未见效果。在没有办法的情况下，我采用本条方治疗，连续服用15天后，我严重的口腔溃疡病竟神奇般地好了。"

荐方人：河南三门峡市 侯振荣

引自：1997年9月18日《老年报》

我同事用蜂蜜治愈了口腔溃疡

方法：晚饭后，先用温开水漱净口腔，再用一勺蜂蜜（最好是原汁蜂蜜）涂敷在口腔中的溃疡面处，待1~2分钟后吞下，重复2~3次。

用此方法治疗后，第二天疼痛感减轻，连续使用2~3天，口腔溃疡痊愈。

百姓验证：黑龙江齐齐哈尔市电信公司李再国，男，48岁。他来信说："本单位职工患口腔溃疡半个多月不见好转，后用本条方治疗，仅3天就痊愈了。"

荐方人：重庆市　唐德江

烂嘴角

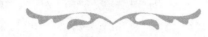

医学上称口角炎。表现为口角潮红、起疱、皲裂、糜烂、结痂、脱屑等，张口还可出血。除了气候干燥外，缺乏B族维生素为其主因，是秋冬季节易患的一种口腔疾病。

我爱人用绿豆汤冲鸡蛋治愈了烂嘴角病

5年前我爱人得了烂嘴角病，多方治疗均未见效。后得一偏方治疗2周后竟获痊愈，至今病未复发。现将此方介绍如下：

取绿豆30克洗净，放在一碗冷水中浸泡10分钟，然后加热煮沸5分钟（煮沸时间不宜过长），再将此汤冲入早已打好的一个新鲜鸡蛋液中，趁热空腹喝下，早、晚各服1次。每次都换新绿豆，用过的绿豆可做他用。

百姓验证：新疆阿克苏市水电局邢源恺，男，52岁，干部。他来信说："昌吉市延安南路的许俊光患口腔溃疡，经乌鲁木齐各大医院治疗，均无效果。后用本条方连治1周，伤口竟神奇般地治愈，至今未再复发。"

荐方人：河北沧州市河间县邮局　殷玉清

引自：1997年11月6日《老年报》

生茄子灰治口中肿痛有奇效

当口中肿痛时，可将生茄子皮煅焙成灰（置阴凉之地隔夜，去其火气）之后，将此灰研至极细粉末与蜜调和，将其敷涂于疼痛处，可立即止痛并消肿。对牙疳肿烂之病，用此方也相当有效。如果没有生茄子，可用干茄子蒂焙灰调蜜，亦有奇效。

引自：《中国秘术大观》

牙龈萎缩

> 牙龈萎缩是一种常见病，因牙周疾病所引起，在牙龈低部有牙结石，牙结石可以造成牙龈萎缩、牙齿松动脱落等。

我的牙龈萎缩用三步刷牙法收到了好效果

2年前，我的牙龈开始萎缩，并且掉了两颗牙。听说牙龈萎缩能致根部龋齿，从而致牙齿脱落，我就开始寻找解决办法。2年来，我通过摸索发现用三步刷牙法可以较好地控制牙龈萎缩，且自己长期坚持后在原牙龈上长出了新的嫩肉，牙齿也很坚固。

方法：首先，每餐饭后用温水漱口，然后用香皂洗净双手，直接用拇指和食指（再加上中指效果更佳）按摩牙龈5分钟。漱口后再用保健牙刷（买不到保健牙刷可用儿童牙刷代替）顺着牙缝刷牙，里外面、咬合面都要刷干净，每日3次。运用三步刷牙法不可操之过急，一定要循序渐进，持之以恒，才能收到理想效果。

顺便提一下，用手指按摩嘴唇上下部的肌肉、叩齿、搅海咽津对牙齿保健大有裨益。（郑丕武）

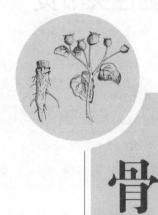

骨伤科及风湿性疾病

类风湿性关节炎

　　类风湿关节炎的病因至今并不十分明了，目前大多认为其是人体自身免疫性疾病，亦可视为一种慢性的综合征，表现为外周关节的非特异性炎症。此时患病关节及其周围组织呈现进行性破坏，并致使受损关节发生功能障碍。类风湿关节炎的发病率女性是男性的2~3倍。

我服 10 个醋蛋液治好手关节类风湿病

　　1985年初，我的手关节开始肿痛，经医院检查化验，诊断为类风湿。经过市级医院3个疗程的理疗及服用布洛芬均不见好转，而且肩膀也开始痛。严重时手抬不起来，甚至到了生活不能自理的程度，起居、大小便都需要别人协助。听说地塞米松作用很好，从此就试服此药，效果果然特殊，服药几小时后关节各部就不痛了。在服药期间医生和有经验的人都说常服此药不好，一停药就出现剧痛。没有别的办法，只好按维持量每天服用1片，共服用了一年半。在服此药期间虽然止了痛、能活动，但全身不舒服，心情急躁，感觉有一种骨头和肉脱节似的难受。

　　1987年9月开始服醋蛋液。当时想停了地塞米松，试试醋蛋液的作用。服醋蛋液的第一天关节没痛，第二天也没痛，第三天还是没有痛，我高兴极了。以后我便坚持服醋蛋液，结果不但关节不痛了，且全身也特别轻松舒服。服到第五个醋蛋液时，双手各关节前部由白变粉红、深红色，总感觉关节内像有小虫到处钻似的。继续服到第十个醋蛋液时，双手颜色正常了，各关节也不痛了；开始双手在早晨或劳累时有些发硬，但活动一下就好了；后来双肘及手渐渐灵活了，我还为女儿织了一条毛裤，一般的家务活也都能干了。

　　百姓验证：江苏泰州靖江市新建路134号徐熙来信说："朋友侯金生之妻患关节炎1年多，多处治疗没有效果。后来我让她用本条方治疗，仅花

15元钱，2个月就有明显的好转。"

荐方人： 辽宁省有线电四厂　李化栋

我用黄柏外洗治风湿类风湿关节炎疗效显著

配方及用法： 黄柏20克，苦参、浮萍、地肤子、蛇床子各10克。上药加清水煎沸后，将药液倒入盆内，备用。用消毒毛巾蘸药液擦洗患处，每次擦洗5～10分钟，每日3次。

疗效： 屡用屡验，疗效显著。

按语： 方出《中国当代中医名人志》。在临床中，同时配用三藤通脾汤（忍冬藤、鸡血藤、夜交藤、秦艽、桑树枝、牛膝各20克，没药10克，桑寄生、黄芪、当归、连翘各20克，生甘草10克，水煎内服），内外并治，疗效显著。

百姓验证： 河北唐山市丰润区卫生院赵士良，男，60岁，医生。他来信说："高凤娟患类风湿，腕膝关节肿痛1年多，走路困难，手不能端东西，我用本条方结合强的松龙局部注射为其治疗，很快就不痛了。现在她还在巩固治疗。"

引自：《百病中医熏洗熨擦疗法》

我母亲患类风湿病吃山蚁粉疗效显著

我母亲今年65岁，5年前患上了类风湿病，全家人的生活一下子陷入瘫痪状态，家务无人料理，孩子也没人照顾。我们四处求医为母亲治疗，但不管是西药、针灸，还是理疗都是治标不治本，仅解一时之痛苦而已。我们也曾七下宝鸡到专科门诊就诊，结果还是无济于事。母亲大小便要人搀扶，梳头、吃饭要人帮忙，加之长期吃含激素类的药物，副作用极大，脸部肿胀，胃口极差。

2年前的一天，我偶尔从朋友处借阅了《健康指南》杂志，从中了解到蚂蚁粉治病的信息。抱着试试看的态度，邮购了500克山蚁粉，没想到服用20天以后，奇迹出现了：母亲手指肿胀明显减轻，能拄着拐杖下床行走，梳头、吃饭、大小便不再需要人帮忙，还试着干些轻活。全家人喜上眉梢，赶快又邮购了1000克蚁粉服用。后来西药停服，母亲精神也好多了，饭量也增加了，能操持家务、照顾儿孙，全家生活又有了活力。为了巩固疗效，母亲又坚持服了将近3个疗程。

母亲病愈的消息不胫而走，亲戚朋友、乡邻四舍竞相来打听。我也就义务当起了他们的"健康医生"，多次邮购蚁粉，其中不少人已恢复健康或见效。

山蚁粉不仅对类风湿有效，对身体虚弱、易患感冒、性功能低下等症也有疗效。我妻子血压低、头痛，一患感冒就得打吊针。我让她服用山蚁粉，结果初冬服了1000克，整个冬天平平安安。

荐方人：陕西凤翔县柳林镇宋村小学　　窦志涛

风湿性关节炎

风湿性关节炎是风湿热在关节的表现，其典型症状为游走性、多发性大关节炎，常见由一个关节转移至另一个关节，病变局部呈现红、肿、灼热、剧痛，部分病人也有几个关节同时发病。

我用本方治愈亲属多人的风湿性关节炎

我亲属多人患风湿性关节炎，后觅到此方，经试用均痊愈且未复发。

配方及用法：取白凤仙花一把洗净，加老姜适量，捣烂喷洒60度白酒，敷于膝盖及关节患处，用纱布包紧，伏天中午将关节患处在日光下曝晒1~2小时。一般经2~3次治疗即可使风寒散失，恢复健康。

百姓验证：江西赣州于都县马安乡李桃园，男，40岁，医生。他来信说："兴国县刘珍桂患风湿性肩关节炎8年，在县医院做过针灸、理疗，服西药芬必得等药，效果甚微，前后共花去4000余元。后来我处治疗，我按本条方并结合中成药蛤蚧大补丸为其治疗7天，效果明显，20天后便痊愈了。"

荐方人：江苏苏州吴江区广播电视站　郭瑞城

引自：广西科技情报研究所《老病号治病绝招》

我用酒烧鸡蛋法治好自己患了5年的风湿病

我患风湿病5年，起初是浑身瘙痒，后来发展为腰、膝盖、肩部关节又凉又痛，冬春更甚。烤过电，吃过大活络丸、人参再造丸，可疗效甚微，病情愈加严重。

岳母给我提供了一个偏方——酒烧鸡蛋。具体做法是：将3个红皮鸡蛋洗净擦干，放入铝盘（瓷盘也可），再倒入50度以上的白酒适量（以不浸没鸡蛋为宜）。盘底先加热一会儿，再点燃白酒，至自行灭火。然后将鸡蛋和残酒一同吃完，上床蒙头发汗（时间在晚上）。轻者吃1次，重者吃3次。

经此方治疗，我腿不疼了，腰不凉了，肩也好了。以后又有几位多年的风湿病患者试用此方，都称其为灵丹妙药。

百姓验证：新疆石河子柴油机厂刘燕群，男，69岁，退休。他来信说："我在新中国成立前曾拜师学过中医内外科，也算是中医内行人。自1985年到新疆后就改行了，但还断断续续地治一些不收费的病人。我用本条方治好了7例风湿病人：①青海杨文秀，男，20岁。患风湿病，我按本条方酒烧鸡蛋为其治疗2天基本痊愈。②重庆铜梁区何文碧，女，59岁。1963年8月生小孩时受了风，大胯骨和两膝疼痛，按本条方吃了15个酒烧蛋基本痊愈。③何文碧之儿媳，28岁。1992年引产时，因受凉手脚经常疼痛，按本条方吃6个酒烧蛋痊愈。④本厂职工何淑文（此人是何文碧之妹），女，53岁。1972年6月13日生孩子时受风，头、手、脚常疼痛，按本条方吃6个酒烧蛋痊愈。⑤何淑文之女彭燕，24岁。1994年冬天来月经时，在雪地里等车受了凉，两膝关节常疼痛，吃酒烧蛋2天痊愈。⑥高兰，女，56岁。患手、腰、腿风湿痛，按本条方吃6个酒烧蛋痊愈。⑦我本人青年时期打篮球后洗了冷水澡，当时没什么反应，以后双臂及手常疼痛，这次按本条方吃了6个酒烧蛋也痊愈了。"

荐方人：河北承德宽城县碾子峪乡　宋瑜

引自：广西科技情报研究所《老病号治病绝招》

骨伤科及风湿性疾病

我父留下的治关节炎药酒方特别灵验

今把我父留下的治关节炎验方荐出。此方是我父在一位知心朋友那里得到的，父亲生前曾用此方治好20位患者。

配方及用法：红花、防己、川芎、甘草、牛膝各18克，草乌、川乌、当归、木瓜、五加皮各30克。用黄酒或白酒1000～1500毫升，和药共同放入罐内，封好口深埋地下，8天后取出过滤。药渣用水煎服2次。药酒每日服2次，一次1～2酒盅。一般1剂药即可治愈。

百姓验证：黑龙江省黑河市嫩江县第五小学任凤舞，男，69岁，退休教师。他来信说："我于1950年患风湿性关节炎，严重时关节发热、发痒、水肿、走路困难。多年来，几乎各种风湿药都用过了，但都只能缓解。我曾用过3瓶同仁堂的虎骨酒，也采用过注射、烤电、火罐等治疗措施，后来又用万通筋骨片治疗3个月，效果都不明显。2003年7月，我用本条方泡药酒治疗，不到10天，疼痛就明显减轻，1个月后不知不觉就好了。"

荐方人：河南周口淮阳县　褚光思

本方治风湿关节炎5例均用药1剂治愈

配方及用法：麻黄、牛蒡子各12克，雌乌鸡1只。先将乌鸡捏死或吊死，勿见铁器，去毛及内脏，洗净，放入砂锅或铝锅内，加水淹没鸡为度。用纱布将麻黄、牛蒡子包裹，同时放入锅内炖煮，可加少量食盐调味，勿加别的调味品，以肉熟烂为度，取出麻黄、牛蒡子，食乌鸡肉、喝汤各半碗（汤约500毫升），早、晚各服1次。

疗效：此方治疗风湿性关节炎5例，均服药1剂痊愈。

百姓验证：王某，男，43岁。关节疼痛反复发作已3年，以膝关节为甚，阴天或风雪天疼痛加剧，关节屈伸不便，走路艰难，局部肿胀，皮色不红；舌淡红，苔薄白，脉沉弦紧；血沉28mm／h，抗"O"1050单位。西医诊断为慢性风湿性关节炎，用中西药治疗效果不佳。经用上方治疗，服药1剂诸症消失而愈。复查血沉15mm／h，抗"O"550单位。随访3年未复发。

引自：《四川中医》（1984年第1期）、《单方偏方精选》

每日喝薏米粥也可治愈风湿性关节炎

郑某，女，47岁。患风湿性关节炎已有数年，用多种中西药治疗皆无效。后用薏米煮粥吃，每次60~250克，能多吃更佳，每日3次。服用3千克后，症状消失。

引自：《中医灵验方》、《中医单药奇效真传》

我用本方治风湿性关节炎非常灵验

配方及用法：先用消毒针刺痛患处，见血为度，再将米糠（细糠为佳）放入童尿（取中段，以7岁以下男童尿为好）中浸泡7天，然后挤出尿液，将米糠与鸡蛋清调匀后涂敷痛处并包扎，每日1次，连用3日即愈。

百姓验证：湖北宜昌市胜利六路465路任传庚，男，67岁。他来信说："我侄女患双膝关节炎多年，尤其是天气变化时，双膝关节肿大，伸屈困难，行走坐卧疼痛难忍，甚至不能下床。几年来经各大医院针灸、按摩、理疗，并服多种药物，总是不能治愈，反复发作。2000年1月14日，我按本条方配药，包扎在她的疼痛处，用药几次，她十几年的膝关节炎就被治好了。现已有一年半的时间未见复发。"

荐方人：福建三明尤溪县溪尾乡　纪长球

腰腿痛

以腰部和腿部疼痛为主要症状的伤科病症，主要是由椎间盘突出、骨质增生、骨质疏松、腰肌劳损、风湿类风湿性关节炎等炎症，肿瘤，先天发育异常等诱发。

我用本偏方治腰腿痛，仅服几次即愈

我患腰腿痛病多年，曾采用中西药物及多种疗法治疗，都未见效。前不久，朋友送来一偏方，仅服几次，即痊愈。

配方及用法： 骨碎补100克，狗脊150克，核桃肉（或花生米）50克，红枣10枚，猪尾巴1条（切碎）。将以上诸味合在一起，加入少许盐同煎食，能饮酒者以酒送服。每日1～2次，2日见效，一般3～5日可愈。

百姓验证： 山东夏津县油厂徐源蒲，男，72岁，离休。他来信说："我按本条方仅用3剂药就治好一腰痛病患者。起初该患者腰疼疼得不能干活，骑不了自行车，现在他骑车自如。"

荐方人： 河南省开封市外马号街462号　陶治青

我老伴腰腿痛用敷热盐的方法治愈

我老伴体质欠佳，常因受寒腰痛、腿痛，贴伤湿止痛膏之类的外用药效果不太理想。后经一医生介绍，用炒热的食盐热敷患处。此法疗效果然不错，热敷2～3次，腰腿痛即愈。后来又将此方介绍给别人，屡用屡验。

具体方法： 将食盐1000克放铁锅内炒热，装在纯棉布缝制的口袋里，扎上口，热敷患处，热度以能承受住为宜。如盐太烫，可在下面垫上毛巾，等不烫了，把毛巾抽掉。每日早、晚各敷1次。（于学政）

我用此腰痛妙方治病效果非凡

我当小学教师时，得了慢性腰疼病，后来我找当地著名老中医刘中和先生求治，他给我写一处方，并说："这一方治好了不少腰疼病患者。每年冬季服上1剂，到老年时会眼明不花。"果然不错，那时我服1剂，腰就不疼了。之后，每年冬季服1剂，连服5年。这几十年来，我不但没犯过腰疼，而且眼力也很好。今年我63岁了，不戴花镜照常读书看报，现将此方荐给广大读者。

配方及用法： 云故纸15克，破故纸25克，大芸13克，巴吉13克，川木瓜15克，川牛膝15克，川断15克，西小茴10克，全虫12克，黑杜仲30克。另备黑豆1000克，青盐60克。以上10种药第一次用水1000毫升，煎成约500毫升药水，倒在大砂锅内；再用750毫升水煎第二次，第二次仍煎成药水约500毫升。两次煎好的药水同时倒在大砂锅内，将黑豆倒入药水中，加上青盐（白盐也可），煮至药汁干为止，倒出晒干即成。每晚吃30克，用开水冲下。全部黑豆吃完，可再制1剂。第一年连服2剂，腰疼完全可以消除。之后，每年冬季可服1剂。连服几年，不但不会犯腰疼病，而且会起到延年益寿之功效。

百姓验证： 江苏镇江市官塘桥村周以荣来信说："缪家甸史顺克下肢疼痛，累及范围由踝关节到大腿根处，活动受限，步履艰难。我用本条方（改为煎剂）连服5剂，一次治愈，未见复发。"

荐方人： 河南鲁山县　谭宗泽

吃生栗子可治肾亏腰脚无力症

主治： 老年肾亏，小便频数，腰脚无力。

配方及用法： 将生栗子去壳皮，每日早、晚各吃4~5个，细嚼慢咽。另用猪肾30克，粳米70克，熬粥调服。

按语： 栗子味甘咸，性温，《常见药用食物》载其功效为"益气、厚肠胃，生用嚼食，治腰脚不遂"。《本草纲目》中记载，有个叫周武的人患腰腿无力症，不能行走，百药无效。有一天好朋友们用车载其到树林中去游玩，众人将他放在栗树下，他看见栗子正熟，个个饱满，随即产生了食栗的念头。朋友们为他采摘了许多，他越吃越觉得味道甜美，一连吃了约二斤多（1000多克）。吃后不久，奇迹出现了，他突然从车上走下来，行走自如，疾病全除。这个故事虽然有些夸张，但栗子补肾益气、强壮腰腿的功效是肯定的。

引自：《小偏方妙用》

肩周炎

> 　　肩周炎是肩关节周围肌肉、肌腱、滑囊和关节囊等软组织的慢性无菌性炎症。因患病以后，肩关节不能运动，仿佛被冻结或凝固，故又称"冻结肩"。

我做甩手运动治好了肩周炎病

从前年起，我两肩膀逐渐胀痛，右侧偏重，手臂也不能高举。夜间睡觉要是压到右侧肩臂，会经常痛醒。经医生诊断是肩周炎。我用膏药贴，用热水袋敷，还吃些舒筋活血药，治疗1年多效果也不大，有时走在路上胀痛严重时，只好停下来活动一下肩臂再走。

去年8月，我看了《甩手——祛病健身》一文后受到启发，从9月份起练甩手运动。在每天早起后和晚睡前进行练习，具体方法是：全身放松，两脚与肩等宽，两手前、后约45度甩动100下。坚持到12月份，两肩胀痛有明显好转，更增强了我的信心，便将每次甩动100下改为150下。从今年2月至今，我的肩周再没痛，此期间我也没用任何药物。为巩固疗效，现在我每天仍坚持做甩手运动。

百姓验证：广西柳州鹿寨县寨沙镇王唯懿，男，60岁，干部。他来信说："1999年冬天，我到友人家，睡在楼上平铺。半夜着凉，天亮起来后我的右肩部位酸楚冷痛，因自己没有及时治疗，一直发展到举不起右臂来。后来我用本条方和螃蟹泥外敷法结合治疗，现在右臂已不痛了。"

荐方人：辽宁省庄河市平山乡　吴允宝

引自：1996年8月《辽宁老年报》

我用刺血拔罐法治疗肩周炎特别有效

方法：在患者曲池、阿是穴（肩部疼痛点）进行常规消毒，以中号玻璃火罐拔吸6分钟起罐，用七星针（也叫皮肤针）在预拔罐的部位内叩击50次，见有微出血时，再在此处拔罐15分钟，见有一颗颗像黄豆大的水珠（即风水）冒出即可起罐，然后用消毒棉球擦洗净。每次连续拔3罐，如需进行第二次拔罐治疗，须隔3天。

疗效：患者100例，经治疗后，痊愈80例，有效20例，总有效率100%。

百姓验证：患者李某，男，40岁，柳州机车厂工人。1994年10月10日来诊。主诉：右肩部周围疼痛已3天，入夜尤甚，影响睡眠，上举、旋后、外展等活动受限，梳头、穿衣极困难，无法骑单车上班。在厂医院检查无外伤骨折、脱位，右关节周围广泛压痛，拍颈椎片未见异常，诊断为肩关节周围炎。经口服消炎药、理疗，并外用膏药敷贴，治疗2天效果不佳，便到我所求医。

在患者曲池、阿是穴连拔3罐后，患者感到很轻松和舒服，疼痛顿减，活动1分钟后，右手即能抬高至头，旋后外展活动范围加大，第二天一早患者告知病已痊愈。随访1年多未见复发。

荐方人： 广西柳州市　唐汉章

我以细辛生姜酒敷患部治肩周炎收到了好效果

配方及用法： 细辛80克，老生姜300克，60度高粱白酒100毫升。细辛研末，生姜洗净，混合捣成泥蓉状，铁锅内炒热，入白酒调匀，再微炒。将药铺于纱布上，热敷肩周疼痛部位，每晚1次。敷药时避免受凉感寒。

疗效： 此方治疗肩关节周围炎37例，治愈率86%，有效率100%。

百姓验证： 王某，女，51岁。患者右肩疼痛2年余，某医院诊断为右肩关节周围炎。诊时右肩疼痛酸软，伸屈困难，恶寒发凉，入夜为甚，时有烧灼感，肩胛前后压痛明显，动则疼痛加剧，舌苔薄白，脉弦紧。用上方药治疗9天后，肩关节活动功能完全恢复正常。续用3次巩固疗效。随访3年未见复发。

引自：《四川中医》（1991年第1期）、《单方偏方精选》

我患肩周炎用螃蟹泥治疗3天就痊愈了

肩关节周围炎若是长期不愈，百方治疗无效时，用螃蟹泥贴敷肩部可获奇效。

配方及用法： 取活螃蟹1个（小的可取2个），先让螃蟹在清水中泡半天，待其把腹中的泥排完，取出捣成肉泥，待用。将捣好的螃蟹泥摊在粗布上，直径不宜超过8厘米，贴敷在肩胛最痛的部位。晚上8点贴上，第二天早晨8点取掉，疼痛就可以消失。

百姓验证： 山东淄博桓台县经济信息社朱传辉，男，29岁，信息员。他来信说："我右肩疼痛已有2年了，特别是劳动后疼痛加重，不能屈伸，在医院确诊为肩周炎。曾在医院针灸过，服过中药，喝过药酒，却一直未治愈，前后花掉400多元。后来我用本条方仅治疗3天，花钱不到30元，就已恢复正常。"

引自：《偏方治大病》

腰肌劳损

又称功能性腰痛、慢性下腰损伤、腰臀肌筋膜炎等，实为腰部肌肉及其附着点筋膜或骨膜的慢性损伤性炎症，是腰痛的常见原因之一。主要症状是腰或腰骶部胀痛、酸痛，反复发作，疼痛可随气候变化或劳累程度而变化。

用子午效灵膏贴敷治疗腰肌劳损症 218 例仅 5 例无效

腰腿痛、肩周炎、脊椎炎、关节炎、不安腿综合征等均属中医痹证范畴，是北方地区常见病、多发病，每至秋冬或天气变化，给患者带来极大痛苦。由于久治无效，部分患者失去了治疗信心而造成长期患肢功能障碍。

我以自制"子午效灵膏"穴位和痛点贴敷治疗，重者在贴药处拔火罐，经218例治疗观察，疗效满意。218例患者中，腰肌劳损22例，坐骨神经痛13例，腰腿痛26例，膝关节炎33例，四肢关节痛6例，脊椎炎16例，类风湿性关节炎15例，产后身痛12例，腕关节痛3例，踝关节痛4例，网球肘3例，下肢奇寒2例，胸背奇寒2例，不安腿综合征5例，足跟痛8例，足背肿痛6例，腓肠肌痉挛14例，肩周炎28例。

子午效灵膏配方：白芥子、山栀子各20克，芦荟、白芷、川乌、草乌、皂角、桃仁、红花、杏仁、草决明、使君子、甘遂各10克，细辛、白胡椒各5克，冰片2克。上药研细末，装瓶或塑料袋内密封，勿泄气，置阴凉干燥处备用。

治疗方法：（1）取穴。坐骨神经痛：命门、阳关、环跳、大肠俞、风市、外丘、地五会等穴。肩周炎：肩井、肩髎、肩贞、天宗、肺俞、大椎、手三里等穴。踝关节痛：三阴交、申脉、解溪、商丘。腰痛：命门、阳关、大肠俞等，或用大块膏药贴阳关及腰骶部。网球肘、足跟痛等可用大块药膏贴肿痛处,略大于患处。膝关节痛:内外膝眼、鹤顶,或取大块药膏贴膝盖部。类风湿性关节炎、产后身痛、腰腿痛等参照上述各方法选穴和痛点、痛处,每次选7~8个穴。

(2)取适量子午效灵膏粉用鲜姜汁调成膏状,取5~8克摊于方形硬纸上,贴在穴位上,用胶布固定,或根据痛处范围大小,将药敷于患处,上盖硬纸,再用胶布固定,每次贴48~72小时。3次为1个疗程,病情重者取掉药在贴药处拔火罐,必要时可反复拔。每穴贴后休息半月,待皮肤恢复后再重复贴治。

疗效: 痊愈(症状体征完全消失,肢体活动自如,恢复正常工作)145例,显效(症状体征减轻,疼痛大减,肢体活动大体正常,能做一般工作)37例,好转(疼痛减轻,肢体活动仍受限)31例,无效(治疗1~2个疗程,体征症状无改善者)5例。

荐方人: 辽宁省辽阳市铁道部第十九工程局中心医院 李国柱

引自:《当代中医师灵验奇方真传》

我用本方治愈腰痛患者多人

主治: 急慢性闪伤腰痛或腰肌劳损。

配方及用法: 当归、丹参、续断、枸杞、枣皮各15克,苏木、乳香、没药、甘草各9克,杜仲12克,水煎服,每日1剂。

注意: 胃溃疡或服药后胃部不适者,减去乳香、没药,加玄胡15克;慢性挫伤和复发者加茴香、故纸。

疗效: 用此方临床治疗急慢性闪挫伤、腰痛40余年,治愈病人不计其数。用此方最少2剂、最多6剂治愈。服药后最早2天、最迟4天下床行走,7天恢复正常,有效率100%。

百姓验证: 内蒙古通辽市范荣,女,58岁。她来信说:"尉宗礼在2002年10月因打网球造成腰胯扭伤,经西医治愈后,近日又复发,不敢扭动腰胯,非常疼痛,贴膏药、理疗均无效。后来我用本条方为他治疗,很快便痊愈了。"

荐方人: 湖北天门市岳口卫生所 戴靖清

引自:《当代中医师灵验奇方真传》

跌打损伤

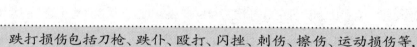

> 跌打损伤包括刀枪、跌仆、殴打、闪挫、刺伤、擦伤、运动损伤等，伤处多有疼痛、肿胀、出血或骨折、脱臼等，也包括一些内脏损伤。主要以软组织损伤为主。

我用麸醋热敷解痛方治跌打损伤疗效满意

主治：风寒痹痛，筋脉挛急，跌打损伤，瘀血肿痛，寒凝气滞，脘腹胀痛等症。

配方及用法：麸皮1000克，米醋300毫升（或酌情定量）。将米醋均匀拌入麸皮内，分2次放锅内炒热，用布包扎后，于患处或选穴位局部热敷，两包交替使用，每次热敷1小时左右，每日1~2次。

注意：使用中要注意避免烫伤，始用热度较高，可酌情隔垫软布。用后若醋量不足，可适当加入后再炒用。

疗效：我几十年来应用本方治疗患者数千例，疗效满意。

荐方人：山东日照莒县中医院副院长　宋会都

引自：《亲献中药外治偏方秘方》

我用本方治跌打损伤 10 多例全都收到了好效果

数年前我在部队医院时，去山区采药，偶得一专治跌打损伤的良方。几年来，我用此方治疗手腕拉伤和足扭伤10多例，效果很好，因此我将此方推荐给大众。

配方及用法：刘寄奴30克，透骨草30克，鸡血藤25克，桑枝15克，桂枝15克。将这5味药同放在一个容器里，加水适量放在炉上烧开，然后关火。把患处放在烧开的药液上用蒸气熏，直到药水不太热。然后用药水洗患处，洗到药水凉了为止。下次继续用此方法。每天3次，每剂药用1天，一般2～3天就能治愈。

百姓验证：湖北宜昌市胜利路65号任传庚，男，67岁，退休干部。他来信说："有一位18岁的女孩，是宜昌市夷陵路112号佑铭复印社的打字员，因搬机器时用力不当，把右手腕扭伤，当时手腕痛得不能上下活动，几小时后手腕处红肿。我用针灸、拔罐法为她治疗后，按本条方连洗3次，第二天她就可以工作了。"

引自：1997年3月7日《家庭保健报》

我应用白虎掌治外伤性红肿获奇效

主治：外伤性红肿。

配方及用法：新鲜仙人掌，生石膏（研末），二药比例为1：2。将仙人掌去皮、刺洗净，切碎捣烂，与生石膏调成糊状，装瓶备用。用时将药外敷于红肿处，以绷带包扎。每8～12小时换一次药。

疗效：最快4小时见效，一般2～5天痊愈。本法治疗29例患者，其中敷药1～2次痊愈者5例，敷药3～4次痊愈者16例，敷药5～6次痊愈者8例。

百姓验证：陕西西安市自强西路新建巷4号姜旭峰，女，61岁。她来信说："我的邻居王玲腿部膝盖不慎摔伤，在医院治疗了20多天也没见效。我用本条方为她治疗，用药1次伤口就有好转，用药2次就完全好了。"

荐方人：山东济宁汶上县中医院医师　张启栋

引自：《当代中医师灵验奇方真传》

我用本条方治急性踝关节扭伤百余例，效果令人满意

多年来，我用韭菜根治疗急性踝关节扭伤百余例，一般5天可愈，效果令人满意。

配方及用法：取韭菜入土部位的新鲜根须（数量视损伤部位大小而定）洗净，捣烂，不可去汁，加入适量面粉，用黄酒（也可用白酒）调成稠糊状，敷在扭伤部位，厚约1～1.5毫米。然后用纱布覆盖，再用绷带包扎

骨伤科及风湿性疾病

好。每日换药1次。

百姓验证：柏某，男，24岁。在打篮球时不慎摔伤，当即左踝关节连同整个足背肿胀、青紫，无法站立，疼痛剧烈，面色苍白，出汗，心悸。立刻用鲜韭菜根糊外敷治疗，4小时后疼痛基本消失，3日后恢复正常。

荐方人：江苏大丰监狱　贡锦珊

祖传秘方专治骨折愈后僵硬

主治：骨伤愈后僵硬。

配方：

方一：白蔻3克，独活10.5克，北芪、川芎、木瓜各12克，桂枝4.5克，桑寄生、当归各24克，羌活、炙甘草各6克。

方二：桂枝12克，干姜15克，吴萸18克，熟附24克。

方三：宽筋藤12克。

用法：

方一：用水两碗煎成一碗服下。

方二：共研末，用酒蒸温敷伤处。

方三：煲水温洗。

百姓验证：雷某，跌断右手尺桡骨。治愈后，手掌、五指和关节僵硬、麻痹、无知觉、不能摇动，多方医治无效。用此法内服、外敷、温洗20天后痊愈。

荐方人：广西　陈端才

引自：广西医学情报研究所《医学文选》

我用活血十三味治早中期骨折都有很好疗效

主治：骨折、一切跌打损伤。

配方及用法：当归12克，乳香6克，陈皮6克，没药6克，生地6克，川牛膝6克，甘草6克，熟地6克，川芎6克，全虫5克，血竭（冲服）5克，穿山甲（炒）5克。加凉水400毫升，将药浸泡30分钟。第一次煎15分钟，取汁200毫升；第二次加凉水400毫升，煎20分钟，取汁200毫升，分2

次服。上肢骨折饭后服药，下肢骨折饭前服药，间隔6小时服1次。血竭用1.5~3岁童便拌湿，汤药冲服。上肢骨折加川芎12~15克，下肢骨折加川牛膝12~15克，肋骨骨折加陈皮10~12克。疼痛肿胀加乳香、没药各10~12克。

百姓验证：李某，男，48岁。1989年8月10日，左侧肋骨8根骨折并锁骨横行骨折，第一剂药服下后，局部抽、困、麻，疼痛减轻，第二剂药服完后疼痛消失。连服10剂后用六味地黄丸，早、晚各1丸，中午服补中益气丸1丸，18天后恢复正常出院，骨痂形成。

按语：本方可活血祛瘀，消肿止痛，续筋骨，适用于一切早中期骨折及跌打损伤。

荐方人：陕西延安洛川县医院　陈文友

引自：《当代中医师灵验奇方真传》

我用小公鸡和五加皮接骨有特效

配方及用法：五加皮100克，小公鸡1只（约150克）。小公鸡去毛不去血，不要沾水，连骨和五加皮同捣极烂敷于断处，骨响即接上，次日将药刮去，并以月季花叶捣烂敷患处，一星期后即愈。

百姓验证：江苏盐城响水县蒯本贵，男，62岁，主治医师。他来信说："本县小尖镇豫北居委会机械厂工人朱文海，男，39岁。1997年秋，因车祸造成左下肢股骨骨折，形成3段。由县医院介绍去盐城区医院进行手术，实行对接钢板固定。1998年上半年在县医院拆除钢板后不久，因活动引起骨折断面又脱离。这说明原来手术根本未将骨折处接上。后又经接骨专家继续给服中药治疗，仍未接好，并转变为骨髓炎病理性骨折，那时已经花费医疗费4万多元。患者后来听别人介绍，说我治骨髓炎比较拿手，便来我处请我诊治。我是用中药解毒排脓，加敷五枝膏治疗骨髓炎的。对病理性骨折，我仍用本条方治疗一段时间后，通过X线拍片查验，显示断骨处已接上了。只是骨髓炎尚未消除，还需继续治疗一段时间。"

荐方人：河北承德三家乡　刘宝荣

外伤出血

血余炭油膏治伤口久不愈合疗效确切

我采用民间验方血余炭油膏治愈伤口久不愈合患者160余例。经过对56例患者疗效统计，此方疗效确切。

配方及用法： 取人头发100~200克，桐油适量。将头发洗净、晒干，烧成炭，混适量桐油调成糊状，即成血余炭油膏。治疗时先用淡盐水洗净伤口，然后涂上血余炭油膏，每日换1次，一般换5~7次即愈。

百姓验证： 张某，男，34岁，农民。1990年6月在田间干活时，左侧脚背被碎石刺伤，在医院换药8次，伤口久不愈合。于7月23日来诊，我投用血余炭油膏30克治疗。嘱洗净伤口后将膏涂上，每日换1次。忌辛辣之品。注意休息，仅7天即愈，至今未犯。

按语： 血余炭油膏有收敛消炎、生肌止痛之功，故而取效。

荐方人： 四川石柱县三店卫生院　邓朝纲

创伤散治创伤出血可立即止血止痛

主治： 创伤出血。

配方及用法： 将铁线草去掉枯老根茎和枯叶，取鲜嫩尖部晒干研细过筛备用。用时将药粉直接撒在创面，可立即止血止痛。每天换药1次。创口多则7天，少则4天即可生肌愈合。

疗效： 本人在小时候即已在自己身上试用此法治外伤，几十年所治病例已达数百人，凡伤口在5厘米以内且张力不大者均可应用。较大面积创伤无法缝者更为适用。铁线草鲜者疗效更佳。即用鲜铁线草适量嚼烂后敷于伤口，不管春夏秋冬，伤口未做特殊处理，从未感染。

百姓验证： 李某，男，18岁。于1992年7月某日左手拇指关节掌面被割伤，深及盘骨，部分韧带损伤。以鲜铁线草嚼烂后敷于患指，以干净敷料包扎，1周即愈，患部未留任何疤痕。

荐方人：四川省内江市妇幼保健所门诊部副主任　朱厚银

引自：《亲献中药外治偏方秘方》

我用白糖外敷法治创伤获得好效果

1980年冬，《参考消息》报刊登了阿根廷医生用白糖治疗创伤有奇效的报道。我从中受到启发，先后用此方治疗刀伤、擦伤38例，例例均在2~3日治愈，且愈后无伤疤。对化脓伤口，可先用冷开水洗净，再用药棉轻轻擦干水，敷上白砂糖包扎好（不能再打湿）即可。

此方药源丰富，价廉，愈后无伤疤，深受广大患者欢迎。

百姓验证：新疆阿克苏市英巴格路6号邢源恺，男，54岁，干部。他来信说："我老伴切菜时不小心切破了手指，我用本条方为她治疗，果然有效，止血块，愈合迅速且不发炎。我自己划破手指也用此条方治好，效果神奇。"

荐方人：重庆市合川区清平镇　邓碧兰

引自：《农家科技》（1997年第12期）

颈椎病

> 颈椎病又称颈椎综合征，是颈椎骨关节炎、增生性颈椎炎、颈神经根综合征、颈椎间盘脱出症的总称，是一种以退行性病理改变为基础的疾患。主要由于颈椎长期劳损、骨质增生，或椎间盘脱出、韧带增厚，致使颈椎脊髓、神经根或椎动脉受压，出现一系列功能障碍等。

我的朋友用头写"米"字治好了颈椎病

友人朱某患颈椎病，到医院治疗多次，虽稍有好转，却未能治愈，常感到头晕，手臂发麻，肩背放射性疼痛。我曾在杂志上看到过某地有人用头部写"米"字的方法治愈了此症。于是将此法教给他。他认真习练，1个多月就治愈了颈椎病，至今未见复发。

方法：先将两掌搓热，擦后颈和颈部左右侧，使整个颈部血流通畅。然后两脚并立，吸气时提肛收腹，头向后仰，同时两手在身后互握，逐渐用力向上提，呼气时放松还原。接着两脚与肩同宽站稳，两手叉腰，以头部带动颈部写"米"字，按笔画顺序写，做八个方位的旋转，共默数八拍，一横为两拍，一竖为两拍，其他四笔均为一拍，这样默数拍子是为了使动作有节奏。书写的动作要自如、连贯、缓慢、柔和，用力得当而柔中有刚。幅度要略大一些，两眼随笔画走，认清所写的"米"字。头部旋转时，笔画一定要到位，方能见效。写上10多个"米"字后，可以自由活动一下。每日早、晚各做1次，工作间歇还可加做一次。

荐方人：江苏南通如皋市新生路针织二厂　俞晓明

我用黄豆枕头治愈患了七八年的颈椎病

由于长期伏案写材料，我患了颈椎病，时间长达七八年之久。虽经多次服药、针灸等，总是不能根治，动不动就复发，头痛、眩晕、四肢乏力。去年偶遇一位老友，他用老中医的一个偏方治好了颈椎病。

方法：将2500克左右的黄豆晒干拣净后，装进一个用布缝好的口袋里，把口袋当枕头用。

我照此方法治疗颈椎病，效果非常好，初枕2天就见效了。现在已经将近1年了，我的颈椎病从未复发过。我至今仍坚持使用这个枕头。

百姓验证：湖北武汉市江夏区流芳镇中建三局朱达银，男，50岁，维修工。他来信说："有一次我患了颈椎病，没有用任何药物，单纯使用本条方治疗，仅用了7个晚上，颈椎病就好了，所有症状全部消失。"

荐方人：河南洛阳宜阳县人大　白保国

我用手法配合中药热敷治颈椎病 364 例，有效率 100%

我用手法配合中药热敷治疗364例颈椎病患者，疗效令人满意，现介绍如下。

手法治疗：令患者低坐，先按揉风池、天鼎、缺盆、百劳、肩井穴各1分钟，压点合谷、阳溪、阳谷、外关、曲池、小海穴各1分钟；后以双手拇指揉捻颈椎两侧及风池穴2分钟；再以手四指搭于患者肩上，拇指顶住肱骨颈后侧，另一手持住患者腕部向前外侧拔伸，同时拇指向前顶送，患肢向后伸，反复数次；以患肩为中心，右手持住患者腕部先做顺时针及逆时针方向旋转，反复数次，然后用力向前拔伸上肢5次；用两手拇指自大椎穴向上沿压痛部位轻轻挤压、揉捻，以热为度，再做颈部提端旋转3次：一手托患者下颌，另一手托住枕后部，嘱患者放松颈部肌肉，慢慢向上牵引颈椎2分钟，接着轻轻左右旋转5～15度5次；最后提拿两侧肩井并搓至患者前臂，反复做5次。每日按摩1次。

配方及用法：威灵仙40克，姜黄10克，草乌15克，白芥子10克，葛根30克，羌活20克，乳香15克，没药15克，透骨草30克，穿山甲15克。上药共为粗末，用陈醋50毫升拌匀，用白布包好，蒸25分钟，放颈部热敷。太热可以垫毛巾，敷之不太热可去毛巾，或在药包上放一热水袋加温，每晚热敷1次，每次1小时。

在364例患者中，神经根型201例，混合型163例。用上述方法治疗，1周内症状全部消失者104例，2周内症状全部消失者116例，3周内症状全部消失者72例，4周内症状全部消失者63例，5周以上症状全部消失者9例。

百姓验证：李某，男，52岁。头昏，颈部僵硬，伴双上肢麻木3年。现双上肢麻木、发凉、沉重、酸痛，咳嗽、喷嚏时加剧，两手握力减弱，头重发昏，颈项强痛，臂丛牵拉试验呈阳性，椎间孔压缩试验呈阳性。X线检查，正位片显示椎间隙狭窄，侧位片可见生理性前凸消失，椎间隙变窄，4～6椎体前后缘有唇样增生。诊断为颈椎病。用上述方法，白天手法按摩，晚上用颈椎病热敷包热敷。经3次治疗症状大减，6次治疗症状全部消失，随访年余未见复发。

引自：《当代中医师灵验奇方真传》

腰椎间盘突出

　　腰椎间盘突出系指由于腰椎间盘髓核突出压迫其周围神经组织而引起的一系列症状。临床统计表明，腰椎间盘突（脱）出症是骨科门诊最为多见的疾患之一，也是腰腿痛最为多见的原因。

我的腰椎间盘突出用白面酒糊加拔罐治愈

　　今年5月，我突感腰疼难忍。此时想起在1968年我患过腰椎间盘突出症，经一位老太太指点，用白酒和白面在腰部连续糊了五昼夜，使症状消失，解除了痛苦。此次仍用此法在患部涂糊白面酒糊，昼夜不停，面干了更换接着糊，三四天后，痒得难受。为防手挠感染，用火罐拔，拔完再糊，糊完再拔，连续治疗半个月，疼痛症状消失，现已活动自如。

　　百姓验证： 四川广安市岳池县九龙镇东外街185号杨仁玉来信说："杨玉芬，女，47岁。于1998年8月腰部突然疼痛难忍，不能走路，卧床翻身都得爱人帮忙。到县医院拍片，确诊为腰椎骨质增生。10月初让我治疗，我用本条方为她治疗5天就不痛了。后又连续治疗半个月，活动完全自如，又能参加劳动了。"

　　荐方人： 辽宁省抚顺市房产公司　　王景春

我使用本方治腰椎间盘突出症疗效显著

　　主治： 腰椎间盘突出、椎管狭窄。

　　配方及用法： 地龙12克，土元、穿山甲、当归、川牛膝、川断各10克，全虫6克，制川乌、制草乌各3克，甘草6克，独活9克，桑寄生20克。水煎服，每日1剂，早、晚各服1次。

　　疗效： 治疗腰椎间盘突出、腰椎管狭窄88例，治愈（临床症状消失，能参加正常体力劳动）74例，好转（症状消失或明显改善）14例。

百姓验证： 江苏宿迁泗洪县青阳文化村朱其文来信说："本县曹庙乡盛圩村祝修存患腰椎间盘突出症半年（经县人民医院拍片确诊），曾服用消炎止痛、祛风活血、抗风湿类药，花去近千元仍无效。已失去劳动能力，个人生活不能自理。后来我用本条方开药10剂，就治好了他的病，现已恢复正常劳动。"

荐方人： 河南郑州市医院　郭永昌

引自： 《当代中医师灵验奇方真传》

我应用藤蚣汤治疗腰椎病治愈率达81.9%

主治： 腰椎病，包括腰椎间盘突出、椎管狭窄、骨质增生、骨刺、肥大性脊柱炎及强直性脊柱炎，各种原因引起的坐骨神经痛，骨质退化导致的活动不利、四肢麻木、疼痛难行等。

配方及用法： 雷公藤、牛膝各15～30克，龙须藤、白芍、熟地、肉苁蓉各20～30克，青风藤、海风藤、狗脊各30克，蜈蚣2～4克，杜仲、地龙各15～20克，制乳香、没药各12～15克。以上为基本方，可根据患者病情及身体状况加减。每日1剂，早晚各一煎，饭后服，15天为1个疗程。

疗效： 我从1982年至1992年12月共收治2700例患者，并对部分患者进行1～9年随访观察，结果发现本方治疗腰椎类疾病总有效率达98.1%，治愈率高达81.9%。

百姓验证： 浙江杭州萧山区临浦镇通一村傅兆兴，男，49岁。他来信说："沈雪松患腰椎间盘突出症，在镇医院和县医院治疗无效，到骨伤科医院治疗仍不见效，前后共花费500多元。我知道后告诉他用本条方治疗，他服药10剂即感觉好转，我嘱他再服10剂，现已基本好了，疼痛消失，活动自如。"

荐方人： 江苏省徐州市鼓楼医院　蔡俊

引自： 《当代中医师灵验奇方真传》

骨伤科及风湿性疾病

腿抽筋

学名叫肌肉痉挛，是一种肌肉自发的强直性收缩。发生在小腿和脚趾的肌肉痉挛最常见，发作时疼痛难忍，尤其是半夜抽筋时往往把人痛醒，好长时间不能止痛，且影响睡眠。

吃鸡蛋壳粉治腿抽筋很有效

近年来，我的腰腿疼、脚抽筋症厉害了，牙齿也有所松动。为此，也没少跑了医院，但疗效不太理想。继而，我翻了几本保健书，看到人近老年易发生钙代谢不平衡，而出现骨骼脱钙、骨质疏松及骨折等现象。而腰腿疼及抽筋等，都同缺钙有关。可吃了一段时间钙片和奶、豆等含钙食品，效果也不明显。

随后，我又从书上看到蛋皮（壳）含有碳酸钙和磷酸钙。我就试着炒鸡蛋时，先把蛋壳洗净，炒完菜，便把蛋壳在大勺里焙干捣碎嚼吃，一次吃加工过的两三个蛋壳，吃了几次，觉得不错。此后，我便继续剥蛋壳嚼吃。自从每周都吃一两次加工过的鸡蛋壳后，我的腰腿疼、脚抽筋都好了，牙齿也坚固了，也没啥副作用。我把此法介绍给身边的亲友，试过的都觉得不错。（刘振操）

引自：1997年5月7日《晚晴报》

我和妹妹的小腿抽筋都是服猪蹄芍药汤治愈的

配方及用法：药用虎杖50克，芍药50克，甘草10克，猪蹄1只（洗净），加水2000毫升，用文火炖2小时后，将汤和猪蹄一并服下。一般1剂取效，严重者2剂能愈。

猪蹄填肾精而健跟脚，虎杖有松弛平滑肌的作用，芍药、甘草汤疏肝解痉、缓急止痛，诸药合用，必获显效。

百姓验证：广西南宁市大王滩水库陈敬忠，女，68岁，干部。她来信说："我和妹妹经常小腿抽筋，用本方治疗，吃后当晚就不抽筋了。"

荐方人：广西南宁市北宁街　杨林

我老伴手足及全身抽筋用木瓜治疗不到1个月就痊愈了

木瓜为蔷薇科落叶灌木贴梗海棠的成熟果实，性味酸温，归肝脾经，《名医别录》记载其功能是平肝舒筋、化湿和胃。我常用木瓜单味每日15克泡茶饮服，治疗因阳气虚损、寒湿凝滞所致的手足抽筋，疗效甚佳。一般服后当日抽筋次数明显减少或消失，可再服药1周巩固疗效。

百姓验证：陕西安康市宁陕县关口镇三星路电信楼赵秉善，男，76岁，退休干部。他来信说："我老伴患手足及全身抽筋达四五年之久，不分白天黑夜经常发病，有时疼痛难忍，痛哭流涕，多次到医院治疗，并用了很多偏方，花了很多钱均未治好。后来用本方只花几元钱，治疗不到1个月就好了，到现在未见复发。"

荐方人：四川省成都中医药大学　柏超

引自：《浙江中医杂志》（1997年第11期）

骨质增生

骨质增生症又称为增生性骨关节炎、退变性关节病、老年性关节炎等。是由于构成关节的软骨、椎间盘、韧带等软组织变性、退化，关节边缘形成骨刺，滑膜肥厚等变化，而出现骨破坏，引起继发性的骨质增生，导致关节变形。当受到异常载荷时，引起关节疼痛，活动受限等症状的一种疾病。

我用醋拌钢末治好了脊椎增生症

1970年，我得了脊椎增生症，多方治疗无效。后来用醋拌炒过的钢末捂患处，疗效很好，多年来未复发。

方法：收集锯钢落下的钢末，用水洗净油污，放在铁锅内炒红，倒出摊凉至呈蓝色。取1千克炒过的钢末倒入50毫升醋（越陈越好）中，然后装入布袋（钢末与醋占布袋的1/3），用两手揉搓，使醋拌匀，钢末发热，再搓约10分钟即可捂患处。把布袋拍平，垫一块塑料布，放在布上，用患处压住布袋。最好用毛巾裹住布袋，以免烫伤。一次捂6小时，每天1次，连捂7天。每次都要有新炒钢末。如果脊椎增生节数多，应增加钢末和醋的用量。

百姓验证：内蒙古多伦县大河口乡赵桢，男，66岁，农民。他来信说："大河口乡原信用社主任刘德林患腰椎骨质增生12年，增生压迫神经疼痛难忍，直不起腰。在县乡医院多次治疗无效，病情越来越重。到承德市大医院治疗，花掉8000余元也不见效。又去北京诊治，医生说需手术切除。他因年老体弱，怕下不来手术台，非常担心。我用本条方为他试治，敷药6天，奇迹就出现了，腰不痛了，腿也不酸了，行动自如，患了12年的顽疾彻底告愈。后来我又用此条方治好4名骨质增生患者，都是敷药6天痊愈。"

荐方人：河南郑州市　唐茂林

引自：广西科技情报研究所《老病号治病绝招》

我老伴腰椎骨质增生用陈醋搓1个月痊愈

我老伴今年60岁，患腰椎间盘骨质增生20余年，疼痛难忍，经多方治疗效果不佳。1996年9月《晚晴报》登载了"用陈醋搓治骨质增生"的方法，我看后认为该方法简便易行，就买了一瓶山西陈醋，在老伴骨质增生部位早、晚各搓1次。用此法1周后，老伴腰痛明显减轻，半月后基本痊愈，1个月彻底治好。

具体方法：先用热湿毛巾拭干净患处，然后将2~3汤匙醋倒在一个小碗里，先用手指蘸醋涂患处，接着用手掌由轻到重地来回搓，觉着发黏发干时，再涂再搓，直至把醋搓完；然后用一块塑料布盖上，用拳头轻轻打2~3分钟，将塑料布取下，用热湿毛巾拭干。

百姓验证：四川省眉山市彭山区西铁分局陈上琼，女，72岁。她来信说："我老伴患腰椎骨质增生症，我用本条方为他治疗20多天痊愈。"

荐方人：辽宁省沈阳建设机械总公司　刘立埠

我的筋骨疼痛是吃核桃治好的

去年夏天，我早上起床时出现左手大拇指麻木的症状。后来大拇指一天比一天僵硬，并疼痛，皮肤不红不肿，仔细按摩，才发现大拇指根部皮内有一个小包。立即到医院检查，说是骨质增生，经吃药打针无效。到别的大医院就医，医生认为是血管扭曲和阻塞，必须做手术，并说："现在天气热易感染，等秋凉后做手术为好。"

回到家翻阅旧医书，看到唐朝食疗专家孟诜谈到的一句话："常服核桃，血脉通润。"近代名医张锡纯在《医学衷中参西录》中指出："核桃能治一切筋骨疼痛。"我根据上述说法，决定一天吃4~5个核桃，即使不能医病也可营养身体。谁知吃了10天拇指便不疼了，且能伸曲。又吃了10天就全能伸曲了，皮内小包也不见了。1个月后一切正常。现在快1年了，从没有疼过。我真高兴这个小单方还能医大病。

百姓验证：湖北宜昌市长阳县贺家坪镇吴文之，男，57岁，医生。他来信说："本镇小学校长王道原患颈椎骨质增生，肩背手臂麻木，不能上举，写字都困难。我用本条方为他治疗，第二天就能抬举自如了。我用本方，再加上酒烧鸡蛋法，综合治疗350多例患者，全部有效。"

荐方人：四川江油市　　何林国

引自：1997年7月29日《晚霞报》

骨伤科及风湿性疾病

足跟骨刺

足跟骨刺即足跟骨质增生，其症状是足跟压痛，走路时脚跟不敢用力，有石硌、针刺的感觉，活动开后，症状减轻。

我用蒸豆腐熏脚法治好了足跟痛

几年来我没什么大病，就连感冒也没得过。但是不知什么原因，我的脚突然不能走路了，一走路脚后跟就会钻心似的疼。喜欢运动的我，怎么能耐着性子呆在家里呢？怎么办？去看医生。医生说，这种病是一种老年人的顽症，只能吃点药止痛，在家里走一走，但时间不要太长。天哪！怎么会得这种顽症呢！我非常苦恼，甚至对生活失去了信心。正在这时，有一位朋友告诉我说，用蒸豆腐就能根治脚后跟痛。我按她说的办法，把老豆腐蒸透了，取出放在脚盆里，先将脚放在豆腐上方熏，等豆腐不太烫的时候，再把脚踩下去。豆腐凉了再热。如此反复做了5天，脚就不痛了。我用这个方法治好了脚跟痛，至今没有复发。

百姓验证：广西柳州融水县委退休干部韦绍群来信说："我家附近有一人患脚跟痛2年无法下床走路，我用本条方给他治好了。"

引自：《老年天地》（1995年第7期）

我的足跟骨刺只喝 1 剂杞果酒即愈

前年，我左脚后跟疼，拍片诊断为骨质增生，多次治疗无效。后来一个街坊说了个单方：杞果50克，白酒500毫升，泡一星期后服用。每天3次，每次一盅。我抱着试试看的态度，用了1剂，病就好了。几个月后，右脚跟又疼，我又服了1剂即愈。

百姓验证：山东郓城师范学校尹逊田，男，57岁，教师。他来信说："我左足跟痛，在医院确诊为足跟骨刺。曾多次服用骨刺片、壮骨关节丸等，一直未能治愈。后来用本方服药2剂，只花20多元钱，就将我患了五六年的足跟痛治好了。"

荐方人：河南洛阳市　康振声

引自：《老人春秋》（1997年第4期）

我患 10 余年的脚跟骨刺痛只服 3 剂药就好了

我患脚后跟痛病已有10余年之久，疼起来不能走路。经医院拍片检查，为骨质增生（右脚后跟内长有3根骨刺）。用多种方法治疗都无济于事，非常苦恼。后得一方，即用灵仙、木瓜、牛膝、海桐皮各10克，螃蟹500克，米醋500毫升，先将螃蟹去脐（即腹部），不去盖，捣碎用布包住滤汁于砂锅内，然后与米醋和药一并煎熬。过滤后，每天早晨空腹喝一大酒盅，开水冲服。服3剂病就治好了，至今已2年没有再疼过。

骨膜炎

骨膜炎是由于骨膜及骨膜血管扩张、充血、水肿或骨膜下出血，血肿机化，骨膜增生及炎症性改变造成的应力性骨膜损伤或化脓性细菌侵袭造成的感染性骨膜损伤。

我用此偏方治好女儿的骨膜炎

女儿14岁那年，腿疼痛苦不止，连饭也不想吃，经县医院确诊为骨膜炎，打针、吃药只能暂时止痛。后得一方，花钱少，效果好。

方法：500毫升陈醋，500克葱（必须是黄葱，去叶洗净，要根白部分），放在锅内熬约七八分钟后，下面小火不断地烧着，上面用手蘸水拍患处，拍完为1个疗程。第二天照着做，2~3次可愈。（孔祥党）

引自：《老人春秋》（1997年第3期）

白芷散治关节积液10天可痊愈

配方及用法：白芷适量。上药研细末，黄酒调敷于局部，每天换药1次。

疗效：此方治疗关节积液有良效，一般7~10天关节积液即可吸收。

百姓验证：赵某，劳动时跌伤左膝，当时轻微疼痛，尚能步行，2天后左膝关节突然肿胀，行走受限。X线片未见骨折征象，浮髌试验"+"，诊为左膝关节积液。用本方治疗9天，肿胀全消而愈。

骨伤科及风湿性疾病

引自：《浙江中医杂志》（1989年第3期）、《单方偏方精选》

骨髓炎

骨髓炎为一种骨的感染和破坏，由需氧或厌氧菌、分枝杆菌及真菌引起。骨髓炎好发于椎骨，糖尿病患者的足部，由于外伤或手术引起的穿透性骨损伤部位。儿童最常见部位为血供良好的长骨，如胫骨或股骨的干骺端。

消疽散治慢性化脓性骨髓炎30例全部有效

主治： 慢性化脓性骨髓炎。

配方及用法： 马铃薯、白矾、冰片，配伍比例为10∶3∶0.5。将药物按比例制成粉末，混合备用。用时将消疽散与蜂蜜加开水调成糊状，外敷于病灶区皮肤上，其范围大于病灶2~3厘米，厚2厘米，外用纱布包裹3层，24小时更换一次，10天为1个疗程。

疗效： 治疗30例，治愈28例，好转2例。

荐方人： 河北省中医学院附属医院主治医师　田传明　王文智

引自：《当代中医师灵验奇方真传》

本方内服外敷治骨髓炎5例全部治愈

配方及用法：

（1）内服方：银花9克，当归15克，北芪18克，甘草6克。患处在头颈部加川芎；在胸腹部加桔梗；在下肢加牛膝、泽兰；在上肢加桑枝或桂枝；气血亏虚者，当归、北芪可加重至30~60克，或加党参。每日1剂，水煎服。

（2）外用方：当归900克，白芷、甘草、血竭、轻粉、蟾酥各120克，紫草500克，黄蜡1224克。除蟾酥、血竭、黄蜡外，用生油5000毫升浸泡7~10

天，然后置锅内煎炸成炭为止，去药渣加黄蜡搅拌、溶解，再加蟾酥、血竭粉拌匀即成。外敷患处。

疗效： 治疗5例，均愈。治疗时间为28~90天，伤口愈合时间为20~60天。X线拍片见骨质破坏处修复，死骨消失。患处功能恢复良好，随访半年至1年均无复发。

百姓验证： 岑某，女，19岁。右侧胫骨骨髓炎（局部有瘘管两个）。经瘘管搔扒及疤痕切除术后，伤口久久不愈。经采用（1）方加减煎服及（2）方外敷治疗60天，伤口愈合，骨髓炎痊愈。

引自：《广西赤脚医生》（1976年第2期）、广西中医学院《广西中医药》（1981年增刊）

牡蛎蜈蚣粉治骨髓炎15天痊愈

配方及用法： 煅牡蛎30克，蜈蚣3条。瓦上焙黄，共研细面。先用五枝（杨、柳、桃、槐、艾）煎水，洗净疮口，再将药面倒入疮孔内，患处流出溃腐液即愈。

疗效： 治疗多例，10~15天痊愈。

引自：《实用民间土单验秘方一千首》

落　枕

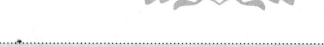

落枕的常见发病经过是入睡前并无任何症状，晨起后却感到项背部明显酸痛，颈部活动受限。这说明病起于睡眠之后，与睡枕及睡眠姿势有密切关系。

治落枕效方

配方及用法： 葛根30克，菊花、粉丹皮各15克，生白芍24克，柴胡12克，生甘草9克。上药水煎后，加红糖30克，一次服下。服后卧床休息1小时

（以全身稍发汗为度），即可痊愈。

荐方人：河南济源市坡头镇卫生院　周爱云

我用点穴法治落枕迅速见效

落枕是日常生活中的常见伤痛之一，用点穴法治疗迅速、简单、方便、有效，大家不妨一试。

方法：令患者将患侧手伸出，用大拇指端紧按液门穴（位于第4，5掌指关节间凹陷中，属于少阳三焦经穴），同时嘱患者颈部尽力做前屈后伸、左右旋转动作约半分钟，此时疼痛即可缓解。然后在原痛处稍加按摩，至有温热感，症状即可全部缓解。

百姓验证：甘肃天水秦安县邓双喜，男，61岁，教师。他来信说："我用本条方治好了自己的落枕。"

荐方人：河北衡水景县宋门医院　王志华

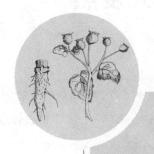

儿科疾病

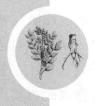

小儿发热

　　在多数情况下，发热是身体和入侵病原作战的一种保护性反应，是人体正在发动免疫系统抵抗感染的一个过程。体温的异常升高与疾病的严重程度不一定成正比，但发热过高或长期发热可使机体各种调节功能受累，从而影响小儿的身体健康。正常小儿腋表体温为36~37℃，腋表如超过37.4℃可认为是发热。因此，对确认发热的孩子，应积极查明原因，针对病因进行治疗。

自制生姜、葱白水治疗小儿发热，有效率 100%

主治： 小儿感冒畏寒发热。

配方及用法： 生姜10克，葱白15克，白萝卜150克，红糖20克，上药文火煎服，服后微出汗，即可明显减轻症状。

疗效： 治疗患儿300例，服药1剂热退者186例，服药2~3剂热退者114例，有效率100%。

我小儿发烧用姜片感冒通退热获奇效

　　前一段时期，小儿断奶后被他外婆接了回去。有一日，受了凉，突发高烧，且哭闹不止。正欲前往医院就诊，恰遇一近邻王师傅，他问明情况后，忙说："不用急，用土方可治且很简便，效果也不错。"并向我们讲述了方法："将研好的感冒通（用量视病情而定，一般4~6粒即可）粉末均匀地撒在已切好的2片薄薄的鲜姜片（含汁丰富者为佳）上，然后将2片姜片用胶布分别贴在左右手腕处，一般4小时左右可见明显效果。成人也可使用此法。"

　　外婆听后急忙照办，3小时后，小儿开始退热，至傍晚时分，已恢复如初，嬉笑如常。此法可用于一般感冒。

百姓验证： 四川川西建筑公司赵季芳，女，60岁，干部。她来信说："我厂干部陈联模因感冒发烧，在医院打针输液7天，花了500多元不退烧。后来我用本条方为他治疗，仅1小时就退烧了。"

引自： 1996年9月2日《家庭医生报》

小儿咳嗽

> 小儿咳嗽是一种防御性反射运动，可以阻止异物吸入，防止支气管分泌物的积聚，清除分泌物，避免呼吸道继发感染。任何病因引起呼吸道急、慢性炎症均可引起咳嗽。

我用瓜蒌冰糖治好孙子的感冒咳嗽

配方及用法： 取全瓜蒌1个，冰糖50克，水750毫升。将瓜蒌剖开，与冰糖水一起煮透后，分早、中、晚3次服用，连用2~3天即愈。以上是成人一天的用量。3个月以上的婴儿，服用量为成人的三分之一。

百姓验证： 河南郑州市政七街31号常正光来信说："我孙子感冒发烧咳嗽，在郑州市第五人民医院治疗，吃药输液花了100多元，仍咳嗽不止，体温时高时低。我用本条方为他治疗，用药2次体温降至正常，咳嗽明显好转，连服3天即愈，仅花3元钱。"

引自： 1997年4月10日《老年报》

用猪卵巢治小儿顽固性咳嗽疗效神奇

配方及用法： 取新鲜猪卵巢一个，忌水洗，加入清水约50毫升，冰糖适量，放入锅内，置武火上蒸30分钟。患儿喝汤即可，每日1次，连服3~5次。

百姓验证： 罗某，男，3岁。患儿感冒后咳嗽半年余，反复未愈，受凉时加剧，经中西药等多方治疗效果不佳。检查：患儿舌苔腻白，双肺闻及轻

儿科疾病

微湿啰音，其余正常。予上法治疗，服用猪卵巢5个，10日后随访已痊愈。

荐方人：湖南衡阳解放军54088部队卫生所　阳林俊

百日咳

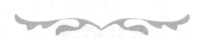

> 小儿常见的急性呼吸道传染病，百日咳杆菌是本病的致病菌。其特征为阵发性痉挛性咳嗽，咳嗽末伴有特殊的吸气吼声，病程较长，可达数周甚至3个月左右，故有"百日咳"之称。

用向日葵花煎鸡蛋治小儿百日咳吃 5 次可痊愈

配方及用法：吃向日葵花煎鸡蛋。

百姓验证：燕家女，3岁，患百日咳，吃多种药无效。后用此方，每晚睡前吃半小碗向日葵花煎鸡蛋，5次痊愈。

荐方人：河南省南阳市方城县二郎庙乡郭庄村　燕颜

祖传秘方香油白糖冲剂治百日咳有奇效

主治：百日咳、急慢性支气管炎。

配方及用法：纯小磨香油1小勺，白糖4小勺，放入中碗内，白开水冲满一碗，待温一次喝完，每日3次，饭前冲服。夜间咳嗽时可随时冲服。3岁以下小儿减半。

疗效：500例病人，其中100例百日咳全部治愈；急慢性支气管炎总有效率100%，治愈率98%。服后5~10分钟止咳，气管炎7~10天治愈，百日咳7~15天治愈。有高热者可口服抗生素（肺炎）。

按语：此方为祖传秘方，具有香甜可口、清肺止咳等优点，无毒副作用。

荐方人：黑龙江省牡丹江市穆棱市第一人民医院　张玉晶

引自：《当代中医师灵验奇方真传》

小儿便秘

便秘指大便干硬，隔时较久，有时排便困难。单纯性便秘多因结肠吸收水分电解质增多引起。婴幼儿便秘大多是由于饮食原因导致肠道功能紊乱引起，有些孩子是由于使用过一些抗菌素导致菌群失调。

菊花饮治小儿便秘效果很好

配方及用法： 银花、菊花各13克，甘草8克。煎取二汁代茶频饮，2岁以下饮100～200毫升，2岁以上饮300毫升，每日1剂。

疗效： 观察180例患儿，均在服药后24小时内顺利排出软便。

引自： 《天津中医》（1989年第5期）、《实用专病专方临床大全》

小儿腹泻

在未明确病因前，大便性状改变与大便次数比平时增多，统称为腹泻病。腹泻病是多病因、多因素引起的一组疾病，是儿童时期发病率最高的疾病之一。我国5岁以下儿童腹泻病的年发病率为201%，平均每年每个儿童发病3.5次。

我家小孩腹泻用本方治一晚上就痊愈了

配方及用法： 生大蒜2片，放在灶膛热灰中炮熟，然后取出捣烂，趁热敷在脐部，用胶布或纱布固定，敷24～48小时。如24小时病情无好转，可加服炮姜粉3克，每日2次，开水冲服，有脱水者要补液。

按语：治疗10例婴幼儿单纯性腹泻，均用药1~2次即愈。本法取材方便，便于家庭使用。煨蒜要掌握火候，太过则影响疗效，不足则对皮肤刺激性大。

百姓验证：浙江衢州江山市云宾路14号毛鹏矗来信说："我家小孩从3个月起患腹泻，去医院治疗，打针吃药折腾了好几天不见好转，腹内'咕噜'作响，大便水样，一日数次，孩子被折磨得十分可怜。后来用本条方试治，仅用药一晚，第二天小儿就不再腹泻了。花钱不多，小孩也没有任何痛苦，此方真是极好。"

引自：《中华医学杂志》（1976年12期）、《家庭脐疗》

我以本方贴脐治婴儿秋冬季腹泻效果特别好

配方及用法：肉桂、干姜、丁香各5克。上药共研细末，先用生理盐水把患儿脐部洗净，然后将药粉置于脐内，稍加压，以填平脐窝为度（约0.5~0.7克），再用胶布固定。

疗效：用此方贴脐很快治愈婴儿腹泻。治好后，再继续敷脐1~2日加以巩固。

按语：此方通透性强，三药共用，可刺激穴位，改善胃肠血液循环，促进胃液分泌及肠黏膜吸收，从而发挥止泻作用。

百姓验证：新疆石河子121团赵恩元，男，55岁，医生。他来信说："马兆奇因患腹泻住进医院。治疗5天当中，曾用庆大霉素、婴儿素及助消化药物调理，病情无明显好转，每日仍是腹泻，排黄色水样便达10余次，精神差，烦躁，哭闹。后来我按本条方在其脐部敷药一夜，大便次数明显减少，成糊状，2天后痊愈。"

荐方人：海南儋州市医院　符贤才

引自：《亲献中药外治偏单秘方》

我以蛋黄油治小儿消化不良所致腹泻2天可愈

配方及用法：鸡蛋2个。将鸡蛋煮熟，取蛋黄放入锅（最好用铜锅）内压碎，以文火加热，煎取蛋黄油（一般煎至蛋黄变褐色，油出尽）。取出油装4毫升（一个鸡蛋约制油2毫升）瓶中备用。1岁以内每次口服1~1.5毫升，1岁以上每次口服2毫升，早晚各服1次，连服2天。

疗效：此方治疗小儿单纯性消化不良所致腹泻306例，除5例效果欠佳外，其余均在2天内痊愈。

百姓验证：马某，男，1岁。因受凉引起腹泻，泻出黄色水样大便，且混有不消化之奶瓣，日泻多次，便前哭闹不安，腹胀，肠鸣音亢进，无脱水征。服鸡蛋黄油4毫升，1天后便转为正常。

引自：《四川中医》（1984年第1期）、《单方偏方精选》

小儿消化不良

消化不良主要是由胃肠道疾病引起，在一定程度上也可由心肺及肾脏疾病或药物副作用所致，该病常由胃酸分泌过多引起。

本方治小儿消化不良症效果甚佳

配方及用法：生姜7片，黑豆7粒，胡椒1岁1粒，三样装在新布口袋里，口扎紧，放在锅中加水，再将7个带须葱根放锅中煮3遍，喝3遍（只喝汤）。

荐方人：黑龙江齐齐哈尔市依安县三兴镇保国村　高洪川

单用鸡内金粉拌蜂蜜治小儿消化不良很有效

配方及用法：取鸡内金2个，用镊子或筷子夹住，直接伸进木炭火、柴草火中或酒精灯上烤至鸡内金变成焦黑色（勿使变成灰白色），随即用一张白纸托住放于地上冷却，以去火毒。几分钟后，将烧焦的鸡内金研成粉末，倒入1~2小匙熟蜂蜜，搅拌均匀后给患儿服下。

此方香甜可口，小儿最易接受。若小儿暴饮暴食或过食油腻肥甘致出现腹部饱胀难忍、坐卧不安、泛酸等症时，服用此方后1小时左右诸症悉除。此方简、便、廉，不妨一试。

荐方人：江西南昌新建区人民医院　夏英英

引自：《湖北中医杂志》（1985年第1期）、《中药鼻脐疗法》

小儿支气管哮喘

简称哮喘病，是儿科常见的呼吸道疾病之一。婴幼儿哮喘多数在上呼吸道病毒感染后诱发，起病较缓；而儿童哮喘多由吸入过敏物诱发，起病较急。在临床上主要表现为反复可逆性的喘息和咳嗽发作、胸闷、呼吸困难。

吴茱萸外敷治小儿先天性喉喘鸣 69 例全部治愈

配方及用法： 吴茱萸适量，研末备用。用时取1～2克以白开水调成稠糊状，敷于双侧涌泉穴，每晚1次，次日清晨取下，6次为1个疗程。

疗效： 此方治疗小儿先天性喉喘鸣69例，均痊愈。

百姓验证： 许某，男，10个月。患儿出生后便喘息，喘息时出现三凹征。经某医院直接喉镜检查确诊为先天性喉喘鸣，用钙剂、鱼肝油多天无效。以此剂外敷6次病愈，随访2年未复发。

引自：《河北中医》（1990年第1期）、《单方偏方精选》

小儿支气管炎

小儿支气管炎是儿童常见呼吸道疾病，患病率高，一年四季均可发病，冬春季节达高峰。当患支气管炎时，小儿常常有不同程度的发热、咳嗽、食欲减退或伴呕吐、腹泻等，较小儿童还可能有喘憋、喘息等毛细支气管炎表现。

我的两个孩子患气管炎都是用本方治愈的

我的两个孩子小时候患气管炎，十分严重，后来用这种奇特方法治愈。

方法： 将大蒜捣碎，用两层纱布（剪成脚底形）夹1厘米厚的碎大蒜，孩子睡觉以前，先在两脚底抹上一层油，然后把夹大蒜的纱布绑牢在两只脚底下（为防夜间脱落可套一双厚袜子。脚上有破伤者勿用），第二天早上可闻到孩子喉头有大蒜味，再敷一夜，即可根治。

百姓验证： 江西南昌泾口小学万凤生，男，56岁。他来信说："舒子杰2岁，患支气管炎，咳嗽气喘，到医院治疗不见好转，后来我用本条方为他治愈。"

荐方人： 江苏常州武进区　　朱永清

引自： 广西科技情报研究所《老病号治病绝招》

小儿遗尿

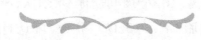

> 儿童遗尿症，是指3岁以上的孩子还不能控制自己的排尿，夜间常尿湿自己的床铺，白天有时也有尿湿裤子的现象。遗尿症的患儿，多数能在发病数年后自愈，女孩自愈率更高。

我小孙子天天尿床用本方1次治愈

配方及用法： 鲜葱白7根，硫黄10克，放一起捣为泥状，晚上睡觉前摊在肚脐上，用布带拦腰绑好，次日早晨取下。一次或几次即愈。

几年前，有位同事的儿子18岁了还尿炕，到医院治疗无效，按此方治疗2次便痊愈。我的小孙子今年5岁，几乎每天晚上都尿床。后用此方治1次就不再尿床了。

百姓验证： 贵州纳雍县饲料厂李元发，男，52岁，工人。他来信说："我孙子几乎天天晚上都尿床，用本条方仅治1次，便再也不尿床了。"

引自： 1996年11月7日《辽宁老年报》

胡椒粒加鸡蛋蒸吃治小儿遗尿有神效

有一回，一位远方亲戚无意中与我说起他有个8岁多的女儿经常遗尿，四处求医均无效。我立刻记起《健康文摘》上专治小儿遗尿的几个小验方，叫他抄了去试试，事后便忘记了。1个月之后，这个亲戚突然领着孩子登门道谢，手里还提着礼品，我一时还真"丈二和尚摸不着头脑"。原来，他回去试用了其中"胡椒粒加入鸡蛋蒸熟吃"的小验方，1周后，孩子竟神奇般地痊愈了。

荐方人： 甘肃省白银市平川区水泉乡政府　李江

用蛸芪乌智散治小儿遗尿 15 例均治愈

配方及用法： 桑螵蛸、黄芪各15克，乌药、益智仁各10克。每天1剂，水煎，分2次服。

疗效： 此方治疗小儿遗尿15例，服药3~8剂均治愈。

百姓验证： 李某，男，10岁。夜间遗尿少则1次，多则3次，服用中西药无明显效果。以此方连服5剂，每天1剂，获愈。随访1年未见复发。

引自： 《湖北中医杂志》（1989年第2期）、《单方偏方精选》

小儿厌食症

厌食症是指小儿长期食欲不振或食欲减退为主的一类症状。在小儿时期很常见，主要的症状有呕吐、食欲不振、腹泻、便秘、腹胀、腹痛和便血等。这些症状不仅反映消化道的功能性或器质性疾病，且常出现在其他系统的疾病时。

用茅草细辛治小儿厌食症有效

百姓验证： 覃某，女，8岁。1994年7月21日来诊，其母代诉：患儿足月顺产，3岁前纳食尚好，面色红润，活泼好动，自3岁入托，6岁半入学后，纳谷每况愈下，日渐消瘦，少动好静，初学习尚好，近成绩不佳。虽经治疗，但疗效不显。观他医用药，多属保和丸、参苓白术散类。诊时除有前述症状外，尚见大便溏，舌淡脉沉，虽时令炎热，但手足欠温，辨属脾阳不振，运化无权。7月28日复诊，纳谷觉香，大便成形，原方再服1周，继而参苓白术散加减调治月余，诸症已除。经随访，患儿已10岁余，体健神佳，学习日进。

配方及用法：茅草细辛10克，精细瘦肉30克，加水适量，盐少许，文火蒸服，隔日1剂，吃肉喝汤，连服3剂。

按语：茅草细辛，又名对叶莲、对叶草，苗族称之为"牵奶马"（译音），原植物为萝摩科植物徐长卿，经临床验证，治疗小儿厌食症很有效。

荐方人：贵州黔南民族医专中医教研室　　张朝卿

小儿口腔炎

　　小儿口腔炎在婴幼儿较多见，可单纯发病，也可继发于腹泻、营养不良、急性感染、久病体弱等全身性疾病时。主要有以下三种：鹅口疮、疱疹性口炎、细菌性口炎。

胆矾散治小儿口疮200余例均痊愈

配方及用法：猪苦胆1个，白矾适量。白矾研细末过筛，猪苦胆上部剪一小口，将白矾沿口塞入猪苦胆内，以塞满为度，用线把猪苦胆开口扎紧，悬吊于房檐下自然晾干。待猪苦胆表面出现一层白霜时（约需1年），取下研为极细末，装瓶备用。用时将药粉撒于口腔患处，每天2次。

疗效：治疗小儿口疮200余例，一般3～5天痊愈，治愈率100%。

引自：《山东中医杂志》（1991年第2期）、《单方偏方精选》

三白散治小儿顽固性口疮 23 例皆愈

配方及用法： 煅人中白粉、白及粉、云南白药粉，按5：3：1配方。上药调匀，装瓶备用。用药前以淡盐水清洁口腔，然后将上药末吹于疮面，每天早、晚各1次，5天为1个疗程。

疗效： 治疗小儿顽固性口疮23例，全部获愈。

百姓验证： 辛某，男，6岁半。半年来口中生疮，反复不愈，其中左颊内一溃疡已达1年，经多种药物治疗罔效。诊见舌面及口腔黏膜散在溃疡6处，小如针尖，大如黄豆，基底有淡红晕，疮面苍白。证属气血不足，虚火浮越。以上方外用10天后，口中溃疡全部平复。随访半年未复发。

引自：《浙江中医杂志》（1990年第9期）、《单方偏方精选》

小儿扁桃体炎

扁桃体炎是儿童时期常见病、多发病，分为急性扁桃体炎和慢性扁桃体炎。急性扁桃体炎是由于病原体侵入扁桃体而引起的，其症状是发热、咳嗽、咽痛，严重时高热不退，患者吞咽困难。检查可见扁桃体充血、肿大、化脓。扁桃体一年急性发作达4次以上，可诊断为慢性扁桃体炎，多是由于扁桃体窝的病原体所引起的。检查可见扁桃体肥大、充血或可见分泌物，颌下淋巴结肿大。

全蝎药饼外敷治小儿急性扁桃体炎 46 例皆愈

配方及用法： 冰片5克，全蝎10克，菜油2毫升。先将冰片、全蝎捣碎，再调入菜油拌匀，做成硬币大小的药饼，用胶布贴于脚部涌泉穴，24小时调换1次。

疗效： 此方治疗小儿急性扁桃体炎46例，全部单纯用本方外贴，均获痊愈。

百姓验证： 高某，男，7岁。患儿头痛高热2天，体温达39.5℃，经治疗热稍退，但咽喉仍疼痛，吞咽不利，气急微咳，小便短赤，扁桃体肿大，舌红、苔黄厚，脉滑数。用此方治疗3天，扁桃体肿大消退至正常，脉平神安。

引自：《浙江中医杂志》（1991年第7期）、《单方偏方精选》

生大黄泡水频服治乳蛾可痊愈

胡某，男，12岁，1983年2月14日来诊。患者发热，畏寒，咽红，双侧乳蛾。即以生大黄9克，嘱沸水泡药，每隔2小时服1次，连服2日，翌日发热恶寒悉除，双侧喉核不大，告愈。

引自：《上海中医药杂志》（1983年第11期）、《中医单药奇效真传》

小儿胆道蛔虫

胆道蛔虫症是由于蛔虫进入胆道引起胆道及胆道开口奥狄括约肌痉挛而发生腹部阵发性剧疼。多发生在学龄儿童，近年来发病率明显下降。

用油炸葱头治胆道蛔虫效果好

方法： 鲜葱头去根须，切取根部约3厘米左右，用菜油文火炸黄，捞出冷却后食用，治蛔虫效果良好。如能将炸葱头的菜油也喝下，效果更佳。葱头用量：3～10岁儿童6～8根，10～12岁儿童10～12根，成年人不少于10根，多吃有益无害。菜油适量。

百姓验证： 刘某，男，15岁。市人民医院确诊为胆道蛔虫，食油炸葱头12根，3小时排出大量蛔虫，3天后痊愈。

荐方人： 四川省合川市食品厂医务室　邓增惠

白胡椒治小儿蛔虫很有效

配方及用法: 白胡椒6克。上药水煎,分2次服。

疗效: 治疗3例,全部治愈,未见毒性反应。

百姓验证: 8岁女孩,因腹痛而疑为蛔虫所致,用本法治疗后,48小时内共排出蛔虫33条,腹痛消失。

引自:《山西中医》(1991年第4期)、《单味中药治病大全》

小儿流涎

小儿流涎多见于1岁左右的婴儿,常发生于断奶前后,是一种以流口水较多为特征的病症。如果到了3岁以后孩子还在流口水,就可能是异常现象,如脑瘫、先天性痴呆等。另外,孩子患口腔溃疡或脾胃虚弱,也会流涎不止。

吴萸子胆南星治小儿流涎 100 例, 治愈率 100%

配方及用法: 吴萸子3份,胆南星1份,研细粉混合,贮瓶勿泄气,备用。睡前取上药15克,用陈米醋调成黏厚糊状饼,敷贴涌泉穴,外用纱布扎紧,每次敷贴12小时。一般3~4次即可。

疗效: 治疗100例,均获痊愈。

百姓验证: 李某,男,6岁。口角流涎已3年,用此法治疗3次获愈。

引自:《新中医》(1980年第6期)、广西中医学院《广西中医药》(1981年增刊)

摄涎汤治小儿流涎 14 例皆愈

配方及用法: 益智仁、鸡内金各10克,白术6克。每天1剂,水煎服,分3次服。

疗效: 此方治疗流涎14例,均获痊愈。

百姓验证：王某，男，4岁。自幼患流涎症，轻则唾液满口，重则从口中流出，不能自制，口角潮红，面黄肌瘦，饮食减少，舌淡、苔白腻，脉濡滑。以此方治疗，用药5剂后，流涎减少；继进5剂，流涎止。

引自：《河南中医》（1989年第1期）、《单方偏方精选》

小儿吃变蛋（皮蛋）可治好口角流涎病

变蛋，既是营养丰富的食用佳品，也是医治小儿流口水的良药。小儿流口水，一般由于消化不良、胃酸过多所致。若让小儿每次吃变蛋半个，每日2~3次，连吃三五日，小儿的口水便会自然停止。这是因为变蛋内含有活性碱，能中和胃中过量的酸。年轻的父母们，当您的孩子流口水时，不妨一试。（邓奇）

小儿湿疹

小儿湿疹是一种过敏性皮肤病，主要是对食入物、吸入物或接触物不耐受或过敏所致。患有湿疹的孩子起初皮肤发红，出现皮疹，继之皮肤发糙、脱屑，遇热、遇湿都可使湿疹表现显著。

茵陈蒿散治婴儿湿疹30例全部有效

配方及用法：茵陈120克，青黛15克，冰片末5克。将茵陈蒿焙焦研细末，与青黛、冰片混匀装瓶封口，高压灭菌后备用。用时先取苍术、苦参各20克，黄柏15克，加水煎至500毫升，以消毒纱布蘸药液擦洗患处。如患处有渗出，用上药粉撒布；无渗出，则以香油调上药末成糊状涂敷患处，再以纱布包扎，隔天换药1次。

疗效：此方治疗难治性婴幼儿湿疹30例，痊愈27例，显效3例。

引自：《山东中医杂志》（1989年第6期）、《单方偏方精选》

我运用四妙霜治婴幼儿湿疹 32 例全部治愈

配方及用法： 白鲜皮、地肤子、枯矾各3克，青黛1克，单纯霜或香霜100克。先将前3味药研成极细末，再与青黛、单纯霜或香霜充分调匀，每天搽患处2次。

疗效： 用此方治疗婴幼儿湿疹32例，全部治愈，一般用药6~8次皮疹即可消退。

百姓验证： 徐某，男，3个月龄。颜面、耳后、胸腹部见大小不等的潮红皮损，内有米粒大丘疹水疱密布，烦躁不安，哭闹4天。用此霜外搽3天后，皮疹消退，诸症治愈。

引自： 《辽宁中医杂志》（1988年第4期）、《单方偏方精选》

小儿癫痫

小儿癫痫，别称罗兰多癫痫，多由遗传导致，是一种十分常见的儿童疾病。此种疾病的外在特征为在发作时面部会出现短时间的抽搐。本病属于神经系统疾病，患病率较高，发病率与患者的年龄存在一定的关联。

蝉僵散治小儿癫痫 14 例全部有效

配方及用法： 蝉蜕30克，僵蚕、钩藤各15克，全蝎10克，朱砂5克。上药共研细末备用。每天服2次，1岁以内每次0.5克，1~2岁每次1克，2~4岁每次1.5克。年龄大者可酌情加量。

疗效： 此方治疗小儿癫痫14例，服完1剂症状控制者10例，服完2剂症状控制者4例。

百姓验证： 赵某，男，3岁。2个月来抽搐时时发作，每天10余次，发作时伴牙关紧闭，面色苍白，两目上视，口吐涎沫，二便失禁，苏醒后一如常人，诊断为癫痫。服苯妥英钠、鲁米那后稍有缓解。后以此方1剂，服4天抽搐大减，每天仅发2次，服完后未再发作。随访5年未复发。

引自：《浙江中医杂志》（1987年第5期）、《单方偏方精选》

小儿夜啼

小儿夜啼是婴儿时期常见的一种睡眠障碍。不少孩子白天好好的，可是一到晚上就烦躁不安，哭闹不止，人们习惯上将这些孩子称为"夜啼郎"。本病多见于半岁以内的婴幼儿。一些疾病，如佝偻病、虫病、外科疾病等均可引起婴儿啼哭。

我以本止啼汤治小儿夜啼36例均痊愈

配方及用法： 五倍子1.5克，加水浓煎80毫升，于睡前顿服，每天1剂。

疗效： 治疗小儿夜啼36例，均治愈。

百姓验证： 任某，女，5个月龄。1个月来每夜啼哭，不得安睡。时现惊悸，面红，口渴，咽干，烦躁不安，舌红、苔薄白。其他检查未见异常，诊断为小儿夜啼。即投以此方药3剂，用后痊愈。随访半年未见复发。

引自：《浙江中医杂志》（1989年第10期）、《单方偏方精选》

单药黑丑敷脐治小儿夜啼十分有效

韩某，男，1岁。1982年11月20日就诊。其父代诉：患儿白天没事，一到深夜12点无故哭闹，到天明前止。在医院检查，发育正常，未发现病变，服药月余，不见好转。即用黑丑7粒，捣碎，用温水调成糊状，临睡前敷于肚脐，胶布固定。次日喜告昨夜安睡未啼，随访1个月无复发。

引自：《中医杂志》（1983年第4期）、《中医单药奇效真传》

小儿盗汗

一般脾虚易感的小儿通常表现为生长发育较正常儿童差，并会出现自汗、盗汗，夜啼，厌食，头发稀疏且缺少光泽，面色苍白或萎黄，大便不调（或干燥，或不成形），倦怠乏力，手足不温或手心热，经常感冒，咳嗽等症状。

我运用五龙散治小儿自汗盗汗 76 例全部有效

主治： 小儿自汗、盗汗。

配方及用法： 煅龙骨、五倍子等份。上药研末，每次10克，用温开水或醋调成糊状，敷于患儿脐部（但邪盛时不可用之），用胶布固定好，晚上睡前敷，早上起床后取下。第二天晚上换药再敷，连续2个晚上。

疗效： 治疗76例，显效54例，有效22例，总有效率100%。

百姓验证： 广西玉林市外贸局丘家旭来信说："我小孙女出生6个月，白天和晚上经常出汗，衣服总是湿漉漉的，患此症已有2个多月时间。按本条方治疗，仅用2个晚上，盗汗现象得到明显缓解。"

引自：《江西中医药》（1988年第3期）、《实用专病专方临床大全》

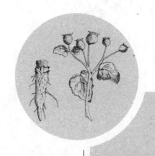

妇科疾病

阴道炎

阴道炎是阴道黏膜及黏膜下结缔组织的炎症，是妇科门诊常见的疾病。正常健康妇女，阴道对病原体的侵入有自然防御功能，当阴道的自然防御功能遭到破坏，则病原体易于侵入，导致阴道炎症。阴道炎常见症状为外阴瘙痒、阴道分泌物增多等。

我用桃树叶治滴虫性阴道炎效果很好

我用桃树叶治疗42例滴虫性阴道炎病，有效率达98%。

配方及用法：鲜桃树叶150克，苦参100克。将鲜桃树叶、苦参装入瓦罐或砂罐内，加水500毫升煎熬20~30分钟，去掉药渣，倒在浴盆内趁热坐浴。每次坐浴20分钟，早晚各坐浴1次。连用1周，可彻底治愈。

百姓验证：辽宁省抚顺市清原县湾甸子镇王安才，男，53岁，农民。他来信说："我妻子的妹妹是医院妇科医生，用本条方治好妇科阴道炎患者3例。"

荐方人：重庆市梁平县礼让镇新拱村　唐常霞

引自：广西科技情报研究所《老病号治病绝招》

虎杖苦木汤治阴道炎 100 例，治愈率 100%

配方及用法：虎杖100克，苦参50克，木槿皮50克。上药加水4500毫升，煎取药液4000毫升。每天坐浴2次，每次取温度适宜的药液2000毫升坐浴10~15分钟，7天为1个疗程。

疗效：此方治疗霉菌性阴道炎82例，滴虫性阴道炎18例，全部临床治愈，治愈率100%。

百姓验证：罗某，女，50岁。1年多来赤白带下量多、质稠，有腥臭味，阴痒难忍，坐卧不安，服药罔效。妇科检查诊为霉菌性阴道炎。以此方坐浴，13天后痊愈，复查阴道分泌物霉菌阴性。随访半年未见复发。

引自：《浙江中医杂志》（1991年第8期）、《单方偏方精选》

单用芸香草治阴道炎 41 例全部治愈

配方及用法： 芸香草（鲜）250克。上药加清水1500毫升煎煮，取药液置盆内，趁热先熏外阴，待水温接近体温时，可用纱布包手搽洗外阴和阴道。外出患者，可将本药研末过筛，用纱布包成枇杷果大，用时放入冷开水中浸湿后塞入阴道深处，每晚睡前1粒。

疗效： 此方治疗滴虫性阴道炎41例，全部治愈。一般1~2次治愈，病程长而顽固者3~4次可愈。

百姓验证： 吴某，女，46岁。外阴奇痒多年，常感阴道内灼热疼痛，白带增多，呈黄色泡沫状，质稀有气味，时而略有脓血样物。曾在某医院诊为滴虫性阴道炎，虽经多方治疗，但不能根除。用上方治疗3次痊愈，随访10年未见复发。

引自：《陕西中医》（1992年第5期）、《单方偏方精选》

宫颈炎

宫颈炎为常见的妇科疾病，多发生于生育年龄的妇女。主要表现为白带增多，呈脓性；或有异常出血，如经间期出血、性交后出血等。常伴有腰酸及下腹部不适。

我用柳树根内皮水煎服治带下宫颈糜烂 10 例均痊愈

配方及用法： 柳树根内皮200克，水煎，每日1剂，分早晚2次服，连用3~5天。

疗效： 治疗10人，均痊愈。

百姓验证： 四川广元市旺苍县广旺汽车修理厂羊裔洪，男，36岁。他来信说："本单位职工李学君，35岁。1999年患宫颈糜烂，先在本单位医院治疗，花了3000多元效果不佳；又去县医院、广元市中心医院、成都华西医大附属医院治疗，又花去5000多元还是不见好转。后来我用本条方为她治疗，用药半个月便痊愈了。"

引自：《实用民间土单验秘方一千首》

带下病

> 带下病是指带下绵绵不断，量多腥臭，色泽异常，并伴有全身症状者。带下病症见从阴道流出白色液体，或经血漏下挟有白色液体，淋漓不断，质稀如水。

我爱人用干墨鱼加鸡蛋治愈带下病

我爱人近年来患了严重的带下病，整天无精打采。吃了很多中西药，花了不少钱，就是不灵。后来用下方治疗，第一剂病情好转，第二剂病就痊愈了。

配方及用法：干墨鱼1只，温水泡软后，切成细丝，和3个新鲜鸡蛋搅拌均匀。用少许清油入锅炒热，把墨鱼和鸡蛋倒入，翻动1~2次，接着倒入25毫升甜米酒或葡萄酒炒几下即好，不放盐，趁热吃下。

百姓验证：云南昭通彝良县牛街镇李连禹，男，35岁。他来信说："四川双河王敏，女，27岁。患带下病已有5年，先后到泸州、重庆、高县等多家大小医院治疗，花费5000余元，未能治愈。后经别人介绍来我处诊查治疗，其症状是：带下量多，有包块、味异常，腰及小腹痛，面如白纸，身瘦、头晕，饮食无味。我用本条方治疗1个月，仅花200元左右就把她的病治好了。现在患者已经可以下地干活，头也不晕了，身体比原来好多了。"

荐方人：江西赣州瑞金市九堡镇　钟德茂

引自：广西科技情报研究所《老病号治病绝招》

艾条灸可治愈白带过多症

李某，女，34岁。近10天来白带甚多，清稀腥臭，下肢浮肿，腰骶酸沉，小腹部隐痛，苔白腻，脉沉细。妇科检查为宫颈糜烂。取三阴交、隐白穴用艾条雀啄灸法，每穴每次灸10~20分钟。气海穴用回旋灸法，灸30~60分钟，以灸至皮肤呈紫红色为度。每日灸治1次。灸治2次后，白带即减少；灸至第5次，白带显著减少，余症亦明显好转。共灸7次，症状消失。

灸法：艾条灸，每次选用2~4个穴位，每穴每次悬起灸15~20分钟；或实按灸7~10壮，每日灸治1次，5次为1个疗程。

盆腔炎

我利用红藤汤治急慢性盆腔炎121例全部有效

配方及用法：红藤、败酱草各30克，桃仁、赤芍各15克。上药浓煎2次，共取药液400毫升，早或晚灌肠1次。每次灌肠后卧床休息1小时，一般7天为1个疗程。

疗效：用此方治疗急慢性盆腔炎121例，治愈94例，好转27例。用药最短5天，最长15天。无一例失败，有效率100%。

百姓验证：郭某，女，42岁。诊见左下腹胀痛，白带多，伴有血性物，舌红、苔黄腻，脉滑数；B超提示左侧附件积水，诊断为盆腔炎。中医辨证属肝经湿热下注，治宜清热解毒、活血化瘀。上药煎液灌肠1个疗程后，左下腹胀痛明显减轻，白带减少。又治疗1个疗程，诸症消失，B超、妇科检查均正常。

引自：《陕西中医》（1993年第6期）、《单方偏方精选》

妇科疾病

子宫脱垂

子宫脱垂指的是女性的子宫顺着阴道向下脱落,甚至全都脱离了阴道口。多发于产后的女性身上,并伴有腰部酸痛、泌尿系统异常等症状。

我用萝卜艾叶治子宫下垂很有效

配方及用法: 萝卜叶250克,艾叶200克,高粱糠1000克,煎汤过滤去渣,将热药汤倾入瓷盆或罐内,上盖毛巾或其他布类,趁热坐在上面熏。稍凉再换热的,熏半小时至1小时即效。如一次不能痊愈,可继续再熏,至愈为止。

百姓验证: 广东茂名电白县霞洞镇韩剑用此方治好了一位大医院治疗无效的子宫下垂患者。

阴 痒

是指妇女外阴瘙痒,甚则痒痛难忍,坐卧不宁,或伴带下增多等。西医学外阴瘙痒症、外阴炎、阴道炎、外阴白色病变等也可以阴痒为主征。

我患阴痒用本方治疗3天就痊愈了

配方及用法: 黄柏45克,蛇床子60克,苍术45克,白矾30克。上药分为3剂,每剂煎熬后用干净毛巾在阴道部擦洗3次。

百姓验证: 辽宁锦州市生产资料公司刘凤岭来信说:"我曾患有阴痒,白天在众人面前不敢挠,晚上用高锰酸钾和洁尔阴洗也无济于事。当时我没有去医院，而是用本条方试治，结果仅治1天就有明显的好转，治疗3天就痊愈了，才花5元钱。"

荐方人：河南许昌市许昌县陈曹乡　李全恩

月经不断

中医把它称为经期延长，是指月经周期基本正常，经行时间超过7天以上，甚或淋漓半月方净者。它的发病机理多由气虚冲任失约；或热扰冲任，血海不宁；或瘀阻冲任，血不循经所致，临床常见有气虚、血热、血瘀等。

我用此止漏神方治月经淋漓不断屡用屡验

主治：月经淋漓不断（崩者不治）。

配方及用法：白胡椒、鸡蛋。用鸡蛋2个各打开一孔，将胡椒粒平均装入孔内，根据患者岁数（虚岁），1岁装1粒（如患者是47岁，则一个鸡蛋装24粒，另一个鸡蛋装23粒），然后用纸将口封住，放在柴灶中烧熟，剥皮后一次吃下。连吃3天。服药期间忌食辛辣食物，忌生气。

疗效：一般吃3天后，即可止住，严重者可连吃6天。

百姓验证：广东英德市民政局蓝远，男，76岁，离休干部。他来信说："朋友廖淑然，月经不止，在镇医院治疗5天，花了500多元未见好转。后来我用本条方为她治疗6天，此病得到缓解。"

荐方人：河北廊坊永清县医院　李国臣

引自：《当代中医师灵验奇方真传》

我运用黑神散治经量多或月经淋漓不断症疗效显著

主治：月经来量多，月经淋漓不断。

配方及用法：黑木耳50克，荆芥炭10克，红糖250克。将黑木耳放铁锅内炒焦，与荆芥炭混研成粉，用粉筛筛过；红糖亦用铁锅炒至微焦备用。当月经淋漓不断或月经来量多时，每次取药粉5克，红糖炭20克，用开水冲泡半小碗，待温空腹服。每日3次，连服3天。

疗效： 一般服药当天月经量多者即常，淋漓者即止。

按语： 此方是我20年前为经中西医治疗少效或无效，又拒服中药之患者拟的特殊处方，不期效若桴鼓，屡试屡验。

百姓验证： 四川成都市杨敬成，男，69岁，退休。他来信说："亲属唐琼芝于去年10月患月经淋漓不断，持续25天，月经刚停两三天，又开始来了，很烦恼。后来我用本条方为她治疗，仅3天就痊愈了。此条方治月经淋漓不断有特效。"

荐方人： 上海市南汇县果园乡卫生院　董伯祥

引自：《当代中医师灵验奇方真传》

宫寒不孕

凡是在生育年龄的夫妇，婚后三年以上不受孕的症状，称为不孕症。妇女因胞宫寒冷而不孕时则称为宫寒不孕。主要表现为小腹冷感、冷痛、白带清稀、痛经。

蒸姜糖治宫寒不孕2例全部治愈

主治： 因子宫寒冷引起的不孕。

配方及用法： 鲜姜500克，红糖500克。鲜姜洗净切成片，捣烂如泥，调入红糖，放锅内蒸1小时，取出在烈日下晒3天，然后再蒸再晒，如此9次（三伏天每伏晒3天最好）。月经来潮头一天服用，每次一汤匙，每日3次，连服1个月。服药期间忌房事，不久即可受孕。如果配合针灸、按摩，效果更佳。

疗效： 治疗宫寒不孕2例，治愈2例，有效率100%。

按语： 妇人有下身冰冷，非火不暖，交感之际，阴中绝无温热之气，人以为天分之薄也，谁知是胞宫寒之极乎。夫寒冰之地，不生草木；重阴之渊，不长鱼龙，今胞宫既寒，何能受孕?本方粗看平淡无奇，而实是一个理想的食疗效方。它是由大、小建中汤化简而成的。只不过把干姜改为鲜姜，把饴糖改为红糖而已。鲜姜、红糖都是温经散寒的良药，再分开看，姜理气，糖理血，这样一阴一阳、一气一血也就效在其中了。但值得注意的是，不孕症是一种十分复杂的病症，目前还没有包治的灵丹妙药。

荐方人： 吉林省通化市辉南县大椅山乡　吴德林

引自：《当代中医师灵验奇方真传》

本方治宫寒不孕每每得效

有的不孕妇女，其月经初潮较晚，经期错后或不定期，经血量较少，血色晦暗，平日精神疲倦，畏寒肢冷，腰膝酸软，性欲低下，常有小腹冷痛，小便清长，舌质淡嫩，脉细。这在中医辨证为宫寒不孕。我常用汉代名医张仲景《伤寒杂病论》中"当归生姜羊肉汤"施治，每每得效。

配方及用法： 当归30~50克，生姜15~30克，羊肉500~1000克。羊肉切块，洗净，放滚水内先滚一下，取出。当归、生姜洗净切片，用布包裹，与羊肉一起入锅煨汤，熟后去药包，饮用。1个月后症状减轻，坚持3个月，经事可调。半年后可望得子。（窦国祥）

百姓验证： 王某，女，30岁，药厂工人。婚后6年未孕，有阴冷、宫寒，查子宫略小。服当归生姜羊肉汤半年，顺利得孕，足月产一女婴，健康。

民间流传的治不孕症特效偏方"红花鸡蛋"

配方及用法： 取鸡蛋1个，打一个口，放入藏红花1.5克，搅匀蒸熟即成。此又名"红花孕育蛋"。经血净后1天开始服红花孕育蛋，一天吃1个，连吃9个，然后等下一个月经周期的净后1天再开始服，持续3~4个月经周期。若服后下次月经未来就暂停，去医院做妊娠试验，阳性者已告怀孕。

按语： 红花鸡蛋是个治不孕症的有效偏方，在民间流传很广，此方来自山西晋中平遥县著名中医郭智老先生。他用此方治愈几百例不孕症。此方为健身强体之佳品，无副作用。为调经安胎之妙方。

百姓验证：李某，女，28岁。婚后5年一直不孕，爱人身体健康，精液化验正常。平素胃肠虚弱，经来腹痛，妇科检查子宫及卵巢功能亦趋正常，曾服药达200余剂，对再治疗已失去信心。闻听服偏方可怀孕，抱着试一试的态度来求诊。嘱她服了4个周期的红花鸡蛋，痛经治愈，胃肠功能也好转，于去年2月份怀孕。

经　闭

経闭为病症名。指女子年龄超过18周岁而仍无月经，或已有月经而复又停经3个月以上者。病态者多由久病、失血、肾气未充等，致阴血亏耗，无血以行；或寒凝、气滞、血瘀等，致胞脉闭阻而成。

我运用祖传"黑虎丸"治闭经效果好

主治：男女症瘕，经闭。一切气滞血瘀所致的胃脘痛及经闭、痛经等妇科实证，均可服用。

配方及用法：大黄、灵脂、红花、百草霜。前3味药按7：2：1配方，共研细面，加入百草霜适量拌匀，水为丸，如绿豆大，干后包装备用。每次服6～9克（40～90粒），日服2次。

此方名黑虎丸，又称"毛家药"，系河南长垣县毛怀新祖传秘方。所制成药畅销全国，颇享盛誉。新中国成立后，毛家荐出此方，由制药厂大量生产，改名"调经健胃丸"。但由于此丸改变了方药组成，疗效受到影响。

禁忌：虚证。

注：黑虎丸在方药组成上有"老四样"和"新七样"之别。所谓"老四样"是祖传方之原貌，"新七样"是后人在原方基础上加当归、川芎、香附而成。但"老四样"较"新七样"收效快，疗效好，故现仍按"老四样"配方。

百姓验证：云南红河州金平县金河镇黄代祥，男，60岁，退休干部。他来信说："我用本方治好一位5个月未来月经的患者，现在月经正常。"

引自：《河南中医》、《全国名老中医验方选集（中册）》

此方民间相传80余年治闭经效果很好

配方及用法：当归10克，川芎10克，娃娃拳头（大叶茜草果实）25克，酸枣根（色红者）50克。水煎服，每日1剂。月经前3～4天开始服，月经后3～4天停服。

疗效：此方民间流行80余年，效果很好。

引自：《实用民间土单验秘方一千首》

痛　经

痛经指经期前后或行经期间，出现下腹部痉挛性疼痛，并有全身不适，严重影响日常生活者。

妇科疾病

此方已应用几十年，治痛经病治一愈一

配方及用法：酒当归30克，川芎18克，醋香附30克，炒元胡30克，五灵脂28克，炒没药18克，丹参30克，炮姜18克，川牛膝18克，杜仲炭18克，广木香10克，红花18克，桃仁18克，青皮10克，故纸18克。将上药分别炮制为面，益母草膏60克和蜜为丸，每丸10克重。早晚服，每次1丸，在月经来潮前服用。

疗效：已用几十年，治一愈一。

百姓验证：江苏镇江市润州区官塘桥乡缪家甸村周以荣来信说："丹阳市云阳镇大南门92号朱丽萍，26岁，痛经4个月，多方治疗无效，十分痛苦。后用本条方（丸剂改成水煎剂）连服3剂而愈。为了巩固疗效，又续服2剂。"

荐方人：河北石家庄市　　吴曜

引自：广西医学情报研究所《医学文选》

痛经散治痛经35例全部有效

配方及用法：丁香、肉桂、延胡索、木香各等份。上药共研末，过100目筛，和匀贮瓶备用。月经将行或疼痛发作时，用药末2克，置胶布上，外贴关元穴，痛甚则加贴双侧三阴交。隔天换药1次。每月贴6天为1个疗程。

疗效：治疗痛经35例，治愈30例，好转5例。

引自：《江苏中医》（1990年第2期）、《单方偏方精选》

我用手脚穴位按摩法治愈了自己的痛经病

脚部选穴：36，39，40，50，70。（见图12）

按摩方法：36穴用按摩棒大头按压，双脚取穴，每次每脚每穴按压5～10分钟。39，40两穴同时按摩，用拇指和食、中指捏住踝骨前两侧凹处，向上推按，双脚取穴，每次每脚每两穴推按5～10分钟。50穴要用食指关节角由下向上推按，双脚取穴，每次每脚每穴推按5～10分钟。70穴用拇指或中指点按，双脚10个穴位要逐穴点按，每次每脚每穴点按2～3分钟。每日按摩2次。

手部选穴：74，42，2，23，26，29。（见图13）

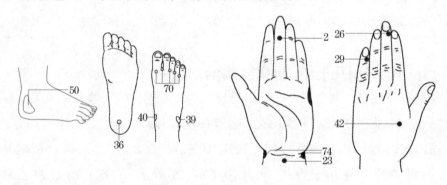

图12　　　　　　　　　　　图13

按摩方法：2，23，26，29四穴均用单根牙签刺激，双手取穴，每次每手每穴刺激2分钟。74穴用拇、中指捏揉。42穴用拇指和食、中指强力捏按，双手取穴，每次每穴2分钟。

百姓验证：黑龙江齐齐哈尔铁路司机学校张晓萍说："我是黑龙江铁路司机学校的一名教员，半年前患痛经，多次求医不见疗效。后来按本条方进行按摩，效果很好，解除了我痛经的烦恼。"

习惯性流产

习惯性流产为自然流产连续3次以上，每次流产往往发生在同一妊娠月份。习惯性流产的原因大多为孕妇黄体功能不全、甲状腺功能低下、先天性子宫畸形、子宫发育异常、宫腔粘连、子宫肌瘤、染色体异常、自身免疫等。

艾叶煮鸡蛋治流产很有效验

妊娠后，有下坠感或轻度腰酸腹痛，阴道内有少许血液流出，或阴道经常有血漏出，淋漓不尽，都是流产的先兆或者有习惯性流产的既往史，皆可试用艾叶煮鸡蛋治疗。

配方及用法：艾叶20克，清水洗净后放入药锅，入水300毫升，煎10分钟，放新鲜鸡蛋2个，煎10分钟取出鸡蛋，剥壳后再放入艾叶汤内煮5分钟。每天清晨吃2个艾叶鸡蛋，服15毫升艾叶汤。

按语：此方对胎动不安、先兆流产、习惯性流产确有一定疗效。曾用此方保胎60余人次，保产率达到45%左右。本方在流产后也可服一段时间，起到培损补虚、康复再孕之目的。

注意：服此方应注意以下几点。

（1）有习惯性流产病史者，月经超过3天就可服艾叶鸡蛋。每日2个鸡蛋，服至以前流产时间的后15天。

（2）怀孕后有下坠感、腰酸腹痛，即服艾叶鸡蛋，每日2个。

（3）妊娠阴道有少量出血、腹痛者，立即服艾叶鸡蛋。

（4）有胎动不安、腹胀、心悸、胸闷呃逆等现象，立即服艾叶鸡蛋，服至症状消失为止。

百姓验证：何某，女，33岁，山西临汾钢铁公司工人。结婚6年，怀孕3胎，均在妊娠3~4个月流产。曾多次用过黄体酮、保胎丸，都以流产而告终。

妇科疾病

怀孕第四胎服艾叶煮鸡蛋1个月而停用，妊娠7个月又流产了。1年后在经后第3天又服艾叶煮鸡蛋，一直吃到7个月，足月生一女婴，十分健康。

贺某，女，29岁，山西临汾市洪洞县左家沟人。结婚后第二年怀孕，不到2个月流产。第二胎不到3个月又流产了。精神较差，纳呆神疲，予以并解汤：砂仁10克，黄芩12克，寄生15克，杜仲10克，菟丝子10克，党参12克，白术15克，甘草6克。服药15剂，精神好转，次年怀孕，服艾叶煮鸡蛋80个，胎动正常。患者怕再流产，又继续服2个月，围生期检查血压、血沉、生化检查指标均正常，尿蛋白"–"，于1976年8月3日足月顺产一男孩。

引自：《偏方治大病》

用枸杞根治流产很有效

配方及用法：鲜枸杞根250克，老母鸡（愈老愈好）1只。杀死老母鸡去内脏（鸡腹内不要用水洗，否则效果差），切碎与枸杞根同煲，用文火炖3小时。汤与鸡肉一起分3次服完。于流产症状稍有出现时服用，连用2~3次。

疗效：共治愈数十人。

引自：《广西中医药》（1979年第3期）、《单味中药治病大全》

产后腰痛

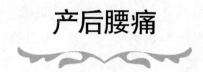

产后腰痛即产后出现腰痛，与产后子宫收缩复旧引起的反射痛有关。产后腰疼，是已生育女性中比较普遍的现象。一般有以下几方面的原因：生理性缺钙、劳累过度、姿势不当、产后受凉、起居不慎、闪挫腰肾及腰骶部先天性疾病都可能引发产后腰疼。

我用牛腰子治产后腰痛有特效

广西玉林市玉州区福绵镇水岭村中年妇女李琼芳，9年前患产后腰痛症。当时经中西医治疗未见好转，后多方求治无效，每天腰痛行动不便。

去年秋，在福绵镇中学任教的李琼芳的丈夫，听到一位校友介绍吃酒炒牛肾（即牛腰子）可治妇女久年腰痛，随即买回牛肾给妻子试服。当吃完第三个牛肾后，李琼芳多年的腰痛症竟然痊愈，走路也自如了。全家人为她的身体康复而高兴，村里人也前来向她祝贺。

配方及用法：取牛肾1个，去网膜洗净切片，放入铁锅内，加50～100毫升米酒炒熟，趁热空腹食用，1次或分2次吃完。每天吃牛肾1个，连续服用一段时间。服药期间忌食酸辣和生凉食物，禁房事。

百姓验证：福建三明市尤溪县溪尾乡埔宁村纪儒，男，27岁，医生。他来信说："我三嫂生小孩后得了产后腰痛，经常起床时腰痛，行走不便，到中心卫生院、县医院花100多元治疗都不见好转。我用本条方为她治疗4次腰痛就全好了。"

我单用川红花治产后腰腿痛3剂可愈

孙竹匠之妻朱某，患产后腰腿痛，用川红花30克，水酒一碗煎汤，一日服2次，3剂愈。

百姓验证：福建三明市尤溪县溪尾乡埔宁村纪儒，男，27岁，医生。他来信说："尤溪一妇人，患产后腰痛，我用本条方为她治疗1周腰就不痛了。又继服数日痊愈，至今没有再犯。"

引自：《名老中医经验汇选》、《中医单药奇效真传》

产后头痛

产后以头痛为主症者，称"产后头痛"。产后失血过多，气血不足，血不养脑，或体虚受寒，寒邪客脑，或瘀血入络，阻滞脑络而致。

用孵鸡蛋壳粉治产后头痛十分有效

配方及用法：孵化小鸡后的蛋壳，放砂锅上焙黄焦，研成面，加黑糖少许，开水冲沏，稍焖一会，代茶饮，早、晚各服1次，即可见效。

荐方人：河南省汝州市临汝镇　万坤山

产后尿潴留

<blockquote>
产后尿潴留是指产妇在产后6~8小时膀胱有尿而不能自行排出。产后尿潴留的发生，是因为分娩过程中子宫压迫膀胱及盆腔神经丛，使膀胱肌麻痹。
</blockquote>

通尿汤治产后尿潴留 30 例全部治愈

配方及用法：黄芪、当归、车前子、人参各15克，升麻12克，猪苓9克，通草、附片各6克，沉香3克。每天1剂，水煎服。

疗效：此方治疗产后尿潴留30例，服药1~2剂全部治愈。

百姓验证：陈某，产后20余天小便不能自解，大便3天未行，面色黄暗，舌质红嫩、苔白，脉细无力。以此方服1剂后，小便出但淋漓不畅；上方加火麻仁15克，王不留行20克，服完1剂后排尿顺畅，大便亦通。

引自：《湖北中医杂志》（1989年第1期）、《单方偏方精选》

产后其他杂症

黄芪粥治产后水肿有佳效

一妇人，产后肿胀，腹大如鼓。云初起于腹，后渐及遍体，按之而软，诸医以为是水胀也；皮不起亮光，以为是气胀也；而皮不过急，以为是血鼓也。云产下后，恶露极旺，上法治之皆无效果，反而气紧加甚。今气喘，舌淡红，脉近芤，初按之急甚，重按极虚。我思之良久无法，后忆及《冷庐医话》有治产后肿胀方，用生黄芪30克煎汁，煮糯米半杯，成粥，淡食。依法治之，5日霍然若失。

引自：《范文甫专辑》、《中医单药奇效真传》

服饮山药水3日可治愈产后喘汗症

某一产妇，产后10余日，忽大喘大汗，前医用黄芪、熟地、白芍等药，汗出愈多，脉甚虚弱，审证论脉，似在不治。俾其急取生山药180克煎汁徐徐饮之，饮完添水重煮，一昼夜所饮之水，皆取于山药中。翌日又换山药180克，仍如此，饮之3日后，诸病皆愈。

引自：《中医单药奇效真传》

玉米秸芯煎服可治愈产后盗汗

配方及用法：干玉米秸秆（穗以下部分），剥去叶子和硬皮，取白瓤一把用水煎服，1次见效，3次可愈。

荐方人：河南济源市下冶乡西岭村　陈立新

回　乳

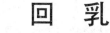

回乳是指产妇不欲哺乳，或幼儿10个月后断乳，最好用中药回乳。如不回乳或回乳不全，日后可导致长期溢乳、月经不调，甚则闭经溢乳。

我用麦芽饮内服法回乳效果甚佳

小儿断奶时，常致其母乳无出路，两乳作胀，甚则痛苦难忍。我采用麦芽饮内服回乳效果甚佳，且无不良反应。

配方及用法：麦芽120克，车前子15克，每日1剂，煎汤代茶，不拘时服。一般1~2天即可回乳。

经临床应用发现，麦芽生用、炒用均可回乳，只是应根据回乳者的体质和病情进行合理选择。麦芽能疏肝和胃，车前子利尿，使乳汁有出路，故能回乳。（胡松　胡涛）

百姓验证：四川成都市龙泉驿区顶佛寺村2组蒋康健，男，27岁，农民。他来信说："我儿子1岁时断奶，我用本条方为我爱人回乳，仅花4元钱，1天见效。"

用芒硝治回乳 33 例，有效率 100%

配方及用法：芒硝200克。上药用纱布包裹，分置于两侧乳房上，用胸带固定，经24小时（天热12小时）取下。如1次未见效，可继续敷1~2次。

疗效：以上法治疗36例回乳，用药2天后退乳者占58%，其余均于用药3天后退乳，退乳率100%。

引自：《中华妇产科杂志》（1957年第5期）、《单味中药治病大全》

缺乳症

我嫂子用此方 1 剂便乳汁通畅

1993年冬，我嫂子生小孩后乳汁不通，经许多医生治疗效果都不明显。后来，一位曾患此病的大嫂给了一个单方，即黑芝麻150克，鱼腥草120克，鸡血藤90克，香附6克，水煎服。我嫂子照此方服用1剂后乳汁便通畅了。

百姓验证：四川省广元市旺苍县广旺矿务局羊裔洪来信说："本县广元钢厂女工王小艳，28岁，生小孩后无奶水，看了很多医生，使用了一些偏方、验方都无效果。后经朋友介绍找到我，我用本条方为其治疗，只用1剂药，奶水就长流不断了。"

荐方人：重庆永川　李远国

用吃兔肉蛋法治缺乳症上百人均有效

所谓缺乳指母乳不够婴儿吃，即为产妇无奶。我探得治疗缺乳秘方，经百人以上验证，疗效十分显著，特介绍如下。

配方及用法：买一只野母兔，杀死掏出内脏后，将兔肉连同6个鸡蛋进行炖烧，调好味料，把兔肉、蛋及汤汁一同吃完（可分次食用）。4天后，产妇奶如泉涌，再无奶汁不足之忧。（赖永忠）

引自：《农家顾问》（1996年第11期）

我用此方治愈了朋友爱人的缺乳症

配方及用法：穿山甲2克，王不留行3克，葛根3克，麻黄1克，豆腐500克，白糖100克。前4味药共研细末。豆腐取一长方块，靠上方先切下一薄片，再在豆腐上方挖一方坑，把药放入坑内，盖上先切下的薄片，放上白糖，放锅内蒸半小时取出。将豆腐和药尽可能一次吃完，盖被稍发汗，病即愈。

百姓验证：云南瑞丽市姐勒乡新平村赵炳权，男，31岁。他来信说："我朋友的爱人患缺乳症，在医院花费几百元也没有治好。后来我用本条方为她治愈。"

乳腺增生

乳腺增生是妇女常见的乳腺疾病。本病的命名很混乱，又名小叶增生、乳腺结构不良症、纤维囊性病等。本病的特点是乳腺组成成分的增生，在结构、数量及组织形态上表现出异常，故称为囊性增生病或乳腺结构不良症。

我用河南一带流传的治乳腺增生专方治病疗效甚佳

本方为流传于河南一带的验方，经河南省中医学院吴运苍教授验证，屡用屡效，为治乳腺增生专方。该方有效率100%，治愈率98%。

配方及用法：皂刺、陈皮、水八角各15克，木莲藤、白蒺藜花、炮山甲各30克，昆布、海藻各10克，龙衣5克，共研细粉，加水搓为绿豆大小丸。每次服5克，每日2次，以黄酒100毫升冲服。一般15天见效，30~60天痊愈。

百姓验证：浙江慈溪市浒山镇谢麦棉，男，40岁。医生。他来信说："房晓玲患乳癖5年，曾服小金丹、乳癖消片、百消丹、平消片等药，均只能缓解病情。后来用本条方治疗痊愈。"

荐方人：河南漯河舞阳县　吴彩霞

乳腺炎

乳腺炎是指乳腺的化脓性感染，急性乳腺炎是产褥期的常见病，是引起产后发热的原因之一，最常见于哺乳妇女，尤其是初产妇。哺乳期的任何时间均可发生，而哺乳的开始最为常见。

用喷热加按摩法治疗急性乳腺炎110例，痊愈96例

我在多年的医疗临床实践中，应用喷热加按摩疗法治疗早期乳腺炎110例，其中治愈96例，96例均在2天内症状与体征皆消失，肿块消散，乳汁通畅。现将具体治疗方法介绍如下：

喷热疗法：取中药金银花、蒲公英、赤芍各30克，黄柏、防风、白芷、连翘、乳香、没药各15克。将上药放在水壶里，加水适量（水面不要超过壶嘴底口），盖好壶盖后放火炉上加热。水沸腾后在壶嘴上套1米长的塑料管1根，塑料管出口对着患处（在患处垫上一块干毛巾，以免热气烫伤皮肤），让热气直接喷在干毛巾上，对患处进行喷蒸，每次30分钟左右。每日3次。

按摩法：每次喷热完毕，必须按摩排乳。患者取坐位，充分暴露患

乳。术者用左手端托患侧乳房，以右手五指由乳房四周顺输乳管向乳晕及乳头部位按摩。采用揉、按、推、挤等手法，其用力大小与速度应以适宜为妥。同时，用右手食指与中指夹持乳晕、乳头部位轻拉或揪提3~5次，以促瘀乳排出。如此反复，直到瘀乳将尽，乳房松软为止。每次20~40分钟，每天3次。

荐方人：山东省泰安市东平县梯门卫生院副主任医师　梁兆松

我用虾皮治乳腺炎半小时内奏效

我经常听说或看到有的女同胞在哺乳期内因患急性乳腺炎而输液甚至手术治疗的情况，想到她们所遭受的痛苦，很替她们遗憾，因为急性乳腺炎其实本属小毛病，要想治愈并不难。下面结合我的亲身经历献上一小验方。

想当年，我生下女儿第七天的晚上，突然发高烧。去医院吧，路途又远，不方便。幸好邻居有位妇产科医生，看过后说是乳腺炎，并告诉我一个验方：用虾皮末一小把（约一匙半），加水一大碗，煎半个小时后口服。一试，果然奏效，不到半小时，便退烧了。

这几年，只要我知道有谁做了妈妈，就把这一验方告诉她，确实有几位朋友用其解除了痛苦。（张玲）

我用威灵仙治急性乳腺炎200余例，有效率100%

配方及用法：鲜威灵仙根。将鲜威灵仙平地面砍去泥土外的藤蔓，挖出长在泥土里的根须，去泥土，用冷水洗干净，切下根须约50克，用旧棉纱布包裹之，以针线悬吊于内衣中，使药囊贴近于乳房肿痛处，以达贴敷之效。

注意：本方所选为毛茛科多年生攀援性灌木威灵仙的新鲜根须，刺激性很强，易使皮肤发红起疱。

疗效：数年来，经治急性乳腺炎（初期）200余例，有效率100%。

百姓验证：余某，女，25岁，农民。于1993年3月4日因左侧乳房肿痛伴畏寒4小时而就诊。检查：左侧乳房外下方距乳头2厘米处有鸡蛋大硬块，疼痛拒按，体温38.8℃，怕冷，心肺"-"，大小便如常。诊断：急性乳腺炎（早期）。处理：取新鲜威灵仙根约50克用旧棉纱布包裹悬贴于乳房肿痛处，10分钟后，患者自觉疼痛消失，畏寒减轻，续用1天后诸症皆失。

荐方人：江西上饶市余干县禾山乡医师　汤振才

引自：《亲献中药外治偏方秘方》

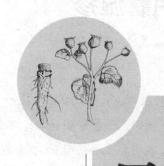

男科疾病

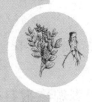

阴囊湿疹

阴囊湿疹是阴囊最常见的皮肤病，属于过敏反应，也是男子常见的性器官皮肤病。该疾病十分顽固，患者常因搔抓、不适当刺激引起疼痛或继发感染。发病与人们从事的职业、居住的环境有密切的关系，也有人认为本病的发生与遗传因素、热水烫洗、性情急躁等因素有关。

用苦参洗药治阴囊湿疹百例皆愈

阴囊湿疹古称"绣球风"，亦名"肾囊风"，症状为阴囊皮肤起赤色丘疹，表面糜烂，破流黄水，奇痒难忍，尤以夜晚为甚，以致无法入眠。

我从医二十余载，在医疗实践中，自拟方"苦参洗药"治疗阴囊湿疹近百例，一般5~7天即愈。特介绍如下。

配方及用法：苦参15克，蛇床子15克，蝉蜕20克，川椒10克，黄柏10克，苍术10克，地骨皮10克，五倍子10克，防风10克，白矾10克。加水煎熬，沸后15分钟左右滤出药液，趁热熏蒸患处，待温而不烫时坐浴浸洗。熏洗时间不应少于半小时，每日早、晚各1次。

百姓验证：贺某，男，35岁。1989年6月12日就诊，自述患绣球风，肿痛奇痒，黄水淋漓，时轻时重，已有年余，百治无效。采用"苦参洗药"治疗3天，症状大减，继用3天遂愈。追访1年未见复发。

荐方人：山东泰安市东平县梯门卫生院　梁兆松

我用蛋黄油治阴囊湿疹很有效

配方及用法：鸡蛋1个，煮熟。将熟鸡蛋黄放勺内压碎，用文火熬出油，用鸡毛揩擦患处，每日早、晚各1次，连擦四五天即愈。

我患阴囊湿疹，昼夜抓挠，以致患处已经出血，十分痛苦，用此方一治就好了。

百姓验证： 湖北武穴市花桥镇水利站陈志明来信说："本市郑公塔镇教师熊军患阴囊湿疹一年半时间了，夜间痒得睡不了觉，用本条方试治，一星期就好了。"

荐方人： 河南信阳市光山县　方明魁

阴茎肿胀

用猪脚黄米汤可治阴茎肿与尿不通

配方及用法： 公猪后脚净瘦肉1.5千克，酒、老米各若干。腿肉去皮、油、肥肉，切薄片，将锅擦洗极净烧红，放肉和酒炒干，加酒再炒，如此7次候用。后将老米炒黄、煎汤，送肉来吃。

疗效： 小便即通，肿亦随消，神效。

引自：《补肾回春万金方》

龟头炎

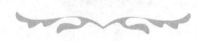

　　龟头炎指龟头部由外伤、刺激或感染等因素引起的黏膜炎症。可由多种因素引起，如局部的各种物理因素刺激（创伤、摩擦、避孕用具等）、包皮过长、包茎、包皮垢刺激、各种感染（细菌、真菌、滴虫等）以及药物过敏等。

用草蜜膏治阴茎龟头溃疡屡用屡验

配方及用法： 甘草10克，蜂蜜100毫升。先将生甘草放入砂锅内，加200毫升水浸泡20分钟，再煎煮30分钟，滤去渣，浓缩至20毫升，然后加入蜂蜜，煮沸，去除浮沫，装入消毒容器内备用。用生理盐水清洗局部患处，拭干，用草蜜膏适量局部外敷。

疗效：此方屡用屡验，均在用药3～5日内痊愈。

百姓验证：李某，男，41岁，工人，1990年8月5日来诊。7天前龟头部痒痛难忍，到市某医院诊为过敏性皮炎。用赛庚啶、麦迪霉素、夏体氏搽剂等药1周，效差。诊见阴茎包皮靠冠状沟处有2毫米×2毫米溃疡1处，龟头上有1.5毫米×2毫米溃疡3处，并有脓性分泌物。诊断：阴疮（阴茎龟头溃疡）。先用生理盐水洗净患处，再用消毒棉签蘸草蜜膏涂敷局部。让病人卧床休息，干后再涂，日涂5～10次。2日后溃疡面逐渐缩小。5日后溃疡面愈合，无疤痕。此方屡用屡验，均在用药3～5日内痊愈。

荐方人：河南省开封市公费医疗医院　朵志刚

引自：《当代中医师灵验奇方真传》

前列腺炎

前列腺炎即因尿道被葡萄球菌、大肠杆菌等感染，扩散到前列腺所造成的炎症。是泌尿外科的常见病，在泌尿外科50岁以下男性患者常见病中占首位。症状为尿急、尿频、尿痛，血尿，尿道口常有黏液分泌物，以及赛战、发热等全身症状。

我久治不愈的前列腺炎是喝苦丁茶治愈的

1991年夏，我患了前列腺炎，住院2个月，天天打针服药，病情有所好转后出院。出院后虽然继续服用前列康等药，但不久又复发，因此，我成了医院的"常客"。

1992年春，我听人说服用苦丁茶能治肾炎等症，于是我即抱着试试看的心理，从市场上买来苦丁茶（我用的是广西乐业县境内的苦丁茶），冲开水泡浓茶喝。每天喝2～3次，每次喝一两口，天天喝，从不间断（1千克

茶3~4个月喝完），坚持喝了4个月，病获痊愈。（林健）

我用按摩会阴穴法治好了前列腺炎

去年9月，我突然出现尿急、尿频、尿疼。经医生诊断，确诊为前列腺炎，我先后服用多种药物，又按报纸上的介绍，服用过三七粉、西洋参等，症状一直不减。今年春节后，军分区干休所的一位医生告诉我按摩会阴穴治疗该病。从那时起，我将药全停了，按照他说的办法，每早大便后坐在便池上，用左右手的中间三个指头，分别顺时针和逆时针按摩100~120次。说也怪，病情竟然慢慢有些缓解。现在上述症状已消失，我仍然坚持每天早晨按摩，以防止复发。

百姓验证： 甘肃秦安县兴国小学邓双喜，男，61岁，教师。他来信说："我于1998年2月25日突然出现尿急、尿频，并有遗精的感觉，特别难受。我当即用气功疗法治，但尿急、尿频的症状仍然存在。我随后用本条方治疗2天，小便恢复正常。"

荐方人： 建设银行河南驻马店地区分行　张焕宇

前列腺增生

> 前列腺增生又称"前列腺肥大"，是中老年男性常见疾病之一，随着全球人口老龄化发病日渐增多。该病有3个主要特征：前列腺体积增大，膀胱出口阻塞，有排尿困难、尿频、尿急等下尿路症状。

我服南瓜子治好10余年的前列腺增生

我已年近七旬，身患前列腺增生10余年，平时尿急、尿频、尿痛、尿线细、排尿困难，苦不堪言。虽经中西医多方治疗，效果都不显著。后见一些资料介绍服南瓜子可治此病，我即每天吃50克左右（生、熟均可），从去年夏天坚持至今，以上症状基本消除，小便恢复正常。俗话说"草方治大病"，确有道理。

百姓验证：江苏省靖江市新建路165号徐熙来信说："我患前列腺肥大1年多，经靖江三院治疗，并服用前列清药，一直不见好转。后来我用本条方治疗半年，疗效显著。"

荐方人：安徽蚌埠职教中心退休教师　董劲秋

我患了3年多的前列腺肥大症喝桃树叶水后痊愈

我患前列腺肥大病3年多了，白天症状好些，到夜晚排尿憋胀疼，排尿细长又淋漓不净。

1996年夏天得一方：用土桃树叶熬水喝。每天晚上熬20～30片鲜叶子水，秋冬熬干叶，一次喝大半碗。经过2个多月治疗，感觉有明显好转，原来症状基本消失。坚持服用8个多月后，排尿时不舒服的感觉彻底消失。

荐方人：河南安阳市铁西区老干部局　白凤昌

引自：《老人春秋》（1997年第9期）

我用脐疗法治好了已患6年的前列腺增生症

我患前列腺增生症已6年，经常感到排尿困难，夜尿多，难以入睡，曾到处求医，疗效不佳。1995年7月13日，我看到《老年报》刊登的《脐疗可治前列腺增生》一文后，便依照所述方法治疗了2个多月，症状基本消失。

现将脐疗方法介绍如下：

配方及用法：王不留行150克，天竺黄、虎杖、土贝母、没药各100克，蜂房50克。将上药用4000毫升水浸泡2小时，煎30分钟后，取滤液，然后再加水复煎1次，2次滤液混合，浓缩成稠液，加益智100克，烘干压粉，装瓶备用。每次取药0.3克，放入肚脐中，上压一干棉球，用胶布固定，24小时换药1次。用药5天停2天，2周为1个疗程，连续治疗1～4个疗程。

荐方人：山西运城永济县　孙生德

睾丸炎

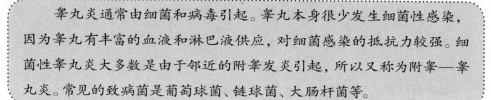

　　睾丸炎通常由细菌和病毒引起。睾丸本身很少发生细菌性感染，因为睾丸有丰富的血液和淋巴液供应，对细菌感染的抵抗力较强。细菌性睾丸炎大多数是由于邻近的附睾发炎引起，所以又称为附睾——睾丸炎。常见的致病菌是葡萄球菌、链球菌、大肠杆菌等。

我用此祖传秘方治睾丸炎百例均一贴即愈

主治：睾丸炎。

配方及用法：黑胡椒7个，白面一把。将胡椒捣烂，用白面调成糊状。将药糊摊于青布上，贴在会阴部，外垫棉花，用胶布固定。

疗效：治疗百例均一贴即愈。

百姓验证：辽宁省抚顺市清原县湾甸子镇王安才，男，53岁。他来信说："得胜村沈某患睾丸炎，我用本条方为他治疗，只贴1次就好了，现已4年未见复发。"

荐方人：河北邢台任县　刘志中

引自：广西医学情报研究所《医学文选》

我用青芒散治睾丸炎7例均获痊愈

配方及用法：青黛30克，芒硝60克。上药研细拌匀，加入适量面粉，使之有黏性，开水调匀，敷在洗净的肿大阴囊上。

疗效：治疗睾丸炎7例，均获痊愈。

百姓验证：扎某，男，43岁。因阴囊肿大就诊，面容黄瘦，贫血貌，舌淡、苔白腻，脉浮缓；睾丸肿大如拳，肤色暗红，微痛。用青芒散外敷后，次日消肿，再敷1次告愈。随访年余未复发。

引自：《四川中医》（1989年第1期）、《单方偏方精选》

遗 精

遗精是在没有性生活时发生射精，常见于青少年男性，一般是正常生理现象。遗精次数过少或过多都会引起年轻人烦恼，健康未婚男子每月遗精1~2次属正常现象。若遗精太频繁，一周数次或一夜数次，甚至清醒时也会出现遗精，就要寻找原因。

我用桑螵蛸治遗精症获痊愈

遗精是男性中较多见的一种病，对身体健康不利。我曾患此病，当时甚为苦恼，后来从中草药图谱中学到了桑螵蛸治遗精病良方，我用它治疗，获得了满意的疗效。后来，我又将此方介绍给几十位遗精患者，他们用后个个痊愈，无一人复发。

桑螵蛸，别名螳螂子、刀螂子、团螵蛸，生于桑树上，秋末至来春均可采收。将采下的桑螵蛸去净树皮，放在蒸笼中蒸死螂子，取出晒干备用。

用法： 干桑螵蛸研末，早、晚用盐汤各送服1次，每天服5~10克，连服2~3天即愈。

百姓验证： 重庆荣昌县安居工程东门片区张万财，男，66岁，退休干部。他来信说："我于1990年3月患了很严重的遗精症，经中西医治疗，花了几百元也不见效。后来我用本条方治疗，仅花9元钱就治好了遗精症，而且至今也未复发。"

荐方人： 四川省仪陇县双庆乡金子村　周光庆

引自： 广西科技情报研究所《老病号治病绝招》

吃甲鱼头治遗精特别有效

天津静海某村农民之子，患痨疾，医不离门，服药很多，终无效果。日渐严重，睡必遗精，形容憔悴，体力倦怠，最后不能起床，已到垂危程度。

将甲鱼（用甲鱼头颈、尾，不用身腿）用香油炸焦，分别研为细面，将甲鱼头粉面混在麦面里，令其吃炸酱面（其子最爱吃面条），吃后，阴茎不勃起，性欲不冲动，安然鼾睡，未再遗精，身体日壮。百日后，将甲鱼尾照法吃下，病愈体健，性欲恢复正常。

引自：《中医验方汇选》、《中医单药奇效真传》

早　泄

早泄是最常见的射精功能障碍，发病率占成年男子的1/3以上。早泄的定义尚有争议，因为男性的射精潜伏期受年龄、禁欲时间长短、身体状况、情绪心理等因素影响。一般认为，健康男性在阴茎插入阴道2～6分钟发生射精，即为正常。

用细辛、丁香治早泄30例效果显著

早泄，是一种常见的男性性功能障碍症。近年来，我采用下方治疗早泄症30例，效果显著。

配方及用法：细辛、丁香各20克（中药房有售），加入95%酒精100毫升，浸泡半月即成。使用时，以此药液涂搽阴茎之龟头部，经2～3分钟后行房事。（钟久春）

引自：1995年4月1日《广西科技报》

蜂白散治早泄43例全部有效

配方及用法：露蜂房、白芷各10克。将2药烘干发脆，共研细末，醋调成面团状，临睡前敷肚脐（神阙穴）上，外用纱布盖上，橡皮膏固定，每天敷1次，或隔天1次，连续3～5次。

疗效：此方治疗早泄43例，经敷5～7次全部有效。

百姓验证：顾某，24岁。婚后半年，每次同房早泄，无法进行性生活。

阳举不坚,腰酸膝软,面色萎黄,舌苔薄,脉弦细而弱。曾服中药月余无效,改用上法,5次成功,后以秘精汤(生龙牡、生芡实、生莲子、五味子、麦冬、生熟地、肥知母)调治月余,以资巩固。

引自:《浙江中医杂志》(1991年第2期)、《单方偏方精选》

用祖传方韭菜蒸地龙治早泄灵验简便

早泄是指同房时过早射精,随后阴茎萎软,无法交合。治疗方法极多,但我祖传的"韭菜蒸地龙"方既简便又灵验,患者不妨一试。

用法: 韭菜全株适量洗净切段,大地龙(即蚯蚓,以韭菜田里掘出者最佳)2条,剖腹洗净切段,2味药物与油盐适量拌匀,隔水蒸熟,即可食用,无腥味,可常年服用。

荐方人: 上海岳阳医院　松松

精子活力低

精子活力是指精液中呈前进运动精子所占的百分率,因为只有具有前进运动的精子才可能具有正常的生存能力和受精能力。精子活力与雌性受胎率密切相关,是目前评定精液品质优劣的常规检查的主要指标之一。

用枸杞子治男性精子活力低 42 例,其中 33 例已有后代

配方及用法: 红杞果(即枸杞子)15克。每晚嚼碎咽下,连服1个月为1个疗程,一般精液常规转正常再服药1个疗程。服药期间适戒房事。

疗效: 所治42例中,经1~2个疗程精液常规转正常者33例,其余9例中6例无精子者服药无效,3例疗效不佳。2年后随访精液转正常的33例均已有后代。

百姓验证: 李某,男,28岁,于1979年11月4日初诊。自述婚后5年未育,

查精液常规活率为25%，计数2400万/毫升，活动力弱。枸杞子每晚15克嚼碎咽下，连服1个月为1个疗程，一般精液常规转正常再服药1个疗程，并戒房事。12月7日查精液成活率62%，活动力一般，计数7200万/毫升。再服枸杞子500克，于次年11月21日得一男婴。

引自：《新中医》（1988年第2期）、《单味中药治病大全》

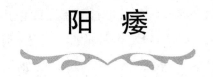

阳 痿

> 阳痿是指在有性欲要求时，阴茎不能勃起或勃起不坚，或者虽然有勃起且有一定程度的硬度，但不能保持性交的足够时间，因而妨碍性交或不能完成性交。阳萎分先天性和病理性两种，前者不多见，不易治愈；后者多见，而且治愈率高。

我用川椒治阳痿50余例均有极佳效果

川椒，味辛性热，有小毒，入脾胃肾经。功能温中止痛，燥湿杀虫，益火平喘。近几年来，我已应用川椒治阳痿50余例，疗效甚佳。

百姓验证： 张某，男，29岁。1994年3月2日初诊。结婚5年，阴茎萎软不用已达年余。后经医院诊为中阳不振，阳道不利，予大建中汤：川椒、干姜、人参各10克，红糖（溶化）50克。水酒同煎，每日1剂，早、晚分服。服药1剂，阴部微微出汗；再服2剂，阴茎即勃起有力，但持续时间稍短；调治1周，诸症皆失。随访1年，未再复发。

荐方人： 山东聊城　朱树宽

我用龟鸽汤治阳痿很有效验

我应用自拟龟鸽汤治疗痿病24例，疗效较为显著，现介绍如下。

配方及用法： 活乌龟1个（约600克），以淡水龟为佳，野鸽1只，党参、白术、山药、黄芪各30克，当归、陈皮各15克。将乌龟灌白酒醉死，鸽以水

男科疾病

淹死, 去其羽毛及内脏, 洗净, 与上药放入砂锅内用文火炖, 加盐少许, 食肉喝汤, 每日1剂, 分3次服。

疗效: 本组共24例, 年龄最小22岁, 最大64岁。其中22~25岁4例, 26~45岁15例, 46~64岁5例。病程最长18年, 最短6个月。

痊愈18例, 占75%; 显效4例, 占16.69%; 无效2例, 占8.3%。总有效率91%。

百姓验证: 何某, 男, 28岁, 教师。1965年初来诊。近半年来阳事难举, 经多方求治, 疗效不显。症见: 形体羸瘦, 面色虚白, 神疲乏力, 心慌气短, 纳差, 耳轮干枯, 失眠多梦, 舌苔薄白、质淡, 脉细弱无。辨证为: 中气虚, 肾阳俱虚。投以本方, 每日2剂, 连服10剂, 则纳食渐增, 精神佳。服药半月, 诸症悉解, 阳事已振。随访2年, 阳事正常。

荐方人: 新疆伊犁州新源县中医院　邓龙

引自:《新疆中医药》(1996年第4期)

我用小茴香炮姜敷脐治愈了3位阳痿患者

配方及用法: 小茴香、炮姜各5克, 加食盐少许。上药共研细末, 用少许人乳 (也可用蜂蜜或鸡血代替) 调和敷于肚脐上, 外加胶布贴紧, 一般5~7天后去除敷料。

疗效: 应用于临床数例, 疗效显著。

百姓验证: 江西南昌向塘86260部队卫生队何克哲、李维娜、何宪明说:"我们使用1985年第12期《新中医》上'小茴香炮姜敷脐治阳痿'一方, 治愈3例阳痿病人。病例: 龚某某, 男, 26岁, 干部。结婚1年后患阳痿, 阴茎时而不举或举而不坚, 有时阴茎仅有热感, 别无它恙, 曾服过补肾助阳之中药, 用针灸疗法治疗过, 均未取得满意疗效, 后来用本方以试之, 按法投药, 并嘱其暂避房事1个月, 连用20天, 效果良好。后来又续服15天, 且辅以中药内服以巩固疗效。后经随访, 阳痿已愈, 房事正常。"

荐方人: 江西省抚州市临川区医生　熊鹏飞

引自:《新中医》(1985年第12期)

提高性机能诸法

晚餐小饮白兰地强精壮体显神奇

西部影片中，常会出现急救贫血或因刺激而晕倒的人时，大呼"拿白兰地来"，然后，给病人闻一闻或嘴对嘴喂酒的镜头。值得一提的是，所拿的酒，既不是啤酒也不是威士忌，而是白兰地。

白兰地的另一个秘密作用是强精、壮体。自叹精力不足的人，常在晚餐时喝啤酒或清酒，以期精力加强，如果是如此，我还是劝你改喝白兰地吧!相信会给你带来意外效果。

除强精、壮体外，对于产后的女性，或患有贫血、寒冷症的人，在睡前服用1杯加有1个生鹌鹑蛋的白兰地酒，每天1次，2~3天后，必有奇迹出现。

引自: 哈尔滨出版社《珍藏男女回春秘诀》

肾机能衰弱最好常用鸡蛋好酒补救

肾亏的人，不论少年、中年，必然是面青唇白，两颧枯槁憔悴，双目无神，即使其人身材雄伟高大，但仍然掩饰不住那种憔悴衰退的形态。这是因为肾水过度消耗，肾腺萎缩，缺少了铁质与蛋白质，令其雄性荷尔蒙分泌日渐减少，无法补充日常的体力消耗。

铁质与蛋白质，皆是肾脏中最主要的质素，如果缺少了它们，就会影响到肾机能的正常发展，使肾腺萎缩，从而造成性能不足的现象。

配方及用法: 必须先用适当的药物，将损坏了的肾脏机能恢复。之后每日早、晚用葡萄酒62克，白兰地31克，鲜鸡蛋2个，一同放到水杯里，再用筷子搅拌20~30次，使鸡蛋与酒完全混合，一起饮下，日久自有奇迹出现。

不过此种补法，非常温和，所以无法急功近利，必须有耐性，连续服食1~2个月，方能将肾脏中的蛋白质提高，同时畅旺血气的运行。因为葡

男科疾病

萄酒与白兰地都有补血行气的功能，加上蛋白质提高，当然会为肾脏机能增加新的活力。

这种饮料，除了有高血压和心脏病的人不能饮用外，任何人饮之，都是有百利而无一害的。

引自: 陕西人民教育出版社《补肾秘诀》

活鳝鱼治肾亏之病有治愈之效

肾虚患者，初期无论男女，会出现神经过敏、迟疑不决、头晕眼花、耳鸣心跳、患得患失等症状。到后期，则男方房事无能、萎缩不举、遗精、漏精；女方则冷感，身体各部机能发生障碍，精神陷入疲惫之境，不只损伤身体，且会影响到后代子孙。

方一: 活鳝鱼一尾，粗约拇指。将鳝鱼放入水盆，使其自由游动，再滴入几滴菜油，活鳝鱼将菜油吸入腹腔，即会腹泻。待鳝鱼昏迷不动时，马上取出，另换新水。等其复苏，恢复活力游动时，再滴菜油几滴，直到腹泻完毕为止，此时肛门会有黄白黏液出现，才算内脏已干净。然后，将鳝鱼外皮洗净，此时注意不可使其皮破血流或死去。将鳝鱼放入大碗之内（最好是有盖的汽锅），同时加入人参3克，党参3克，枸杞6克，云苓4克，海水1/3碗，然后盖好密封放蒸笼。先用旺火，水开后，改用文火炖约1小时，取出连汤带鱼吃下，每天1条，不可间断。重患者49天，轻患者35天，可彻底治愈，但要戒酒和辛辣物。

方二: 将活鳝鱼如上法处理清洁，以左手紧握鳝鱼七寸之处，右手执锋利菜刀，一刀将鳝鱼头剁下，立刻将断部纳入口中，左手放松，用力猛吸，将鳝鱼生血一次全部吸完，直至鳝鱼不动。每天1条，重患者20天，轻患者10~15天，即见功效。这是治本良方，但较具腥膻味。

鳝鱼食用约一星期，全身有发热和精神兴奋现象，此时，洗冷水浴，轻轻按摩下部，或喝杯冷水，即可恢复安静，否则前功尽弃。

引自: 广西医学情报研究所《医学文选》（1988年第4期）

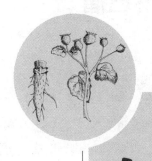

各种癌瘤疾病

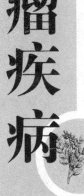

淋巴瘤

淋巴瘤是起源于淋巴造血系统的恶性肿瘤，主要表现为无痛性淋巴结肿大、肝脾肿大，全身各组织器官均可受累，伴发热、盗汗、消瘦、瘙痒等全身症状。病因不清，一般认为，可能和基因突变，以及病毒及其他病原体感染、放射线、化学药物，合并自身免疫病等有关。

单用蟾蜍奇迹般地治愈了崔老太太的淋巴瘤

1976年8月，适余逗留京都，闻李振玉之母崔国荣老太太，74岁，病情危笃，居家焦虑不安，四外奔走求医，随即赶往李宅。李告之：今年3月，家母感冒发烧后，浑身发痒，起红色血点如粟状。继之颌下及两腋下、两腹股沟部位淋巴结肿大，大者如核桃，小者如玉米粒，发展迅速，按之活动，不甚痛。曾用中西药均不见消。6月份，去北大附属一院做病理检查，报告为淋巴瘤，并下病危通知。家人顿时惊恐万状，四处探听，八方搜寻京中名医名方、土医偏方，历2个月无宁日。李夫人供职于建筑艺术雕塑厂，经同事荐一老叟及至访其家中，老叟拒供姓名，亦不言细端，故尚不知老叟底细，但抄一方携回，方写：活蟾蜍7只，大者良。用小刀沿皮割下两腿后之疣（即浆囊）共14只，置布瓦上，微火炙焦，研细面。晨空腹，黄酒100克送下，此为1次量，隔日1次。经商议，欲用此法。然李兄居城内，无处捉蟾，随将崔老太太移居丰台大女儿家，请人下田捉来活蟾若干，如法制备，令母服下。届时全家人等，侍于床侧，以备不测之患。第一次服后，无不良反应，肿大之淋巴似有缩小之势。隔日服第二次，次日晨触摸原肿大之淋巴结随即缩小。第三次服后，发生呕吐，随即卧床1周，未再服药，淋巴结逐渐缩小至正常而告愈。举家高兴异常，遂租专车接崔老太太回原居。过了2个月，再去北大医院复查，医皆哗然。我对此例随访6年，未复发。1982年7月8日，去京专访，崔老太太届80高龄，生活自理，饮食正常，精神爽快。1983年

4月，突然振玉兄函告，知其母哮喘复发，死于肺源性心脏病。

按语：蟾蜍治癌，屡有成功报道，且服用方法不一，足以引起医学界之重视，倘望有日挖掘广大之，必当造福于人类。

引自：《河南中医》（1985年第4期）、《中医单药奇效真传》

肺 癌

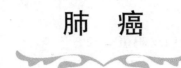

> 肺癌是发病率和死亡率增长最快，对人群健康和生命威胁最大的恶性肿瘤之一。大量资料表明，长期大量吸烟与肺癌的发生有非常密切的关系。肺癌的临床表现比较复杂，症状和体征的有无、轻重及出现的早晚，取决于肿瘤发生部位、病理类型、有无转移及有无并发症，以及患者的反应程度和耐受性的差异。

我姐患肺癌用核桃树枝熬水卧鸡蛋吃2个多月痊愈

我三姐66岁那年患了肺癌（沈阳空军医院确诊），因为她年龄较大又有高血压，不宜手术。听别人介绍用核桃树枝熬水卧鸡蛋吃对肺癌有特效，于是我三姐按法服用2个多月，竟真的治好了病。现在她已77岁了。曾将此方介绍给几个肺癌患者，他们也都治愈了。

配方及用法：把核桃树枝劈成若干小瓣装入砂锅内，加水适量，用类似煎中药的方法熬水（熬一次水可用几天）。用熬好的水2～3勺卧鸡蛋2～3个服下，早晚各1次，服2～3个月。只要病灶没转移就可治愈，有特效。

注：核桃树枝熬水卧鸡蛋，味很苦，患者食用一段时间后，可以减少服食鸡蛋的数量，但不得少于1个。此方对于肺癌转移的或其他癌症没有什么效果。

荐方人：辽宁省绥中县老干部局　刘富久

补充资料：自从《辽宁老年报》641期刊登了我写的治肺癌偏方之后，

一些同志来信、来电或直接来人，询问核桃树枝熬水卧鸡蛋治疗肺癌的具体问题，今就有关事宜答复如下：

核桃树枝熬水卧鸡蛋治疗肺癌的验方，是根据民间数百名患者的实践而总结出来的，确实有效。只要癌细胞没转移到其他部位，就能够收到理想效果。

问：用山核桃树枝，还是家核桃树枝？

答：用家核桃树枝。

问：用红皮鸡蛋还是白皮鸡蛋？

答：都可以。

问：怎样卧法？

答：把用核桃树枝熬好的药水盛出适量，再烧开后打入荷包蛋，待蛋煮熟，连汤一起服下，不必打成蛋汤。

核桃树枝熬水，时间熬得长一点，药水浓一点好，以便其药效能够充分发挥出来。

问：服用此方有什么反应？

答：一般没有什么反应。但对个别患者，因为体质不同，病情差异，反应也可能有所不同，因此要注意观察患者的情况变化，以便更好地对症治疗。

至于个人的思想情绪也很重要，持乐观的态度，克服恐癌心理，坚定战胜疾病的信心，也有利于迅速恢复健康。

此外，用芦苇籽生芽当菜吃（可用开水汆一下拌着吃，每次用饭时吃点，但不可煮熟吃），有很好的辅助治疗作用。

百姓验证：四川省广元市旺苍县广旺矿务局羊裔洪来信说："本公司退休干部林则让，男，68岁。1999年患肺癌，经本局总医院治疗2个多月，花药费2万多元没有治愈。后来病情加重，听说我能治此病，就抱着试试看的心理求救于我。我按本条方为其治疗1个多月，病情逐渐好转；继续用此条方治疗3个多月，他的病彻底治愈。去医院复查，肿瘤科医生都认为太神奇了，他的癌瘤竟然无影无踪了。"

五叶汤治肺癌有显著效果

配方及用法：玉米叶60克，桑叶15克，竹叶6克，枣叶30克，大青叶15

克。用新鲜玉米叶先煎，再和其他叶煎。文火煎10分钟，或开水泡当茶饮。每日可饮数次，每日量为500毫升。

百姓验证：全某，男，56岁，山西省晋城市沁水县人，教师。1984年冬，在教师健康体格检查时发现右侧肺部有圆形边缘清楚的1.5厘米×1.8厘米的阴影，后到太原等地大医院诊断为肺癌，做右肺叶切除。术后2个月，右腋下淋巴结肿大，伴胸膜转移，用环磷酰胺和氮芥抗癌效果不佳。后来投以五叶汤，3个月症状减轻，精神好转。

按语：玉米叶经现代科学研究，含具有抗癌作用的多糖类物质。动物实验证明，它可抑制癌瘤生长，尤其对肺癌有效。配大青叶清热消肿，加枣叶清热除瘤，桑叶具有降气化痰、断顽痰、清肺气、降肺火、通调水道、祛痰散结之功用。此方五叶，以叶治叶，触类旁通地起到治疗的作用。

引自：《偏方治大病》

我利用胡萝卜汁治肺癌取得了显著效果

胡萝卜可能是再平常不过的蔬菜了。人们只知道它含有丰富的胡萝卜素，却不知道它还有神奇的抗癌功效。

美国国立癌症研究所的医学家们经过20多年的观察发现，经常吃胡萝卜的人，比不大吃这种食物的人得肺癌的机会少40%。苏联有一位女性肺癌患者，手术时发现癌细胞已广泛转移，手术意义不大了，医生把刀口缝合起来，认为她活不了几天。可是她坚持喝胡萝卜汁，治愈了肺癌。她的治疗经过是：每天喝6茶杯胡萝卜汁，喝1个月后，食欲增加了，精神也好起来了，喝至半年，能做轻活了，喝至6年后，经X线检查肺癌痊愈了。接着一家医院对300名肺癌病人做了试验，让他们每日喝2茶杯胡萝卜汁，3个月后大部分病人病情好转。

举世闻名的膳食疗法专家格尔森博士曾应用饮食疗法治愈了许多生命垂危的晚期癌症患者。如英国一个叫科德西的人，他患了晚期膀胱癌，格尔森博士当时给他开的处方是：每天喝13茶杯胡萝卜汁和苹果汁，连喝2年。从此以后，科德西就天天喝青绿色的蔬果汁液，身体逐渐好了起来。喝了2年之后，他的膀胱癌完全治愈了。

百姓验证： 辽宁沈阳法库县五台子乡贾淑辉，女，37岁。2000年初在沈阳肿瘤医院确诊为肺癌。她的肿瘤贴在肺管处无法手术，医院给她用电疗法治疗，1个疗程医药费花掉4000多元未愈，后回家休养。我按本条方让她喝胡萝卜汁，每天3次。她服了4个多月，花费200元左右，再去沈阳肿瘤医院复查，肺癌已痊愈，未见任何异常。

引自： 辽宁科技出版社《癌症康复指南》

按语： 胡萝卜又名黄萝卜、丁香萝卜。胡萝卜的主要营养成分有蛋白质、脂肪、碳水化合物、B族维生素、维生素C，以胡萝卜素含量最为丰富。胡萝卜素在人体内能迅速转化为维生素A，它对防治肺癌有一定的作用。

1999年11月26日《晚霞报》第3版发表的主治医师洪元康撰写的《胡萝卜有防癌抗癌作用》的文章里说："10多年前，美国一家医院的外科医生为一名60多岁的妇女做肺癌切除术，打开胸腔后发现，癌细胞已广泛转移，根本无法下刀，只好缝合伤口。病人回家后，常感口渴，家人便给她服胡萝卜汁，病人感到十分可口，要求继续服。家人觉得病人已危在旦夕，就让她喝个痛快吧！每天给她喝四五杯。不料1周后，病人精神好转，面色红润，食量增加。继续服用半年后，病人竟能下床活动了。又坚持服用1年多，后来这位肺癌患者竟然奇迹般地生存了4年多。"

从本方"百姓验证"的病例和有关报道中可以看出，坚持不断地食用胡萝卜，肺癌完全治愈并不是什么神话；如若停用胡萝卜，就可能复发或转移。

最近，中央电视台在晚间新闻栏目里报道，国外的一篇有关保健的文章里说："终生食用胡萝卜的人，肺部就会保持年轻化，即或是经常吸烟的人，也很少患肺癌。"

事实告诉我们，终生吃胡萝卜得肺癌的机会少；只要不间断食用胡萝卜，十有八九的肺癌患者都能治愈。

单药仙鹤草治肺癌有效

配方及用法： 用仙鹤草120克与水煎一个半小时，然后再滤液，蒸干，装瓶备用，每天用开水含化5～6次。服15剂可见效，轻者1个疗程治愈，重者需2个月，对肺癌晚期也有缓解疗效。此方是山东一肺癌患者仅服药1个疗程痊愈后，荐给验方交流协会的。此方现正在云南西双版纳读者验方交流协会中传治，已收效25人。

荐方人：云南西双版纳百家报刊读者验方信息交流阅览室　云湘

肝 癌

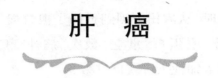

> 　　肝癌是指发生于肝脏的恶性肿瘤，死亡率较高。由肝脏内的细胞所引发的癌病，称之为"原发性肝癌"，由身体其他器官的癌症转移到肝脏而形成的肝脏恶性肿瘤，称为"继发性肝癌"。肝癌初期症状并不明显，晚期主要表现为肝痛、乏力、消瘦、黄疸、腹水等症状。

用五味消毒饮化裁治疗原发性肝癌效果显著

主治：疔疮、痈疽、原发性肝癌、其他癌症。

配方及用法：蒲公英、银花各30克，野菊花、紫花地丁、紫背天葵子各15克。上药煎20～30分钟取汁，约300毫升，分2次服。虚热加天花粉、生地各20克，玄参15克，生津止渴，退虚热佐解毒之功。脾失健运、气短声微加党参20克，补中益气，和脾益胃；苍术、厚朴各10克，麦芽50克，燥湿健脾，疏肝醒脾。面色萎黄（贫血）加熟地20克，当归30克，补血养血。腹痛加白芍30克，甘草10克，缓急止痛。

疗效：临床治疗疔疮、痈疽，疗效卓著。笔者以此方为基础化裁治疗原发性肝癌及其他癌症，收到显著效果。

按语：癌症一般是病毒蕴结积聚而成，而脏腑功能失调又是造成病毒蕴结的重要因素。笔者运用五味消毒饮之清热解毒、活血化瘀、止痛散结之功效，并根据脏腑辨证的方法去治疗癌症收到一定疗效。但人体正气有盛衰，体质有强弱，病变有浅深，预后有好坏。故还需同人在临证中以人体整体观念和辨证论治的观点灵活运用。

荐方人： 湖南省长沙县北山乡医院原院长、主治医师　车正国

引自：《当代中医师灵验奇方真传》

我听一位老者说狗奶子根能治肝癌

我去丹东途中遇一老者介绍自身经历：1980年身患肝癌百治无效，已准备后事。当时一位有经验的同志给我介绍了一个土单方，我抱着'死马当活马医'的侥幸心理，从农田中刨到狗奶子根数根，洗净割碎用白铁锅煮水卧荷包鸡蛋数个，吃蛋（尽量吃）数次，病神奇般地好转。最后到医院检查症状消失。后告知他人皆获良好效果。

按语： 狗奶子正名叫小檗，另名叫巧心。药用部分用其根，性味苦、大寒。用于健胃，清热解毒，治无名肿毒、丹毒、目疾、口疮等。用量3～15克。

小檗生长形态：

（1）细叶小檗：根长大，黄褐色，短枝生有三叉状刺，叶丛生于短枝上，狭披针形，花淡黄色，浆果长圆形，成熟时红色。

（2）大叶小檗：叶较大，倒卵形或椭圆形，叶缘有刺尖锯齿，总状花序，果实倒卵形似球。春秋采挖，除去残茎、须根及泥土，去老皮，切片晒干用。

荐方人： 辽宁阜新市太平区　石明远

苦菜汤止肝癌痛疗效较佳

配方及用法： 鲜苦菜（带根）100克，白糖10克。上药洗净，加白糖共捣烂取汁，将药渣加水适量煎煮15～20分钟，过滤去渣，取药液与药汁共煎后服用，每天服2～3次。忌葱。

疗效： 此方治疗9例晚期癌肿患者疼痛，连服3～10天均有明显的止痛作用，同时全身症状亦好转，尤其对肝癌、肺癌疗效更佳。本方无任何毒副作用，能抑制癌症的迅速恶化，从而延长寿命。

百姓验证： 潘某，女，37岁。经某医院确诊为肝癌，多方医治疼痛难忍，用杜冷丁止痛时间亦短暂。连服苦菜汤3天，疼痛基本缓解。

引自：《山东中医杂志》（1990年第3期）、《单方偏方精选》

胃　癌

　　胃癌在我国各种恶性肿瘤发病率中居首位。早期胃癌多数病人无明显症状，少数人有恶心、呕吐或是类似溃疡病的上消化道症状。疼痛与体重减轻是进展期胃癌最常见的临床症状，病人常有较为明确的上消化道症状，如上腹不适、进食后饱胀，随着病情进展上腹疼痛加重、食欲下降、乏力。

魏金花吃癞蛤蟆炸鸡蛋治愈了自己的晚期胃癌

　　用炸过癞蛤蟆的油再炸去了壳的鸡蛋，只吃蛋就可治愈晚期胃癌。

　　荐方人叫魏金花，她是辽宁抚顺市人。早年下乡，扎根落户到黑山县，后在县食品厂当了一名工人。在17年前她患上了胃癌，经沈阳医科大和202部队医院确诊为晚期胃癌。医生当时告诉她已没有继续在医院治疗的必要，回家去多吃些好的吧！当时，她已深知自己剩下的日子不多，索性对医院也不抱有什么希望。在这绝望之际，有位朋友告诉了上述偏方，她只吃了几次，胃癌就好了，一切恢复正常。至今已17年未复发，这说明已彻底治愈。为了巩固疗效，每年春秋季她都要吃一次此油炸的蛋。

　　她治病的方法是：寻找体壮的大癞蛤蟆，把全头切下，身体部分弃之不用。但蛙头两眼上边的蟾酥包要饱满的，不可碰坏（包内是蟾酥汁）。锅中放好豆油或香油，用火烧沸，然后把全蛙头下入油锅中，待把全头炸酥（一碰就碎），即可捞出扔掉。紧接着拿2个鸡蛋，去壳后把蛋清蛋黄下到油里炸（不加盐和其他作料），炸熟炸透（目的是让油中的蟾酥成分浸到蛋里去），然后一次吃掉。为了巩固疗效，用此方治好胃癌后，每年春秋两季还要各吃一次这种油炸蛋，以确保永不复发。

　　百姓验证：广东省清远市阳山县青莲镇政府潘就来信说："本县江

佐村陈什龙，男，68岁。患胃病，在青莲镇卫生院动手术治疗花掉2850元，发现是胃癌晚期，后又经县人民医院确诊，说还能活20多天，于是出院回家准备后事。此时，我用本条方为他治疗，花费不到80元钱就把胃癌治好了。"

用向日葵秆芯治愈一位晚期胃癌女患者

配方及用法：向日葵秆芯（向日葵秆剥去外皮之白芯）5～6克。加水适量煎汤，日饮1次。

疗效：据杭州第二医院治验资料，某女患晚期胃癌，病理检查为胃腺癌转移。用此方1年，自觉症状消失，饮食好转，7年后经钡餐检查，无器官性病变。（马英）

引自：1996年7月2日《黑龙江老年报》

食道癌

食管癌是常见的消化道肿瘤。我国是世界上食管癌高发地区之一，每年平均病死约15万人。发病男多于女，年龄多在40岁以上。食管癌典型的症状为进行性咽下困难，先是难咽干的食物，继而是半流质食物，最后水和唾液也不能咽下。

郭旭山用蜈蚣鸡蛋治好了食道癌

河南省卢氏县官坡镇兰西村郭旭山，1986年8月患病，到西安治疗，经陕西省陆军医院确诊为食道癌。冶金部文峪金矿供销科工人郭龙堂回家（卢氏县官坡镇兰西村）探亲得知后，就将自己在河南省三门峡市住院时听到的治食道癌方法告诉了他，郭旭山按法服药后痊愈。

配方及用法：蜈蚣7条，鸡蛋7个。每次用1条蜈蚣放在瓦上焙黄研成面（粉），取1个鸡蛋在一端打个小孔将蜈蚣面装入，用小棒搅匀。然后用纸将小孔糊好，再用绿豆面和成面片（约1厘米厚），将鸡蛋全部包严放在锅里蒸熟（蒸10分钟左右）即可。第二天清晨把糊的纸、豆面和蛋壳去掉，空腹将里面装的蜈蚣面、蛋白和蛋黄全部用水冲食。若用黄酒冲服，效果更佳。服后7天，患者会感到肚子饿，想吃饭。若口内痰能自然吐出（因患此病者多黏痰），证明见效，可连续服用，7天为1个疗程。若发现有口麻木、头痛和口渴等现象，应停药。发生此现象，可能是药没有焙好，可另焙。

百姓验证： 江苏常州市武进区东安镇余柯村焦全生，男，66岁。他来信说："有一位食道癌晚期病人，女，78岁。我用本条方为她治疗，服药8天，就能正常吃饭了，也能起床了。家人认为已经好了，就停止了用药，后复发死亡。"

按语： 所有癌症都是相当顽固的。癌症治愈后，也必须坚持用药一年半至二年，以巩固疗效，否则容易复发。从上述百姓验证中的实例可以看出，此条方治食道癌是相当有效的，但患者没有坚持用药，结果是复发而死。因此说，不论什么癌症，也不管用什么药来治疗，将病治愈后切不可立即停药，必须坚持长期用药巩固疗效，以防复发。

引自： 广西科技情报研究所《老病号治病绝招》

我用鹅血治食道癌获得显著疗效

在明朝时的武昌有个和尚，一天饮食艰难，食物很难咽下，人也就日益消瘦，病魔缠身严重。一个大夫前来为和尚诊断后，说是患了噎膈，就是我们今天讲的食道癌。医生终因无方而无可奈何。这个和尚临死前大发慈悲，嘱咐弟子待他死后，用刀剖开他的咽喉，看看到底是什么东西哽在喉咙里导致噎膈，以研究对策，为后人造福。弟子遵他遗嘱行事，在他死后从他的喉咙里挖出一条肉块，看不出什么名堂便放置于一边。不巧的很，有一天这肉块被碰落入一碗白鹅血里，很快，这肉块在鹅血里越缩越小。细心的弟子留心记下了这一现象。数年后，这弟子也被医生诊断为患有噎膈。他便试喝鲜鹅血，居然治愈了噎膈！

清代名医张聿青也曾用鹅血治疗自己的食道癌，同样见效。

他们医治食道癌的方法是：取白鹅杀之，用碗盛接鹅血，不需煮烧就将热鹅血饮下。这虽不是好吃下肚的鲜血，但非如此饮之，不得见效。

前几年，我曾专门就防癌、治癌问题求教于民间医师们，他们当中好些人并不把癌症视为绝症，在他们看来，不治之症，谓之不得其本也!世界万物总是一物降一物的，没有攻不破的城堡，没有治不愈的病症，只有无知无能的医师!他们真是"口出狂言"、"语不惊人死不休"!可他们的经历又明白无误地留下了治愈癌症的业绩。他们认为，患癌者主要是阴阳失调，气滞血瘀，邪气存留，积聚成瘤。他们主张把中草药学与民间各种疗法及气功等结合起来治癌，这样相互配合，方能行滞活血，扶正祛邪，调整阴阳，消肿散结，乃至根治癌症!

百姓验证：新疆石河子市143团汪义林，男，60岁，干部。他来信说："申同珍，女，57岁，143团工人。她于2000年7月自感食道不畅，吃食物时有哽噎感，下咽困难。9月11日在团医院检查初步确诊为食道癌。9月22日又到石河子市医学院第一附属医院检查，确诊为食道鳞状细胞癌。9月26日再次到乌鲁木齐医学院做全面检查，确诊是细胞性食道癌。10月11日到乌鲁木齐肿瘤医院开了20多天的中药，花了1万多元，服药后无疗效。11月8日到石河子市医学院第一附属医院做化疗，花了8000多元稍有缓解。11月20日回家以后，又到乌鲁木齐市老年病防治中心自购活力源口服液服用，花了1万多元，结果收效也不明显。12月4日又到143团医院做经疗，效果还是不佳，且食欲逐渐下降，病情开始恶化。最后完全不能进食，入喉即吐，医院已无法医治，只得回家靠输葡萄糖、氨基酸、人血蛋白等维持生命，先后检查治疗共耗资3.5万元。我在2002年2月2日听说患者已有1个多月没有吃东西，快不行了，医院已不接收治疗。于是，我主动找到她家，用本条方结合壁虎酒（守宫酒）为其治疗。我让她女儿先找来只大白鹅，然后揪下5条守宫尾巴（因为尾巴的药力强）研成细末，准备给患者冲服，再用7~10条守宫泡成药酒，7天后给患者服用，以继续打开食道。准备工作做好后，开始给患者服守宫尾散剂，喝白鹅鲜血。开始用注射器输送量小，后来干脆不用注射器了，让患者迅速喝下半小碗，约有120毫升。过了约16个小时后，食道就打通了，反胃呕吐现象明显好转，并能饮入全流质食物了，如米汤、白面糊、肉汤等，效果非常明显。以后一天比一天好转，全家人都非常高兴。

按语：用鹅血治食道癌在许多医书中均有记载，《本草求原》中言：

"白鹅血，能吐胸膈诸虫血积。"为证实鹅血的抗肿瘤作用，哈尔滨医科大学肿瘤研究所进行了抑瘤实验研究。结果表明，生鹅血及干冻鹅血粉均有显著的抑瘤效果，且后者的作用更佳。

用壁虎酒治全梗阻食道癌10例，其中9例食道开通

主治： 食道癌全梗阻。

配方及用法： 活壁虎5条，白酒500克，以锡壶盛酒，将壁虎泡入，2天后即可服用。每次服10毫升（慢慢吮之），早、中、晚饭前半小时服。

疗效： 观察10多例食道部全梗阻患者，除1例不能饮酒外，其余病例均在服酒后20分钟达到开通食道的效果，立即饮水无阻，部分病例第二天可吃米粑、面包、半流食。壁虎酒开道的效果肯定，但不能根治肿瘤。

引自：《中草药单方验方新医疗法选编》（湖南省卫生局编）、《癌症秘方验方偏方大全》

乳腺癌

　　女性乳腺是由皮肤、纤维组织、乳腺腺体和脂肪组成的，乳腺癌是发生在乳腺腺上皮组织的恶性肿瘤。乳腺并不是维持人体生命活动的重要器官，原位乳腺癌并不致命。但由于乳腺癌细胞丧失了正常细胞的特性，细胞之间连接松散，容易脱落。癌细胞一旦脱落，游离的癌细胞可以随血液或淋巴液播散全身，形成转移，危及生命。目前乳腺癌已成为威胁女性身心健康的常见肿瘤。

我女儿患乳腺癌用本方治疗1年痊愈

配方及用法： 山慈姑200克，蟹壳100克，蟹爪（带爪尖）100克。上药共研细末，以蜜为丸，每丸重10克，每次1～2丸，每日3次，温开水送下，

饭后服用。

疗效：治疗27例曾确诊为乳腺癌的患者，收效甚为理想。

百姓验证：新疆塔城市花园街诊所谌贻栋来信说："我女儿2000年经乌鲁木齐医院确诊为乳腺癌，并已转移，在医院做了手术，花费2万多元。医院说还须做放疗1年，且不能保证完全康复。后来，我们放弃了去医院放疗，用本条方与尿疗法相结合治疗1年，于2001年7月去医院复查，癌细胞已彻底消失了。现在身体一切正常。"

引自：《千家妙方》、《癌症秘方验方偏方大全》

宫颈癌

宫颈癌是最常见的妇科恶性肿瘤。原位癌高发年龄为30～35岁，浸润癌为45～55岁，近年来其发病有年轻化的趋势。早期宫颈癌常无明显症状和体征，宫颈可光滑或难与宫颈柱状上皮异位区别。颈管型患者因宫颈外观正常易漏诊或误诊。随病变发展，可有阴道出血、阴道排液等表现。

一位患者饮尿后癌细胞消失

日本48岁主妇山田洋子说："我姐患子宫癌，将于10天后手术，我劝她将所排出来的尿全数饮用，饮尿二三天后，她身体状况稍好转，我建议她手术延期，但遭到医生斥责。然而，按照预定的计划进行手术后，却在子宫内找不到癌细胞，连医生也觉得不可思议。"

引自：广西科技情报研究所《生命水治病100例》

本方对子宫体腺癌术后阴道出血很有效

配方及用法：毛花猕猴桃根250克，瘦猪肉200克或鸡蛋3个。上药配瘦肉或鸡蛋炖汤服，每天1次。

疗效： 此方治疗子宫体腺癌术后阴道出血有效。

百姓验证： 黄某，女，66岁。6个月前起常感下腹部疼痛，断断续续阴道流血，有时咳嗽咯血或鼻腔出血。经医院病理检查诊断为子宫体腺癌，做子宫切除术。术后下部仍时有疼痛及阴道少量流血。以上方治疗，经服15次后，下腹疼痛及出血基本消除。陆续用药约5个月，共服药约30000克，诸症悉除。随访至1984年4月，黄某已74岁，健康如常人。

注： 毛花猕猴桃（属猕猴桃科）别名毛花杨桃、接骨仙桃等，生于山谷、溪边及路旁灌木丛中。其性味甘寒无毒，功能消肿解毒，活血祛瘀，止血止痛。

引自：《福建中医药》（1985年第1期）、《单方偏方精选》

白血病（血癌）

> 白血病是一类造血干细胞恶性克隆性疾病。克隆性白血病细胞因为增殖失控、分化障碍、凋亡受阻等机制在骨髓和其他造血组织中大量增殖累积，并浸润其他组织和器官，同时正常造血受抑制。临床可见不同程度的贫血、出血、感染发热，以及肝、脾、淋巴结肿大和骨骼疼痛。

用蟾蜍酒治白血病 32 例，总缓解率 75%

配方及用法： 蟾蜍15只（每只重125克），黄酒1500毫升。将蟾蜍剖腹去内脏洗净，与黄酒放入瓷罐中封闭，置入铝锅内加水蒸2小时，将药液过滤即得。每天服3次，成人每次服15～30毫升，儿童酌减，饭后服。一般服药15天，间隔15天，连续用药直至症状完全缓解。其后维持缓解治疗。在治疗过程中不用其他抗白血病药，但需配合抗感染、输血、补液、纠正电解质紊乱等支持疗法。

疗效： 此方治疗白血病32例，总缓解率为75%，完全缓解率为25%，

各种癌瘤疾病

以急性淋巴细胞白血病疗效最好。早幼粒白血病及急性单核细胞白血病疗效较差。

备注：本品正常剂量对肝肾无损害，仅有心悸及胃肠道反应，配用维生素B_6或半夏，反应可减轻或消失。

引自：《辽宁中医杂志》（1984年第4期）、《单方偏方精选》

防治癌病综合资料

芦笋对各种癌症都有效

生化学家卡尔·卢茨及芦笋可能治癌的发现者理查德·文塞尔共同研究用芦笋治癌多年，积累了不少芦笋在治癌效果方面有效的范例。

百姓验证一：一个几乎宣布无救的霍奇金氏病（又称淋巴肉芽肿或淋巴腺癌）患者，已无法工作，在服用芦笋1年后经医生检查已无任何癌症之迹象，并开始积极地工作了。

百姓验证二：一位今年68岁在事业上成功的人，饱受膀胱癌之苦达16年之久，经药物治疗（包括钴60照射）多年无任何起色。在他服用芦笋3个月后，经医院检查，医师宣布其膀胱肿瘤已消失，并且肾脏正常。现在他已恢复了健康。

百姓验证三：一个肺癌患者，在1971年3月于手术台上被医生发现其癌细胞严重地蔓延至其他部位而无法开刀，宣布其已无望。同年4月，他听说芦笋疗法后立刻开始使用，至同年8月经X线检查，癌症迹象完全消失，他现在仍在工作岗位上正常工作。

食用芦笋方法：芦笋在食用前必须煮熟，因此罐头芦笋与新鲜芦笋一样好。食用时打开罐头，倒入果汁机中以高速打成泥状，在冰箱中贮存。每天给患者食用2次，每次4汤匙，患者通常在2～4个星期后就有起色。也可以加水稀释后冷饮或热饮，这只是一般经验所得，当然多一点对人体并无害。

为何芦笋会治癌?卢茨认为芦笋含丰富组织蛋白,长久以来,生化学家们相信组织蛋白能有效地控制细胞生长,因此可以说芦笋是含有一种"使细胞生长正常化"之物质,它说明了为何芦笋可以治癌。芦笋治癌的奥秘,不仅在于芦笋含有丰富的组织蛋白物质,它还含有丰富的叶酸,含量仅次于肝,更含有丰富的核酸。

据致力于推动以芦笋治疗癌症的国际癌症病友协会通报,有60位病人因接受芦笋治疗而恢复了健康。病人一般在2~4周感到好转。研究证明,芦笋对所有类型的癌症都有疗效,只有接受芥子气化疗的病人例外。国际癌症病友协会提醒人们:在食用芦笋治癌过程中不得中断,直至医学上确诊患者的癌瘤已消除时方可停食。

引自:《参考消息》(1985年12月9日译自美国《癌新闻月刊》)

吃葡萄皮有高效抗癌效果

美国侯利诺斯药科大学的研究小组最近在美国《科学》杂志上发表论文指出,葡萄皮中含有高效抗癌物质,他们提醒大家"吃葡萄不吐葡萄皮"。

研究小组的约翰·裴兹特博士等在抗癌物质的研究中,从人类食用的植物里提取出数百种天然化合物,其中包括葡萄皮中含有的称为"雷斯贝拉葡劳鲁"的物质。他们对这些化合物进行了反复试验,终于发现并确定了这种物质的高效抗癌作用。他们对患有皮肤癌的实验鼠投喂了18周的"雷斯贝拉葡劳鲁",然后与患有皮肤癌而未喂这种食物的实验鼠进行了比较。结果发现吃了这种物质的实验鼠的癌细胞减少了68%~98%。这种物质在花生米、葡萄等至少70多种植物中多少不等地存在着,而尤以葡萄皮和红葡萄酒中最多。这种物质对人体没有毒副作用。(王寿斌)

引自:1997年9月17日《晚晴报》

大蒜酒可预防癌症发生

生大蒜头0.5千克,去衣,浸纯粮食白酒2.5千克中,酒必高出蒜面1/3,浸约1年,愈陈愈佳。浸足1年后方可饮用,每日早、晚空腹各饮1小杯(约

30毫升)。

此酒可预防癌症,浸泡多年陈酒可治疗胃癌。

引自:《手部穴位病理按摩法》

抗癌蔬菜——萝卜

中国预防科学院病毒学研究所的许兆祥研究员经10多年的研究得出结论:萝卜是一剂抗癌良药。

该项研究发现,萝卜中含有一种已为国际公认的具有抗肿瘤、抗病毒作用的活性物质——干扰素诱生剂,其有效成分为dsRNA,由于人工合成的dsRNA在吞咽过程中极易被降解,静脉注射往往产生副作用,故很难应用。许兆祥等多年来致力于从蔬菜中寻找干扰素诱生剂的研究,发现有该物质的10余种蔬菜中,以萝卜含量最高。并且,还发现各种萝卜,如白萝卜、青萝卜、心里美萝卜、长萝卜及胡萝卜等,都具有相同的干扰素诱生剂的有效成分dsRNA,而且萝卜中的dsRNA对口腔中核糖核酸酶的耐受性相对较高,在吞咽过程中不易被降解,又无任何副作用。

资料表明,这项科研成果以众多的分子生物学科研数据为依据,向人们提供了便于运用而有效的防癌处方:选择各类萝卜,经常生吃细嚼(萝卜煮熟后其防癌成分被破坏),使萝卜细胞中的有效成分释放出来,并注意吃萝卜半小时后才进食其他食物,以防有效成分被其他食物稀释。服法:每日或隔日吃萝卜100~150克。(蒲昭和)

引自:1997年12月11日《晚霞报》

30毫升）。

此酒可预防癌症，浸泡多年陈酒可治疗胃癌。

引自:《手部穴位病理按摩法》

抗癌蔬菜——萝卜

中国预防科学院病毒学研究所的许兆祥研究员经10多年的研究得出结论: 萝卜是一剂抗癌良药。

该项研究发现，萝卜中含有一种已为国际公认的具有抗肿瘤、抗病毒作用的活性物质——干扰素诱生剂，其有效成分为dsRNA，由于人工合成的dsRNA在吞咽过程中极易被降解，静脉注射往往产生副作用，故很难应用。许兆祥等多年来致力于从蔬菜中寻找干扰素诱生剂的研究，发现有该物质的10余种蔬菜中，以萝卜含量最高。并且，还发现各种萝卜，如白萝卜、青萝卜、心里美萝卜、长萝卜及胡萝卜等，都具有相同的干扰素诱生剂的有效成分dsRNA，而且萝卜中的dsRNA对口腔中核糖核酸酶的耐受性相对较高，在吞咽过程中不易被降解，又无任何副作用。

资料表明，这项科研成果以众多的分子生物学科研数据为依据，向人们提供了便于运用而有效的防癌处方: 选择各类萝卜，经常生吃细嚼（萝卜煮熟后其防癌成分被破坏），使萝卜细胞中的有效成分释放出来，并注意吃萝卜半小时后才进食其他食物，以防有效成分被其他食物稀释。

服法: 每日或隔日吃萝卜100~150克。（蒲昭和）

引自: 1997年12月11日《晚霞报》

为何芦笋会治癌?卢茨认为芦笋含丰富组织蛋白,长久以来,生化学家们相信组织蛋白能有效地控制细胞生长,因此可以说芦笋是含有一种"使细胞生长正常化"之物质,它说明了为何芦笋可以治癌。芦笋治癌的奥秘,不仅在于芦笋含有丰富的组织蛋白物质,它还含有丰富的叶酸,含量仅次于肝,更含有丰富的核酸。

据致力于推动以芦笋治疗癌症的国际癌症病友协会通报,有60位病人因接受芦笋治疗而恢复了健康。病人一般在2~4周感到好转。研究证明,芦笋对所有类型的癌症都有疗效,只有接受芥子气化疗的病人例外。国际癌症病友协会提醒人们:在食用芦笋治癌过程中不得中断,直至医学上确诊患者的癌瘤已消除时方可停食。

引自:《参考消息》(1985年12月9日译自美国《癌新闻月刊》)

吃葡萄皮有高效抗癌效果

美国侯利诺斯药科大学的研究小组最近在美国《科学》杂志上发表论文指出,葡萄皮中含有高效抗癌物质,他们提醒大家"吃葡萄不吐葡萄皮"。

研究小组的约翰·裴兹特博士等在抗癌物质的研究中,从人类食用的植物里提取出数百种天然化合物,其中包括葡萄皮中含有的称为"雷斯贝拉葡劳鲁"的物质。他们对这些化合物进行了反复试验,终于发现并确定了这种物质的高效抗癌作用。他们对患有皮肤癌的实验鼠投喂了18周的"雷斯贝拉葡劳鲁",然后与患有皮肤癌而未喂这种食物的实验鼠进行了比较。结果发现吃了这种物质的实验鼠的癌细胞减少了68%~98%。这种物质在花生米、葡萄等至少70多种植物中多少不等地存在着,而尤以葡萄皮和红葡萄酒中最多。这种物质对人体没有毒副作用。(王寿斌)

引自:1997年9月17日《晚晴报》

大蒜酒可预防癌症发生

生大蒜头0.5千克,去衣,浸纯粮食白酒2.5千克中,酒必高出蒜面1/3,浸约1年,愈陈愈佳。浸足1年后方可饮用,每日早、晚空腹各饮1小杯(约

各种癌瘤疾病